DR. REINHARD FRIEDL

Der Takt des Lebens

GOLDMANN

Das Buch

Hochspannend: von der komplexen Verbindung zwischen Herz, Gehirn und Seele.

Denn unser Herz ist viel mehr als nur eine mechanische Pumpe: Es ist eine Art zweites Gehirn im Körper, das Signale sendet und empfängt – und ein Ort, an dem Weisheit und Bewusstsein ihren Ursprung haben.

DR. REINHARD FRIEDL
mit Shirley Michaela Seul

Der Takt des Lebens

Warum das Herz unser wichtigstes Sinnesorgan ist

GOLDMANN

MIX
Papier | Fördert gute Waldnutzung
FSC® C014496
FSC www.fsc.org

Penguin Random House Verlagsgruppe FSC N001967

9. Auflage
Originalausgabe Oktober 2019

Neumarkter Straße 28, 81673 München
produktsicherheit@penguinrandomhouse.de
(Vorstehende Angaben sind zugleich
Pflichtinformationen nach GPSR.)

Umschlaggestaltung: UNO Werbeagentur, München,
unter Verwendung von Motiven von FinePic®, München
Lektorat: Doreen Fröhlich
DF · IK
Satz: KompetenzCenter, Mönchengladbach
Druck und Einband: GGP Media GmbH, Pößneck
Printed in Germany
978-3-442-15978-9

www.goldmann-verlag.de

Dieses Buch ist kein medizinisches Lehrbuch. Das Stellen einer Diagnose und das Durchführen einer Therapie kann ausschließlich durch einen Arzt erfolgen. Die in diesem Buch beschriebenen Patientenschicksale sind verfremdet und in ein fiktives Umfeld transplantiert.

Für Josef und Olivia

»Man hört immer von Leuten, die vor lauter Liebe den Verstand verloren haben. Aber es gibt auch viele, die vor lauter Verstand die Liebe verloren haben.«

Jean Paul

»Ich hatte die Rätsel des Gehirns erkundet, es war Zeit, genauso viel akademische Gründlichkeit und wissenschaftlichen Ehrgeiz auf die Erkundung des Herzens zu verwenden.«

James R. Doty (Klinischer Professor für Neurochirurgie, *Stanford University, USA*; Gründer und Direktor des *Center for Compassion and Altruism Research and Education*)

Inhaltsverzeichnis

Eröffnung des Herzens

BuBumm BuBumm BuBumm

Sie hören ihn meistens nicht, aber wenn Ihr Herzschlag plötzlich weg wäre, wären es auch Sie. Denn Sie leben nur von Herzschlag zu Herzschlag. Dazwischen wohnt der Tod. Setzt nach einem Herzschlag kein nächster ein, bleibt die Uhr des Lebens stehen. Manchmal geschieht das im Schlaf oder beim Einkaufen. Kein Mensch kennt die Stunde seines Todes.

Ihr Herzschlag ist mein Beruf. Sechzig bis achtzig Mal in der Minute erzeugt dieser Ton Leben. Viele Herzen schlagen ruhig und kräftig, manche in steter Hetze. Auch wenn das Herz gelegentlich stolpert, es versucht immer weiterzumachen. Ich habe viele Herzen gesehen, die sich mit letzter Kraft dahinschleppten. Das Herz kennt kein Wochenende und keinen Urlaub. An Ihrem fünfundsiebzigsten Geburtstag hat es rund drei Milliarden Mal geschlagen. Es hat seine Arbeit schon acht Monate vor Ihrer Geburt aufgenommen – zweiundzwanzig Tage nach der Zeugung. Das Herz ist das erste Organ, das sich entwickelt, lange vor dem Gehirn und dem ersten Atemzug. Ohne Herz läuft nichts. Es pocht durch die Jahre und Jahrzehnte, unbemerkt bis … etwas nicht mehr funktioniert. Oder eine Hightech-Optik als Zufallsbefund einen Defekt offenlegt, der noch gar nicht zu spüren war.

Herzsachen erscheinen immer gleich dramatisch. Ein Stechen im Herzen ist etwas ganz anderes als ein Stechen in der Hüfte. Alles, was mit dem Herzen zu tun hat, empfinden wir als einen Angriff auf unser Leben, unsere Unversehrtheit. Auch wenn die Ursache sich später als nicht lebensbedrohlich herausstellt: Herzschmerzen sind Anlass zur Sorge und gehen häufig einher mit Todesangst. Auch ein Kopfschmerz kann ein gefährlicher Vorbote sein, der letztlich zum Tode führt, durch einen Schlaganfall oder eine Hirnblutung. Doch ein heftiger Kopfschmerz ängstigt uns weniger als ein sachter Druck auf der Brust. Wir Menschen spüren tief im Inneren: Das Herz ist die Quelle allen Lebens.

Als Herzchirurg habe ich viele tausend Herzen in meinen Händen gehalten. Ich habe frühgeborene Babys operiert und bei hochbetagten Patienten Herzklappen repariert. Ich habe Kunstherzturbinen implantiert und Messerstichverletzungen am Herzen genäht. Als Organ ist das Herz bis in seine kleinsten Bestandteile untersucht. Wir wissen scheinbar alles – und doch wissen wir nichts. Wöchentlich erscheinen hunderte neue wissenschaftliche Publikationen mit Erkenntnissen über ein Organ, das sich mit dem Auftreten des Homo sapiens in den letzten dreihunderttausend Jahren nicht verändert hat ((1)). Der französische Philosoph und Mathematiker Blaise Pascal (1623–1662) scheint immer noch recht zu haben: »Das Herz hat seine Geheimnisse, die der Verstand nicht kennt.«

Unabhängig voneinander, zeitlich und räumlich getrennt, ohne Wissen voneinander und obwohl die Menschen weltweit verschiedene Sprachen benutzen, werden Herzen gemalt, um Liebe auszudrücken, irdisch und himmlisch. Handelt es sich dabei um eine in jedem Menschen zutiefst verankerte innere Wahrheit? Oder nur um einen Wunsch, den wir alle unbewusst teilen? In allen großen Kulturen der Menschheit, von der Steinzeit bis zur Gegenwart, in allen Religionen und spirituellen Schulen galt und gilt das Herz als ein Symbol, als das biologische Zentrum für Liebe, Mitgefühl, Freude, Mut, Stärke, Wahrheit und Weisheit. Im Zeitalter von Herztransplantationen und Datenmigrationen scheint der Zauber des Herzens verflogen, gerade so, als könnte er unserer technisierten Welt nicht standhalten. Aber vielleicht bräuchten wir genau diese Eigenschaften für eine humane Zukunft. Der kleine Prinz sagt: »Man sieht nur mit dem Herzen gut«. Und doch haben wir bisher an unserem biologischen Herzen keine Augen gefunden, keine Sensoren für Mitgefühl und Liebe, keine Pumpe, die Mut und Stärke ausstößt. Aber wir alle erleben diese Herzensqualitäten als eine innere Realität, die unser Leben auch leiten kann. Doch in welchem Zusammenhang steht das mit unserem pumpenden Herzen? Was lässt sich aus naturwissenschaftlicher Sicht über dieses »andere« Herz sagen, seine Dimensionen von Bewusstsein? Und wie beeinflusst das Erkrankungen und Therapie?

Aristoteles glaubte, das Herz, und nicht das Gehirn, sei Sitz der Gefühle. Die modernen Neurowissenschaften sind der Meinung, dass Liebe im Gehirn entsteht. Haben auch sie dem Herzen die Geheimnisse der Liebe gestohlen? Und ist unsere Sprache nur mehr eine Erinnerung – woran? Oder handelt es sich um belanglose Metaphern, Worthülsen, wenn wir davon sprechen, dass uns jemand ans Herz gewachsen ist, wir unser Herz verschließen oder jemanden in unser Herz schließen, das wir auch verlieren können, und selbst wenn wir etwas auf dem Herzen haben, können wir uns ein Herz fassen, von dem hin und wieder ein Stein fallen kann, an dem aber keiner stirbt, sondern am gebrochenen Herzen, wir kriegen gleich einen Herzschlag, stehlen womöglich fremde Herzen, während wir selbst unseres verschenken, das wir womöglich auf der Zunge getragen haben, was besser ist, als wenn es vor Freude zerspränge oder es einem die Angst abschnürte. Was hat das Herz auf dem Herzen? Manche dieser Symptome werden tatsächlich zum Kardiologen getragen – zum Beispiel als Herzrhythmusstörungen oder Herzenge. *Herr Doktor, ich fühle mich, als würde mir ein Stein auf die Brust drücken.* Früher kümmerte ich mich ausschließlich als Chirurg um diese Patienten, heute interessiert mich der ganze Mensch.

Herzchirurgen können Herzen schlafen lassen und zum Schlagen bringen – doch sie sprechen in der Regel nicht zum Herzen, sondern über Maschinen: Herz-Lungen-Maschine, EKG, Ultraschall oder sogar Kunstherzen. Und natürlich mit ihren Kollegen – Assistenzärzten, Anästhesistinnen, Kardiotechnikern, OP-Pflegern. Eine Herzoperation ist keine intime Angelegenheit. Das tief im Brustkorb verborgene und von den Rippen gut geschützte Herz wird in grellem Licht unter dem konzentrierten Blick vieler Augenpaare in hochtechnisierten Operationsräumen eröffnet. Für den Herzchirurgen ist es zunächst einmal eine

Pumpe, die er reparieren soll – der Motor des Lebens. Im Gegensatz zu allen anderen Ärzten kennt er die Funktionsweise dieses Motors nicht nur von Filmen und Daten, die mit Ultraschall, Computertomografie, Herzkatheter oder in der Kernspintomografie erstellt werden. Auch in Zeiten der Hightech-Medizin bedeutet es für das wahre Verständnis dieses Organes einen großen Unterschied, ob man es schon einmal mit eigenen Augen gesehen und mit den eigenen Händen berührt hat, oder ob man es nur aus zweiter Hand und von Monitoren kennt.

Als Herzchirurg greife ich tief in den Brustkorb und lege Hand ans Herz. Ein Herz ist es nicht gewohnt, angefasst zu werden. Herzen können auf Berührung sehr empfindlich reagieren. Manche erschrecken förmlich und antworten mit Rhythmusstörungen. Doch selbst kranke Herzen sind stark, so stark, dass es mich immer wieder erstaunt, welche Kraft ihnen innewohnt. Wenn sie in meiner Hand liegen, fühlt es sich an, als seien sie die Essenz des Lebens, der pure, unbedingte Lebenswille. Für mich ist jedes Herz ein eigenes Wesen; jedes Herz hat ein ganz eigenes Erscheinungsbild. Ich weiß nie, was sich mir gleich offenbaren wird, wenn ich mit dem Skalpell die Haut über dem Brustkorb durchtrenne und den Brustkorb eröffne. Manche Herzen sind sehr lebhaft und muskulös, andere ein bisschen pummelig mit deutlichem Fettbesatz. Vielen sieht man ihren langen Weg durch das Leben und ihre Krankheit an, und sie wirken müde und verbraucht. Doch eines haben sie alle gemeinsam: Sie schlagen für ihr Leben gern.

Was halte ich da eigentlich in der Hand? Wirklich nur die Pumpe oder nicht vielmehr den Ursprung allen menschlichen Bewusstseins?

Die Neurowissenschaften können die Frage nach der Entstehung von Bewusstsein nicht ansatzweise beantworten. Die vorherrschende Meinung lautet, Bewusstsein entstehe als Ergebnis biochemischer und elektrophysiologischer Prozesse im zentralen Nervensystem, dem Gehirn. Neurowissenschaftler kennen die Bauteile, ihre Funktionen und komplizierten Verschaltungen sehr genau. Doch wie aus der organischen Materie unseres Körpers etwas Geistiges wie ein Gedanke oder ein Gefühl entsteht, ist weitgehend unbekannt. Das Entstehen von Bewusstsein ist nach Ansicht des bekannten Neurochirurgen Eben Alexander und anderer Gehirnforscher ein weißer Fleck auf der Karte der Neurowissenschaften ((2, 3)). Und wenn das Herz zumindest einen Teil dieses unbekannten Gebietes ausfüllen könnte?

Stillgelegt

Ich weiß noch gut, wie ich als junger Arzt das erste Mal ein Herz sah. Es erinnerte mich an eine empfindliche, frisch geschälte Frucht. Ich betrachtete das apfelsinengroße Organ voller Ehrfurcht. Nur Muskeln, die pumpen, teilweise von einem dünnen Fettkleid bedeckt, sonst nichts. So schien es mir auf den ersten Blick. Ich sollte den Sauger halten, um austretendes Blut abzusaugen, und war froh, etwas in der Hand zu haben, an dem ich mich festhalten konnte, so mächtig waren die Eindrücke. Unbeirrt schlug das Herz weiter, während meine Kollegen sorgfältig den Anschluss an die Herz-Lungen-Maschine vorbereiteten und zahlreiche sehr feine Nähte am Herzen und der großen Körperschlagader setzten. Die meisten Herzoperationen können nur durchgeführt werden, nachdem das Herz stillgelegt wurde. Dazu wird die Blut- und damit auch Sauerstoffversorgung des Herzens unterbrochen. Um einen geschützten Herzstillstand zu erzielen, wird in die Herzarterien ein bestimmtes Flüssigkeitsgemisch infundiert, im Wesentlichen Blut und Kalium. Die elektrische Erregung des Herzens kommt so zum Erliegen – es hört auf zu schlagen. Dadurch wird sein Energieverbrauch gesenkt, und seine Zellen brauchen weniger Sauerstoff. Manchmal wird es zusätzlich gekühlt. So kann das Herz eine bestimmte Zeit, bis es wieder durchblutet wird, ohne großen Schaden überdauern. Damit aber der künstlich erzeugte Herzstillstand nicht zum Tode führt, wird das Herz vor der Stilllegung an die Herz-Lungen-Maschine angeschlossen. Sie transportiert nun das Blut anstatt des Herzens, das während der Operation pausiert, und reichert es auch mit Sauerstoff an.

Häufig muss jemand das Herz im Brustkorb in einer bestimmten Position festhalten, damit der Operateur bei Klappenoperationen Zugang zu den Herzhöhlen hat oder einen Bypass an der Hinterwand anbringen kann. Meistens der jüngste Assistenzarzt. Und plötzlich wurde es mir in die Hand gegeben; ich wusste gar nicht, wie mir geschah. Schockstarr bewegte ich mich nicht. Jetzt bloß nichts kaputtmachen. Bloß keinen Fehler machen. Ich hielt das Herz in der Hand wie einen frühgeborenen Säugling. Es erschien mir so zart, so verletzlich, und gleichzeitig ist seine kräftige Muskulatur selbst im erschlafften Zustand sehr definiert spürbar. Ich hatte noch kein Gefühl für die Konsistenz, das Gewebe, für das Wesen des Herzens. Ich glaube, es war ein Männerherz, aber es könnte auch ein Frauenherz gewesen sein. Sie sehen nahezu gleich aus, ähnlich groß, ähnlich stark, zirka dreihundert Gramm schwer.

Mit den Monaten und Jahren wurden meine Aufgaben als angehender Herzchirurg im OP anspruchsvoller. Ich durfte den Brustkorb eröffnen, den Anschluss an die Herz-Lungen-Maschine übernehmen, schließlich den ersten Bypass nähen. Meine Lehrer überwachten jeden Handgriff mit Argusaugen, gelegentlich führten sie mir sogar die Hand. Vor Aufregung fiel mir manchmal beinahe der Nadelhalter aus den Fingern, und wenn irgendwo auch nur ein Blutstropfen durchsickerte, blieb mir fast das Herz stehen. War ich zu tief oder noch richtig? Mein erfahrener Kollege sagte nichts, also weiter. Ich lernte, meine Emotionen zu kontrollieren, am besten: keine zu haben. Millimeter für Millimeter tastete sich die Nadel durch die Wände der Herzarterien, die selbst nur einen Innendurchmesser von ein bis zwei Millimetern haben und Wände dünn wie Pergamentpapier. Wenn die Körperschlagader, der große Strom des Lebens, reißen würde, könnte das Blut bis hoch zur OP-Lampe spritzen. Da zittern jedem Anfänger die Hände. Klarer Verstand und äußerst präzise Mechanik machen eine Operation sicher. Das verinnerlichte ich und wurde immer souveräner, doch außerhalb des OPs drückte dieses kühle Funktionieren mein Herz ab, und ich merkte es nicht einmal in meinem bedingungslosen Streben, ein guter Operateur zu werden.

Nach acht Jahren, bereits selbst Herzchirurg, nähte ich nach einer langen Operation am Ende die Haut zu, ohne mir viele Gedanken zu machen. Ich begeisterte mich für die Technologien und ihre faszinierenden Möglichkeiten. Mittlerweile konnte ich eine bestimmte Art von Bypass-Operation sogar am schlagenden Herzen routinemäßig durchführen. Bei den meisten Operationen wird das Herz jedoch wie beschrieben stillgelegt, repariert und danach wieder zum Schlagen gebracht. Die komplexen Reparaturen von Herzklappen und die enorme Verantwortung meines Berufes reizten mich gleichermaßen. Das Herz verzeiht nicht viele Fehler, der Zeitdruck ist enorm, denn der Herzstillstand sollte in der Regel nicht länger als 60 bis 90 Minuten dauern. Je kürzer, umso besser. Es ist ein bisschen wie Reifenwechseln in der Formel 1. Der Boxenstopp sollte nicht zu lange dauern, sonst ist der Patient aus dem Rennen. Ich hatte einen wundervollen Lehrer, der es so formulierte: »Der Patient darf bei der OP nicht aus der Kurve fliegen, und die Voraussetzung dafür ist ein handwerklich hervorragend reparierter Motor.«

Natürlich wollte ich als Arzt zuallererst meinen Patienten helfen. Doch ich verhehle nicht, dass mich der äußerliche Glitter, die Bewunderung, die Herzchirurgen häufig zuteil wird, ebenfalls lockte. Verantwortung und Ansehen sind sicher vergleichbar mit dem eines Jetpiloten. Doch gegenüber dem Herzen ist ein Flugzeug eine eher überschaubare Maschine, es reagiert aufgrund planbarer technischer Gesetzmäßigkeiten immer gleich. Als Herzchirurg kann ich mich auf keine eindeutige Kausalität verlassen – im Sinne von »Wenn ich diesen Knopf drücke, wackelt die Klappe«.

Die Mechanik des Herzens ist sehr viel subtiler, nicht steuerbar, und gar nicht so selten benehmen sich Herzen anders, als man es erwartet. Der Chirurg muss mit allem rechnen, den Überblick behalten, Ruhe bewahren – und darf sich vor allem nicht von Gefühlen leiten lassen. Was ich perfektionierte.

Erweckt

Tagein, tagaus arbeitete ich mit Herzen. Ich lebte in der sterilen Wirklichkeit des OPs. Meine Herzensbegegnungen beschränkten sich darauf, jeden Tag vor einem offenen Brustkorb zu stehen. Mit meinem Team holte ich halb tote Patienten ins Leben zurück, reparierte Pumpen, um ihren Eigentümern wieder Lebensqualität zu ermöglichen, dachte selten über den OP-Tisch hinaus. Herzoperationen finden an der Quelle des Lebens statt, und bei den meisten Menschen sprudelt sie danach wieder. Doch manche sterben auch dabei. Das muss man wegstecken. Man darf nicht zu viel fühlen, schon gar nicht Mitleid. Sonst funktioniert man nicht mehr gut. Eines Tages merkte ich, dass ich die Stimme meines eigenen Herzens nicht mehr richtig hören konnte. Denn immer öfter beschäftigte ich mich mit Fragen, die, eigentlich unvorstellbar, nichts mit der Chirurgie zu tun haben. Ist das Herz mehr als eine Pumpe? Können wir mit dem Herzen bewusst wahrnehmen? Vielleicht sogar aus dem Herzen heraus handeln? Gibt es einen Zusammenhang zwischen der Stimme des Herzens und Erkrankungen, einem erfüllten oder leidenden Leben? All dem wollte ich auf die Spur kommen. Das Resultat meiner

Reise zu den Geheimnissen des Herzens halten Sie nun in Händen.

Wo sollte ich anfangen? Als Wissenschaftler recherchierte ich bei anderen Kollegen meines Fachs und auch interdisziplinär. Mathematiker, Ingenieure und Herzspezialisten rücken dem Herz mit immer mehr Technologie und virtueller Realität zu Leibe. Alles außerordentlich faszinierend, habe ich doch selbst Navigationssysteme für das Herz entwickelt. Aber ich fand leider nicht das, was ich suchte. Bis mich an einer Bahnhofsbuchhandlung ein knallrotes Herz anstrahlte. »Herz-Schmerz« lautete die Schlagzeile der Bildzeitung, gefolgt von der Frage: »Woher weiß ich, ob mein Herz krank ist?« Das hätte ich auch gern gewusst, also trat ich näher und fand Altbekanntes zum Thema Herzinfarkt und Co. Im Zeitschriftenständer daneben versprach ein Heft »Alles Wissenswerte über Bluthochdruck, Cholesterin, Infarkt, Gefäßverengung, Herzschwäche, Herzrhythmusstörungen, Herzenge und Organersatz«. Man sollte als Wissenschaftler nicht im Elfenbeinturm sitzen, und so investierte ich acht Euro neunzig Cent und erfuhr null Neues.

Ein Freund schickte mir einen Artikel. »Neurologie. Wie der Bauch den Kopf bestimmt.« Ich las Interessantes über das Nervensystem des Darmes und seine Kommunikation mit dem »Kopfgehirn«, wie es genannt wurde, und dass Ärger auf den Magen schlägt sowie bestimmte Arten von Bewusstsein im Darm entstehen können. »Das Bauchhirn ist hochintelligent«, verkündete der amerikanische Neurowissenschaftler Michael Gershon, Chef des Departments für Anatomie und Zellbiologie der Columbia University in New York. Wenn es »Intelligenz« im Bauch gab, der bisher eher dafür bekannt war, zu verdauen und Kot zu produzieren, konnte doch auch im höher gelegenen Herzen etwas zu finden sein. Doch im Weiterlesen lief ich in eine linke Gerade: »Das Herz ist dagegen eine primitive Pumpe«, erklärte Gershon. Für einen Augenblick wurde mein Herz auf die Bretter geschickt. Doch es ließ sich nicht auszählen, schlug mir im Hals, klopfte bis zum Hirn, Empörung wallte hoch. Primitiv? »Mein« Herz? Niemals!

Früher habe ich mal geboxt und gelernt, auf die Schläge meiner Gegner vorbereitet zu sein. Doch dieser erwischte mich kalt. Irgendwo ganz tief in mir wusste ich, das stimmte nicht. Aber wie sollte ich es beweisen? Wie ein Geigenbauer eine Stradivari liebt, schätze ich die Biologie des Herzens, seine Töne und Mechanik. Und eine Geige ist nicht nur ein simpler Kasten mit vier Saiten. Wenn sie jemand zu spielen versteht, entsteht ein Universum an Musik und Emotionen.

Wenn das Herz nur eine primitive Pumpe wäre, wieso hat man es bisher nicht geschafft, eine Pumpe zu bauen, die auch nur annähernd so einzigartig gut funktioniert? Wieso konnte man das Herz nicht einfach ersetzen, und wieso mussten so viele Menschen auf Wartelisten für Organtransplantation sterben?

Mein Kämpferherz erwachte. Ich ging in gewisser Weise noch einmal zurück auf Start und verließ die Sicherheit, die ich mir als Herzchirurg angeeignet hatte. Ich begann, Fragen zu stellen, die über den Operationstisch hinausreichten. Ich schaute mir diese »primitive Pumpe« noch einmal ganz genau an, auch aus unkonventionellen Perspektiven, um sie mit meinen Erfahrungen aus vielen tausend Herzoperationen abzugleichen. Im Operationssaal beobachtete ich nun mit Argusaugen. Ich wollte mir keine Herzensregung entgehen lassen.

Immer wieder fiel mir in dieser Zeit die Diskrepanz zwischen den medizinischen und symbolischen Darstellungen des Herzens auf, und ich sprach auch mit anderen darüber. »Das Herz darf wohl nur gut sein«, wandte einmal eine Bekannte ein, nachdem ich einige Stilblüten rund um das Herz aufgezählt hatte. »Aber es gibt auch ein Hasenherz und ein klammes Herz und ein eiskaltes Herz und eines aus Stein und ein erkaltetes.«

Im ersten Moment war ich sprachlos. Sie hatte Recht, ohne Zweifel. Auch diese Frage musste ich zulassen und nicht ausklammern. War ich selbst einer Sehnsucht auf den Leim gegangen? Dann sah ich ein krankes Herz vor meinem inneren Auge, ein Herz, das, nicht mehr richtig durchblutet, klamm geworden war. Kalk hatte es versteinern lassen in seiner Angst, die ihm jeden Mut genommen hatte. Und da wusste ich, dass ihr Einwand meine Absicht bestätigte. Das Herz aus sich heraus ist stark, lebensbejahend – positiv. Angst ist gestockter Fluss, gefrorene Energie.

Manchmal ist es erforderlich, einen Schritt zurückzutreten, um das gesamte Bild zu sehen. Als Wissenschaftler habe ich gelernt, dass erfolgreiche Frauen und Männer, große Persönlichkeiten immer Herz *und* Verstand einsetzen. Es ist erlaubt und unsere Aufgabe, nichts als gegeben hinzunehmen, alles in Frage zu stellen, neu zu denken.

Gerade dem Unvorstellbaren entspringen in der Wissenschaft die besonders interessanten Fragen.

Wie ich zu meinen Erkenntnissen gelangte und wie sie unser Leben positiv verändern können, erzähle ich auf den folgenden Seiten, in denen ich auch das Wunderwerk Herz eröffnen möchte. Das Herz begleitet uns vom Mutterleib bis zur Mutter Erde am Ende, wir führen seinen Namen so oft im Munde, und doch ist dieses zentrale Organ vielen Menschen sonderbar fremd, ja, nicht wenige haben sogar Angst davor. Einige Menschen sind froh, wenn sie ihr Herz nicht spüren. Denn das bedeutet doch, dass alles in Ordnung ist? Das habe ich auch lange geglaubt, bis ich eines Besseren belehrt wurde. Heute meine ich, dass die Wahrnehmung des Herzens in der Medizin nicht nur als Pumpe, sondern als Quelle des Lebens und von Bewusstsein und ursächlich an vielen Störungen und Krankheiten beteiligt, uns ein neues und tieferes Verständnis über die Zusammenhänge im Körper schenken könnte, das in der Folge zu mehr Gesundheit und auch Lebensfreude führt.

Auf der Suche nach der wahren Natur des Herzens habe ich auch mein eigenes Herz wiedergefunden. Eine gewisse Herzarmut, so mag mir scheinen, ist Medizinern nicht fremd. Vielleicht glauben wir, unser Herz stilllegen zu müssen, weil wir mit so viel Leid konfrontiert sind. Gesellschaftlich werden wir dafür mit Anerkennung und hohem Status belohnt. Lieber der eiskalte Chirurg als der mitfühlende, dem womöglich die Hände zittern. Heute weiß ich, dass auch meine mitfühlenden Hände nicht zittern, nein, sie haben Augen. Die ganzheitliche Wiederbelebung meines Herzens hat mein Leben, meinen Umgang mit mir selbst und auch die Beziehung zu meinen Mitmenschen und natürlich Patienten gravierend verändert. Sie sind keine Behältnisse, in denen die Pumpe streikt, sondern ganze Menschen, denen ich mit Medizin und Anteilnahme begegne.

Niemand würde bestreiten, dass es Liebe gibt. Aber können wir sie messen? Wir können innere Phänomene spüren und fühlen, die wir nicht direkt objektivieren können. Wir können sie auch nicht im Labor nachweisen oder ihre molekulare Entstehung vollständig erklären. Aber wir fühlen sie intuitiv. Immer mehr Menschen suchen Antworten, vielleicht weil sie »spüren«, dass uns ein Leben, basierend nur auf Technologie und Beschleunigung, nicht glücklicher und zufriedener macht. Wäre es möglich, zu uns selbst und in unsere Herzen zurückzukehren? Körperzentrierte Therapien und spirituelle Schulen versuchen, Bewusstsein über den Körper zu erlangen und dabei »ihr Herz zu öffnen«. Irgendetwas scheint in unserem modernen, komfortablen, aber auch leistungsorientierten und zunehmend technisierten Leben zu fehlen. Unsere rationale und doch alles andere als vernünftige westliche Lebensart entspricht nicht den Vorstellungen von einem ganzheitlichen Dasein.

In den folgenden Kapiteln erzähle ich die Geschichte eines Herzchirurgen, der sich auf den Weg machte, das abhandengekommene Herz wiederzufinden. Ich habe uralte und hochaktuelle Erkenntnisse aus verschiedenen wissenschaftlichen Welten zusammengetragen, vor allem auch über die geheimen Verbindungen von Herz und Gehirn und wie sie Emotionen und Bewusstsein beeinflussen. Daraus ergeben sich neue Erkenntnisse für die Gesundheit des ganzen Herzens und seiner Therapie. Also für den ganzen Menschen.

Herzhören

BuBumm, BuBumm, BuBumm – das gesunde Herz macht zwei Töne, von denen der erste etwas kürzer klingt. Es ist keine monotone Marschmusik, kein BummBumm, Bumm-Bumm, sondern ergibt, durch den verkürzten ersten Takt, einen tänzerischen, leichten Rhythmus. Wir können das BuBumm hören, wenn uns jemand erlaubt, unser Ohr an seine Brust zu legen. Als Kind habe ich es geliebt, dem Herzschlag meiner Geschwister und Eltern zu lauschen. Der erste Herzton, das Bu, wird erzeugt, wenn das Herz kontrahiert und die Herzklappen öffnen, der zweite, das Bumm, wenn das Herz wieder entspannt und die Klappen schließen. Aus der Embryologie und Pränataldiagnostik wissen wir, dass dies der erste Ton ist, den wir in unserem Leben hören, lange bevor wir geboren werden. Er ist von immenser Bedeutung für die Mutter-Kind-Beziehung.

Das Herz eines anderen Menschen hören zu dürfen ist etwas sehr Intimes, Besonderes. Herzhören erfordert Nähe. Auch in der Medizin. »Machen Sie bitte Ihren Oberkörper frei.« Was hierbei eigentlich geschieht – Ich höre dein Herz! –, ist eine rein diagnostische Maßnahme, die immer seltener eingesetzt wird. In früheren Jahrhunderten und auch noch Jahrzehnten galt es als hohe ärztliche Kunst, die feinen Töne und Geräusche zu unterscheiden und die richtige Diagnose zu stellen. Noch zu Zeiten meiner Ausbildung wurde in einem der angesehensten medizinischen Fachblätter überhaupt, dem *New England Journal of Medicine*, ein wissenschaftlicher Artikel publiziert, der darlegte, dass mit der Auskultation des Herzens, also dem Abhören durch erfahrene Fachleute, Diagnosen mit hoher Treffsicherheit gestellt werden können ((4)).

Und genau 30 Jahre später ist es für einen Herzchirurgen ernüchternd, wenn ein Patient kurz vor einer Operation sagt: »Sie sind der erste Doktor, der auf mein Herz hört« ((5)). Das Abhören des Herzens ist für die meisten Patienten die größtmögliche Intimität zwischen Arzt und Patient. Ich bin der festen Überzeugung, darin liegt auch ein tiefer Wunsch des Menschen, dass sein Innerstes gehört wird.

Heute hat das bewegte Bild den Ton abgelöst. Nach meiner Beobachtung horchen Herzspezialisten nur noch selten auf die Herzen ihrer Patienten. Dies betrifft nicht nur die Töne und Geräusche, welche die Mechanik des Herzens verursacht, sondern auch die andere Stimme des Herzens, die aus den Welten der Weisheit und des Mitgefühls kommt. In zunehmendem Maße sind sich Herzforscher, Psychologen und spirituelle Lehrer einig: Diese Stimme ist untrennbar mit dem organischen Herzen verbunden.

Wann haben Sie sie zuletzt gehört?

Ich möchte Sie zu einer bewussten Wahrnehmung Ihres Herzens einladen. Legen Sie Ihre rechte Hand auf Ihr Herz und fühlen Sie Ihren Herzschlag. Atmen Sie gleichmäßig ein und aus und nehmen Sie wahr: Was hat Ihnen Ihr Herz zu sagen?

Was immer Sie auch hören oder nicht, es ist das Richtige. Bleiben Sie geduldig und urteilen Sie nicht. Es gibt viele verschiedene Arten von Meditation. Das Ziel ist immer das gleiche: innehalten, langsamer atmen, in sich hineinspüren und die Gegenwart sowie alle Gedanken und Gefühle beobachten.

Vielleicht fühlen Sie nach einer Weile, wie Ihnen Ihr Herz mit jedem BuBumm Leben schenkt. Jetzt. Von Augenblick zu Augenblick. Und dann wird aus dem Leben eine neue Lebendigkeit.

Als ich diese Meditation vor über zehn Jahren zum ersten Mal praktizierte, hörte ich … nichts. Ich stand noch ganz am Anfang meiner Reise zum wahren Herzen. Das Herz war damals noch eine Pumpe für mich, wenn auch keine primitive, sondern ein Wunderwerk der Präzision und Kraft.

Der Sechszylinder-Bio-Turbo

Neuntausend Liter Blut befördert das Herz täglich und schlägt dabei rund hunderttausend Mal. Die großen Muskelbahnen des Herzens verwinden sich spiralförmig ineinander und formen fantastische Höhlensysteme, die durch die Herzklappen verbunden und Scheidewände getrennt sind. Für den Ausstoß von Blut rotieren innere und äußere Muskelschichten gleichzeitig in verschiedene Richtungen und folgen dabei einer fein abgestimmten Choreografie ((6)). Physikalisch könnte man das Herz daher nicht nur als Pumpe, sondern fast schon als eine Turbine betrachten. Und wenn es Ihnen manchmal vorkommen mag, als würde es in Ihrem Leib springen, ist das ebenfalls zutreffend. Blickt man in den offenen Brustkorb, hüpft das Herz mehr, als dass es läuft. Und wie diese Sprünge und Drehungen aussehen, in welchem Rhythmus sie vollführt werden, welche Figur das Herz dabei macht, das verrät dem Herzchirurgen schon sehr viel über seinen Zustand. Dieser Tanz des Herzens und seine geometrischen Formen sind so einzigartig wie ein Fingerabdruck. Sie könnten damit als Person identifiziert werden, denn es gibt keine zwei Menschen mit einem identischen Herzen auf der Welt. Diese Erkenntnis machten sich auch Forscher an der Universität Buffalo zunutze und entwickelten prototypisch einen Herzradar. Die Menschen der Zukunft können sich vielleicht mit ihrem Herzensabdruck in ihren Computer einloggen, im Supermarkt bezahlen oder am Flughafen einchecken – sich ausweisen mit ihrem Herzen ((7)).

Üblicherweise jedoch verbirgt sich das Herz gerne vor allzu neugierigen Blicken. Damit der Herzchirurg es sehen kann, muss er sich zuerst einmal Zutritt verschaffen in den Maschinenraum des Herzens, der vom Herzbeutel, auch Perikard genannt, gebildet wird. Das Perikard formt eine feuchte Höhle, damit sich das Herz nicht wund reibt und darin schön gleiten kann. Es unterstützt seine Arbeit, engt es aber nicht ein. Auch sorgt es dafür, dass das Herz nicht zu voll werden kann und in bewegenden Situationen dort bleibt, wo es hingehört. Es gab nach Herzoperationen Fälle, in denen das Herz seinen angestammten Platz verlassen hat und in die Lungenhöhlen gefallen oder gehüpft ist – eine tödliche Komplikation, sofern sie nicht sofort erkannt und behoben wird.

Wenn das Herz verletzt wurde oder Entzündungen überstanden hat, kann die Wohnung des Herzens eine harte Schale bilden. Zuerst verklebt das Perikard mit dem Herzen, das wird als Herzbeutelentzündung oder Perikarditis bezeichnet. Später bilden sich Kalkstränge, welche die Bewegungen des Herzens massiv einengen. Das Herz kann sich dann nicht mehr richtig füllen und befindet sich in einem ausweglosen Würgegriff. Seine ehemals kuschelige Wohnung wird zu einer tödlichen Falle, der Maßanzug zu einer Zwangsjacke. Passenderweise wird diese Situation als Panzerherz bezeichnet. Ein Panzer hat am Herzen nichts verloren, er schützt nicht, sondern behindert es, macht es unfrei in vielerlei Hinsicht. Rein biologisch betrachtet verliert das Herz dann die Fähigkeit, ausreichend Blut aufzunehmen. Und das kann zum Tode führen.

Ein gesundes Perikard schützt also das Herz und sorgt dafür, dass es seinen eigenen Raum hat und frei und ohne Behinderung oder Einengung schlagen kann. Beides braucht das Herz – Schutz und Freiheit. In der traditionellen chinesischen Medizin wird der Herzbeutel als »die Mutter des Blutes und Beschützer des Herzens« bezeichnet. Unsere Schulmedizin bestätigt diese Sichtweise, denn das Perikard übernimmt auch eine Immunfunktion und schützt das Herz vor Infektionen. Die Vielseitigkeit des sehr flexiblen und gleichzeitig reißfesten Perikards ist uns Herzchirurgen bei Operationen eine große Hilfe. Gelegentlich verwenden wir sogar ein kleines Stück Perikard bei unseren Operationen. Einige Quadratzentimeter Perikardflicken, so sagen Herzchirurgen tatsächlich dazu, werden beispielsweise entnommen, um eine Klappe zu reparieren oder ein Loch bei einem angeborenen Herzfehler zu verschließen.

Das Herz hat eine Pumpfunktion, und um Blut zu transportieren, bewegen sich Basis und Spitze in einer geschmeidigen Bewegung aufeinander zu. Seine flüssige Fracht wird durch labyrinthartige Höhlen dirigiert, vielgestaltige, fantastisch geformte Kathedralen des Lebens, die von muskulären Säulen, markanten Simsen und feinsten Sehnen durchzogen sind. Sie sorgen für Stabilität und Kraft und bilden die diffizile Mechanik der sechs Herzklappen. Diese Ventilsysteme sorgen dafür, dass das

Blut im Höhlensystem nach vorne fließt und niemals zurück.

Ja, Sie haben richtig gelesen. Es sind sechs Klappen, wobei die kleinsten den längsten Namen haben: Valvula sinus coronarii thebesii und Valvula venae cavae inferioris. Sie treten vor allem als »Einserfragen« bei Anatomieprüfungen in Erscheinung und helfen dabei, das sauerstoffarme Blut, das im rechten Vorhof angesaugt wird, weiterzuleiten Richtung Lunge. Der Blutstrom im Herzen darf nicht abreißen. Sind Klappen grob undicht, stark verkalkt oder bestehen falsche Verbindungen, werden Patienten sehr krank.

Im gesunden Herzen fließt das sauerstoffarme Venenblut, das aus dem Körper kommt, vom rechten Vorhof durch die Trikuspidalklappe in die rechte Kammer und wird von dort kraftvoll an die mehrere Liter großen Lungenflügel weitergereicht. Jetzt kommt die Atmung ins Spiel. Jedes Mal, wenn wir ausatmen, entschwindet in den Lungen Kohlendioxid aus dem Blut in die ausgeatmete Luft. Wenn wir einatmen, werden unsere roten Blutkörperchen mit Sauerstoffatomen beladen. Solchermaßen erfrischt wird das sauerstoffreiche Blut nun in den linken Vorhof gesaugt und steht bereit für die große Reise bis zu den entlegensten Zellen unseres Körpers. Mit dem nächsten Herzschlag flutet es, die Mitralklappe passierend, blitzartig die linke Herzkammer und verlässt dann durch die Aortenklappe das Herz. Die linke Kammer ist eine muskelstarke Urgewalt und kann die physikalischen Drücke aufbauen, die wir in den Arterien als Puls fühlen. Blut zirkuliert in einem geschlossenen Kreislauf. Diese Entdeckung wurde erst vor 360 Jahren von dem englischen

Arzt und Wissenschaftler William Harvey gemacht. Zuvor folgten Ärzte über 1.400 Jahre lang der irrigen Lehre des antiken Arztes Galen, nach welcher Blut in der Leber produziert wird und in anderen Organen wieder versickert. Das Herz betrachtete er als eine Art Ofen, in dem eine Flamme zur Reinigung des Blutes brannte, und über die Lungen wurde der Rauch abgeführt. Harvey hatte den Mut, diese damals bindende Lehrmeinung anzuzweifeln, und wurde dafür von vielen verspottet. Er hat jedoch ein neuzeitliches Verständnis unseres Körpers und des Herzens begründet, und dank ihm wissen wir heute, dass Blut zirkuliert und über die Venen zum Herzen zurückkehrt ((8)).

Das Herz gibt also nicht nur, es kann gleichzeitig auch nehmen. Mit jeder Kontraktion wird nicht bloß Blut ausgestoßen, sondern auch angesaugt. Geben und Nehmen in einem ist das fundamentalste Prinzip des Herzens und auch das Wesen der Liebe und einer ausgewogenen Beziehung zwischen Menschen und jeder Partnerschaft. Acht bis zehn Tonnen Blut empfängt und verteilt dieser Muskel pro Tag bei einem erwachsenen Menschen. Stellen Sie sich einmal vor, Sie müssten jeden Tag neun Tonnen Blut über die Straße tragen und wieder zurückbringen. Bei einem Fassungsvermögen von zehn Litern wären das neunhundert Eimer. Wie lange würden Sie wohl durchhalten? Das Herz setzt noch einen oben auf: Es »trägt« Ihr Blut nicht nur über die Straße, es pumpt es durch ein hunderttausend Kilometer langes Blutgefäßsystem. Das alles geschieht Herzschlag für Herzschlag im Inneren des Körpers – und nur selten kommt uns in den Sinn, welche geradezu überirdische Leistung das Herz vollbringt. Vielleicht möchten

Sie an dieser Stelle noch einmal innehalten und eine Hand auf die linke Seite Ihrer Brust legen? Scheuen Sie sich nicht! Sie können spüren, was Menschen seit Anbeginn ihrer Evolution in sich fühlen. Etwas Lebendiges wohnt in Ihnen: Ihr Herz. Es schafft Leben aus sich selbst heraus. Und gleichzeitig ist es in Ihrem ganzen Körper zu Hause, es ist vernetzt mit jeder einzelnen Zelle. Das Herz ist die Mutter und die Quelle, deren Blutstrom alle Zellen mit lebenswichtigen Zutaten versorgt. Und es ist die Abschussrampe der Zellen unseres Immunsystems, ohne die wir in kürzester Zeit an Infektionen sterben würden.

Ein lebendiges Herz ist tief verwurzelt im Körper, und seine Blutgefäße sind verbunden mit jeder einzelnen Zelle, den vielen tausend Milliarden Zellen in unseren Eingeweiden, unseren Genitalien, unseren Armen und Beinen und unseren Sinnesorganen. Seine Äste reichen tief hinab in unser Innerstes, weit hinauf in unser Gehirn und umarmen es mit Millionen von feinen und immer feiner werdenden Verästelungen. Dies erkennt man leider nicht auf den geradezu verstümmelten Darstellungen von Herzen, die wir in anatomischen Zeichnungen und Gesundheitsmagazinen sehen. Sie erinnern an Bilder von Bäumen, denen Wurzel und Krone abgeschnitten wurden. Will man sich ein Bild vom ganzen Herzen machen, so darf man es nicht von seinen pulsierenden Wurzeln und Kronen trennen. In seinem Inneren fließt ein ungehindert freier, starker, gewaltiger Fluss von Blut und Leben. Es ist angetrieben von elektrischer Energie, und sein hochenergetisches elektromagnetisches Feld ist noch in über einem Meter Abstand von einem Menschen messbar ((9)). Manchmal kommt es mir so vor, wir Menschen hätten sehr viel mehr über Bäume verstanden als über unser Herz.

Mit jeder Kontraktion des Herzens rast eine Pulswelle durch unsere Arterien, und das Gehirn pulsiert pausenlos im Takt des Herzens. Kein Organ ist so sehr angewiesen auf die Durchblutung aus dem Herzen wie das Gehirn. Fällt sie länger als ein paar Sekunden aus, werden wir bewusstlos.

In den Medien kennen wir den Puls vor allem aus *Emergency Room*, *Dr. House* oder diversen Krimis. Lebt er noch? Und dann folgt der obligate Griff an den Hals und manchmal der Ruf: »Schnell einen Arzt!«

Herz auf dem Tisch

Es ist eine klirrend kalte Winternacht, als ich neunundzwanzig Minuten nach dem Anruf auf den Parkplatz der Klinik einbiege. Die großen Fenster des OP-Traktes sind hell erleuchtet, und ich weiß, dass mein Team alle Vorbereitungen trifft, um einen lebensrettenden Eingriff durchzuführen. Bei einem Patienten droht die Verbindung, an der die große Körperschlagader dem Herzen entspringt, zu zerreißen. Es ist ein Wettlauf gegen die Zeit, der längst begonnen hatte, als mich mitten in der Nacht ein Anruf weckte. »Bist du wach?«, fragte mich der Assistenzarzt.

»Ja«, erwiderte ich, bereits alarmiert und auf dem Weg zum Badezimmer. Es gibt zwei Arten von Telefonaten. Die angenehmeren beginnen mit: Guten Morgen, ist nichts Schlimmes, ich habe nur eine Frage. Bist-du-wach-Fragen verheißen meist nichts Gutes. Und so war es auch bei diesem Anruf gewesen: »Wir bekommen gleich eine Typ-A-Dissektion; der Hubschrauber landet in fünfzehn Minuten. Der Patient ist sechzig Jahre alt, mehr weiß ich noch nicht.«

»In fünfunddreißig Minuten bin ich da«, sagte ich. Wenn so ein Notfall nicht operiert wird, nimmt die Sterblichkeit innerhalb der ersten vierundzwanzig Stunden um zwei Prozent pro Stunde zu. Innerhalb einer Stunde sterben also zwei Prozent, innerhalb von zwei Stunden vier

Prozent und innerhalb von vierundzwanzig Stunden achtundvierzig Prozent der Patienten.

Im OP mache ich mich mit dem Fall vertraut. Dem Notarztprotokoll entnehme ich, dass der Patient am Nachmittag über ein extrem starkes Schmerzereignis in der Brust berichtete. In der Fachsprache nennen wir das Vernichtungsschmerz, wobei der Schmerz bei dieser Erkrankung häufig in den Rücken ausstrahlt. Der Landwirt hatte im Wald gearbeitet und Bäume gefällt. Es dauerte eine Weile, bis der Notarzt vor Ort war und er mit der Verdachtsdiagnose Herzinfarkt in die Notaufnahme der dreißig Kilometer entfernten Klinik eingeliefert wurde. Weitere kostbare Zeit verstrich, bis klar war, dass der Patient keinen Herzinfarkt hatte. Die Bilder der Computertomografie sind für mich eindeutig, die Aorta ist auf fast den doppelten Durchmesser des Normalen erweitert und misst acht Zentimeter. Geteilt wird sie durch die gut sichtbare Dissektionsmembran. Das ist ein Gewebefetzen, der nun innen an der großen Körperschlagader hängt wie bei einem geplatzten Reifen. Bei dieser Erkrankung reißt die innerste Schicht der größten Blutbahn des Körpers, und der kraftvolle Blutstrom aus dem Herzen wühlt sich einen falschen Kanal.

Der Patient muss sofort operiert werden, denn zwischen Leben und Tod steht nur noch die pergamentpapierdünne äußerste Wandschicht. Sie wird dem enormen Druck nicht mehr lange standhalten. Schon sickert Blut durch den verbleibenden Damm, und bald wird er bersten. Im Perikard, also dem Herzbeutel, befinden sich bereits größere Mengen Blut und drücken das Herz zusammen. Eine sofortige Entlastung des Herzens ist jetzt lebensrettend, der Patient hat eine Herzbeuteltamponade. Durch die Fehlleitung gelangt das Herz paradoxerweise in den tödlichen Würgegriff seines eigenen Blutes. Selbst sehr starke Herzen halten das nicht lange aus. Und dieses Herz hier ist kein sehr starkes. Wir beobachten das Drama im Ultraschallbild, das eine echte Momentaufnahme der Vorgänge im Herzen liefert. Auf der Stirn des Assistenzarztes bilden sich kleine Schweißperlen. Die OP-Schwester schaut mich fragend an. Die erfahrene Anästhesistin teilt mir mit, dass die Aortenklappe undicht sei und möglicherweise auch ersetzt oder repariert werden müsse.

»Das ist doch im Augenblick völlig uninteressant«, entgegne ich unwirsch. Dabei hat sie recht, aber das spielt jetzt wirklich keine Rolle. An meiner Reaktion erkenne ich meine eigene Nervosität. Der Blutdruck ist schlecht, der Patient befindet sich in einem beginnenden Schock. Leben oder Tod. Ich muss mich auf das Wichtigste fokussieren.

»Messer«, sage ich knapp zur OP-Schwester und durchtrenne die Haut über dem Brustbein. Dem geraden Schnitt des Skalpells folgt eine dünne Blutspur. Der Druck auf die Klinge ist gerade so stark, dass die Haut durchtrennt wird, aber noch nicht das darunterliegende Gewebe. Hier entsteht eine lange Narbe mittig über dem Herzen, vom Hals bis ans Ende des Brustbeines. Sie wird den Patienten für den Rest seines Lebens zeichnen. Wie lange das sein wird, darüber würde ich im Augenblick lieber keine Prognose abgeben. Sicher ist nur, dass der Patient, von dem ich lediglich den Ausschnitt sehe, weil er unter grünen Tüchern liegt, todkrank ist. Mit einem weiteren Schnitt dringe ich bis zum Brustbein vor. Wortlos reicht mir die Schwester die Druckluftsäge. Ihr heulendes Geräusch übertönt den schwächer werdenden Piepton des Pulsmonitors. In aller Eile wird der Thoraxsperrer eingebracht, eine Art Wagenheber, der den knöchernen Brustkorb aufhält und auseinanderdrückt. In der Tiefe erkenne ich den ballonartig zum Bersten aufgeblähten Herzbeutel, durch den bedrohlich dunkelrot das angesammelte Blut schimmert.

»Schere«, sage ich. Wenn es um alles geht, verzichtet man auf Bitte und Danke. Ich eröffne den Herzbeutel. Sollte die Aortenwand jetzt nicht halten, wird der Patient mit hoher Wahrscheinlichkeit verbluten. Wenn ich den Herzbeutel aber nicht eröffne, wird er einen Herzstillstand erleiden. Wir müssen sofort handeln.

Ich fühle nichts. Mit der Ruhe, die mich immer überkommt, wenn ich operiere, tue ich, was getan werden muss. Meine Bewegungen werden für einen kurzen Augenblick langsam, und ich blicke meinem Assistenten in die Augen. Er ist erfahren, und ich mag ihn und vertraue ihm. Er hat mir schon oft bei schwierigen Operationen beigestanden und mich enorm unterstützt. Er weiß, um was es geht und was jetzt passieren wird. Den großen Sauger hält er bereits in der Hand. Ich nicke, er nickt zurück. Das alles findet in weniger als einer Sekunde statt. Dann eröffne ich mit einem Schnitt den Herzbeutel, und schlagartig entleert sich ein halber Liter Blut ins OP-Gebiet. Wir sehen nichts mehr. Es ist, als blickte man in ein Blutbad, trübes blutiges Gewässer, dessen Grund man nicht erkennen kann. Man weiß nicht, wie gefährlich es darin ist und was sich darunter verbirgt. Die Sauger laufen maximal, und endlich sehe ich das Herz wieder. Dieses sonst so majestätische Organ hat sich in der linken Ecke seines Zuhauses, dem Herzbeutel, in einer unnatürlichen, verformten Lage zusammengekauert. Normalerweise thront es stolz in der Mitte, jetzt wird es durch die bocksbeutelartig vergrößerte Aorta verdrängt.

»Drucke steigt«, höre ich den italienischen Akzent der Anästhesistin. Ich atme tief ein, dieses eigenartige Gefühl von eisiger Kälte in meinem Körper nimmt ab. Die Aorta hat gehalten, und die tödliche Gefahr ist abgewendet. Fürs Erste.

Ich bereite den Anschluss an die Herz-Lungen-Maschine vor. Das gesamte Team weiß: Was nun folgt, ist eine der größten, schwierigsten und gefährlichsten Operationen, die man in der Herzchirurgie und wahrscheinlich überhaupt an einem Menschen durchführen kann. Noch ist nicht klar, welches Ausmaß die Operation annehmen wird. Auch das ist eine Besonderheit dieser Erkrankung. Man kann selbst mit modernsten bildgebenden Verfahren nicht bestimmen, welche Teile der Aorta und der eventuell zum Gehirn führenden Arterien betroffen sind. Klar ist nur, es wird viele Stunden dauern – mit ungewissem Ausgang.

Da die Aorta zerstört ist, erfolgt der Anschluss der Herz-Lungen-Maschine über die Arteria subclavia unterhalb des Schlüsselbeines. Diese wird nun in der Tiefe freigelegt und parallel ein Draht über eine große Vene in der Leiste ins Herz vorgeschoben, unter dem strengen Blick der Anästhesistin, die diese Prozedur im Ultraschallbild verfolgt und mir sagt, ob mein Draht richtig liegt.

»Dreißigtausend Einheiten Heparin«, weise ich an. Damit wird jegliche Blutgerinnung bei dem Patienten aufgehoben.

»Dreißigtausend Einheiten Heparin drin«, höre ich kurz darauf. Ich mag diese knappen klaren Ansagen. Es ist wie in einer Raumstation oder einem Flugzeug. Hoch konzentriert und schnörkellos – das Wesentliche.

Die Kanülen werden eingebracht und die Herz-Lungen-Maschine gestartet. »Voller Fluss, sechs Liter«, meldet der Kardiotechniker. Das beruhigt mich enorm. Bisher waren wir quasi Artisten auf einem Hochseil ohne Netz. Jede Komplikation konnte tödlich enden. Nun haben wir einen Parallelkreislauf installiert und können das Blut, das wir saugen, an den Patienten zurückgeben und jederzeit das Herz stilllegen. Doch noch ist es nicht so weit. Erst einmal wird der Herzbeutel vollständig eröffnet, und ich begutachte den Schaden von außen. Die Aorta, dieser ästhetische und mächtige Kanal des Lebens, liegt aufgebläht und blutunterlaufen wie ein abgestürzter Lindwurm im eröffneten Brustkorb. Wir wissen nicht viel über den Patienten, doch er hatte seit Jahren einen zu hohen Blutdruck, und das Verbindungsrohr von Herz und Körper dehnte sich unmerklich und ohne für den Patienten spürbare Symptome immer weiter – bis die innerste Schicht einriss. Die Frage ist nur, wo genau sich der Einriss befindet und wie viel Gewebe zerstört ist. Geht der Riss hinauf bis in die Hirnarterien oder hinunter zu den Herzkranzarterien? Manchmal reicht er auch sehr nahe an eine Herzklappe, die Aortenklappe, heran, so dass auch sie ersetzt und repariert werden muss. Genau an jener Stelle, wo sie aus dem Herzen entspringt, ist die große Körperschlagader nach allen Seiten etwas erweitert. Schon Leonardo da Vinci wusste, dass diese Erweiterung, Sinus valsalva genannt, das Blut auf eine symmetrische und geradezu harmonische Art verwirbelt. Der Sinn dieser Verwirbelung ist auch heute noch nicht vollständig verstanden, aber sie begünstigt das Strömungsprofil und die Fließeigenschaften. Möglicherweise sind in diesen Verwirbelungen Informationen kodiert, die das Herz an den Körper und das Gehirn sendet.

Eines ist jedoch klar. Dieses Rohr muss ersetzt werden, und das klappt nur bei einem totalen Herz-Kreislauf-Stillstand. Es wird somit, falls der Patient durchhält, in den nächsten Stunden eine Zeitspanne geben, in der nicht nur das Herz, sondern auch die Herz-Lungen-Maschine pausiert. Das ist das Einzigartige an dieser speziellen Operation. Meine Anweisung lautet »Auf achtzehn Grad Rektaltemperatur kühlen.« Daraufhin wird am Wärmetauscher der Herz-Lungen-Maschine das Blut langsam immer tiefer gekühlt, bis die Körperkerntemperatur im Darm achtzehn Grad beträgt. Wieso dort? Jede Mutter weiß, dass das Fieber, das man bei Kindern am Popo misst, das wahre Fieber ist, weil im Inneren des Körpers gemessen wird und dies zuverlässiger ist als die Messung der Hauttemperatur unter dem Arm. Es dauert mindestens eine Stunde, um einen Menschen über die Bluttemperatur von sechsunddreißig auf achtzehn Grad zu kühlen. Diese Zeit nutze ich, um die Aorta und ihre Verbindungen ins Gehirn weiter freizulegen und mit sterilen Stoffbändern zu umschlingen, um jedes einzelne Blutgefäß zu markieren und dadurch Übersicht über die Anatomie zu erlangen. Obwohl die meisten Menschen prinzipiell dem gleichen Bauplan folgen, sind sie doch sehr unterschiedliche Gewächse. Und wie es nur äußerst selten im Leben zwei gleiche Gesichter gibt, gestaltet sich auch unser Innenleben höchst individuell. Ich gehe mit größter Vorsicht vor, das OP-Gebiet um die Aorta ist sozusagen vermint. Eine unbedachte Bewegung, und sie könnte brechen, und die lebensgefährliche Situation, die wir im Moment einigermaßen unter Kontrolle haben, würde eskalieren.

Bei ungefähr sechsundzwanzig Grad beginnt das Herz des Patienten zu flimmern. Dies wäre die Todesursache bei unterkühlten Menschen, die in eine Gletscherspalte fielen oder im Eismeer trieben. In unserem Fall ist diese Reaktion beabsichtigt. Da mein Blick an der Aorta verwurzelt und mein Sehfeld durch eine Lupenbrille mit zweieinhalbfacher Vergrößerung stark eingeschränkt ist, bekomme ich die Information vom Kardiotechniker, der unablässig die Monitore im Auge hat: »Herz flimmert«. Ich verlasse den optischen Fokus, und jetzt sehe ich es auch. Obwohl die Situation bewusst herbeigeführt wurde, ist ein flimmerndes Herz ein Bild des Elends. Seit ich vor Jahrzehnten bei den ersten Herzoperationen dabei sein durfte, gibt es mir jedes Mal einen Stich, wenn ein Herz flimmert. Es sieht so jämmerlich aus und zum Erbarmen; ein sterbendes Wesen, das in seinen letzten Zuckungen liegt. Natürlich weiß ich, dass das Herz kein Lebewesen ist, aber irgendwie ist es doch eines. Es erinnert mich an einen Vogel, der an eine Fensterscheibe geflogen ist und zuckend verendet. Die unvergleichliche Ästhetik der Bewegung des Herzens und seine natürliche Kraft liegen darnieder. Bei dieser Operation gehört die Stilllegung des Herzens jedoch zum unvermeidlichen Ablauf und letztlich auch Erfolg. Ich lasse mir die große Aortenklemme geben und setze das zirka fünfundzwanzig Zentimeter lange Instrument mit größter Sorgfalt und aller Vorsicht langsam über die Aorta. Millimeter für Millimeter schließe ich sie, bis mir ein feines Klicken verrät, dass sie arretiert ist. Jede Wurst hat zwei Enden. Die Klemme sitzt in der Mitte der Wurst. Die Seite, an der sich das Herz anschließt, ist nunmehr nicht mehr durchblutet. Einschließlich des Herzens.

Ab jetzt arbeiten wir noch härter gegen die Zeit. Auch bei so tiefen Temperaturen sollte die Dauer, in der das Herz nicht mehr durchblutet ist, möglichst unter neunzig Minuten bleiben, damit der Herzmuskel keinen Schaden nimmt. Mit einem Skalpell eröffne ich die herznahe Aorta und blicke erstmals in ihr Inneres. Die ehemals babyglatte Oberfläche der innersten Wandschicht ist zerklüftet wie ein steiniger Kartoffelacker. Fast zentimeterhohe Kalkauflagerungen zerfurchen die wichtigste Lebensader. Der Einriss ist gut zu sehen, hier hängt die innerste Schicht, das Endothel, herab wie eine abfallende Tapete in einem sanierungsbedürftigen Haus. Haltenähte werden angelegt, denn es ist wichtig, die Übersicht zu bewahren und jeden Winkel genau einsehen zu können. Der Riss endet eineinhalb Zentimeter über den Herzkranzarterien, und auch die Aortenklappe ist nicht betroffen. Man könnte sagen, der Patient hat Glück gehabt. Doch wird sein Herz ihm treu bleiben? Mit speziellen Kanülen bringen wir eine Mischung aus Blut und Kalium in die Herzkranzgefäße ein. Das Herz hört auf zu zucken und zu flimmern. Ein erwünschter Herzstillstand ist eingetreten. In diesem Zustand benötigt das Herz am wenigsten Energie und Sauerstoff. Beides steht im Augenblick nicht zur Verfügung. Das Herz muss die Luft an- und durchhalten.

An einem Ende der Wurst wird es reichen, ein neues Rohr anzunähen. Ich messe die passende Größe für eine Rohrprothese aus. Das Gewebe, an das die Prothese angenäht werden soll, ist brüchig wie feuchtes Klopapier, und ich nähe zunächst rundherum Filzringe zur Verstärkung ein. Diese Art von Schneiderei kenne ich von meiner Mutter. Sie musste früher immer Verstärkungen aus festem Stoff in meine zerrissenen Hosen einnähen, damit ihre Flicken hielten. Undichte Nähte führen zu den übelsten Komplikationen. Aber ob alles wirklich dicht ist, werde ich erst nach vielen Stunden Operation wissen. Ich nähe mit allergrößter Sorgfalt und Konzentration. Jeder noch so kleine Riss, jeder minimal zu große Abstand von einem Nadelstich zum nächsten kann zu einem reißenden Leck werden. Die Naht gelingt, und wir nähern uns dem Epizentrum der Operation. Die Körpertemperatur des Patienten beträgt achtzehn Grad. Sein Kopf liegt in Eis gebettet, um das Gehirn zu schützen.

»Kopf tief, Sauger bereit, Maschine steht«, sage ich. Und diesmal spreche ich wirklich im Kommandoton. Der Patient hat keinen Kreislauf mehr, auch die Rotationspumpen der Herz-Lungen-Maschine stehen still. Damit keine Luft in die Kopfgefäße eindringt, wird der Kopf abgesenkt. Man könnte diesen Zustand auch als klinischen

Tod bezeichnen. Jetzt muss alles klappen, keine Minute, am besten keine Sekunde darf verschwendet werden. Der totale Kreislaufstillstand sollte maximal fünfundvierzig Minuten dauern, damit das Gehirn keine Schäden nimmt. Diese Operationstechnik ist ohnehin nur möglich, weil der Sauerstoffbedarf des Gehirns bei achtzehn Grad sehr gering ist. Deshalb überleben auch manchmal Verunglückte im eiskalten Wasser. Aufgrund ihrer starken Unterkühlung sind sie nicht hirntot, und das Herz kann seine Arbeit wiederaufnehmen.

Ich öffne die Aortenklemme und blicke in den Teil der Aorta, der zum Gehirn führt – das andere Ende der Wurst. Tiefer kann man in einen Menschen nicht hineinsehen. Im OP ist es sehr still. Wenn ich bei anderen Operationen in ein ruhendes Herz schaue, hat der Patient in der Regel noch einen Kreislauf. Dieser nicht. Seine Verbindung zum Leben ist – hoffentlich nur vorübergehend – stillgelegt. Das Team und der Patient beschreiten einen Pfad durch das Niemandsland zwischen Leben und Tod.

Akribisch inspizieren wir die Aorta von innen und ihre Abzweigungen in die Hirnarterien, einen der wichtigsten Knotenpunkte des menschlichen Blutgefäßsystems. Dreißig Prozent seines Blutvolumens überlässt das Herz dem Gehirn, obwohl dies nur zwei Prozent der Körpermasse ausmacht. Unser Hochleistungsrechner und Serverraum würde ohne diese massive Energiesubvention aus dem Herzen sofort zusammenbrechen. Unter normalen Umständen teilt das Gehirn dem Herzen fortlaufend mit, wie viel Blut und Sauerstoff es braucht, und die Pumpleistung des Herzens spielt bei der Aufrechterhaltung dieses speziellen Gehirnkreislaufes natürlich eine wesentliche Rolle ((10)).

Selbst wenn es ihm nicht gut geht, im Schock und bei massiven Schädigungen versucht das Herz die Durchblutung bis zuletzt aufrechtzuerhalten, auch wenn das auf Kosten der Haut und anderer Organe geht. Wenn es so etwas wie selbstlose Liebe gibt, dann kommt das ziemlich nah dran.

Der Aortenbogen sieht besser aus, als ich befürchtet habe. Es ist kein weiterer Einriss zu erkennen. Die Verbindungen zum Gehirn müssen also nicht gesondert repariert und implantiert werden. Ich entferne das erkrankte Aortengewebe so weit wie möglich und verstärke den Rest mit Filzstreifen. Sorgfältig nehme ich mehrfach Maß und schneide das Prothesenende passend zu. Die Prothese sollte hinterher keinesfalls zu kurz sein, aber auch nicht knicken. Wieder werden Filzstreifen angebracht und die Prothese nun auch an der Kopfseite mit allerhöchster Achtsamkeit angenäht. Um das Gehirn noch besser zu schützen, wird parallel über spezielle Kanülen sauerstoffreiches Blut hineingepumpt. Vor Fertigstellung der Naht muss das gesamte System aufs Sorgfältigste entlüftet werden, um Herz- und Hirnschäden durch Lufteinschlüsse zu vermeiden.

Parallel wird die Herz-Lungen-Maschine langsam gestartet und die Aortenklemme geöffnet. Das ist ein entscheidender Moment, denn nun zeigt sich, ob die Nähte dicht sind oder ob grobe Blutungen vorliegen. Das Blut des Patienten ist zu diesem Zeitpunkt des Eingriffs schwer geschädigt. Seine Substanz erinnert an Leitungswasser, es gibt nicht die geringste Gerinnung, es tropft und leckt an allen Enden. Man muss darauf vertrauen, dass es mit Einsetzen der Blutgerinnung besser wird. Aber das kann dauern.

Wir operieren nun seit drei Stunden, und es wird mindestens noch einmal so lange dauern. Wir beginnen mit der Wiedererwärmung des Patienten. In etwa einer Stunde wird er seine ursprüngliche Körpertemperatur von sechsunddreißig Grad erreicht haben. Im Moment gibt es nichts vorzubereiten. Es ist vier Uhr nachts oder morgens, so genau weiß das jetzt keiner mehr, und wir warten. Alle sind erschöpft, die Gesichter grau, die Augen rot geädert. Eine bleierne Müdigkeit klebt an der Decke und will sich herabsenken. Ich bitte meinen Assistenten, einen Kaffee trinken zu gehen, und blicke stumpf auf die Temperaturanzeige, die sich quälend langsam nach oben schiebt. Das Herz hat wieder zu flimmern begonnen und wird bei achtundzwanzig Grad defibrilliert. Dazu werden zwei Metalllöffel, die aussehen wie Salatbesteck, an das Herz gehalten und ein Stromstoß abgegeben. Das Herz zuckt kurz und flimmert weiter. Wir versuchen es noch einmal. Nichts. Aller guten Dinge sind drei – das Herz schlägt wieder. Und obwohl wir alle ziemlich am Ende sind, freuen wir uns recht munter. Auf einmal sind wir wieder wach. Das schlagende Herz des Patienten, auch wenn es ein wenig desorientiert zu sein scheint, aber das ist meine Interpretation, steckt uns an mit Lebenskraft. Es gibt nichts Schöneres als ein schlagendes Herz. Nach all den Jahren bin ich immer noch und immer wieder zutiefst gerührt. Und außerdem ist es ein verdammtes Wunder. Ich liebe es, das so hautnah erleben zu dürfen.

Leise Gespräche beginnen, jemand erzählt einen Witz. Wir wissen nicht, ob der Patient die Operation überstehen wird, und wenn ja, mit welchen Schäden. Aber sein Herz schlägt, das ist doch ein guter Beginn. Und es schlägt nicht einmal schlecht, will heißen, es hat einen guten Beat. Es scheint sich mit uns zu freuen.

Die rothaarige Anästhesistin knallt ihren Metallhocker vor den Tisch, steigt hinauf und betrachtet kritisch das Operationsergebnis. Das grüne Tuch, das den Patienten vom Operationsfeld trennt, bezeichnet sie als »Blut-Hirn-Schranke«. Der Saal amüsiert sich. Dennoch, wir haben ein Blutbad hinterlassen. Und das stellt die Anästhesistin geradezu grandios untertrieben auch fest: »Ist noch bieschen feucht. Habe schon EK, FFP und TK bereit. Sagst mir, wann ich geben soll.« Blut- und Gerinnungsprodukte, die von hilfsbereiten Menschen gespendet wurden, wie zum Beispiel rote Blutkörperchen, Plasma und Blutplättchen, wird der Patient in der Tat in rauen Mengen brauchen.

Wir nähen die Schrittmacherkabel auf und entwöhnen den Patienten von der Herz-Lungen-Maschine; das Herz arbeitet gut. Vereinzelt müssen weitere Nähte gesetzt werden an Lecklagen, die der zunehmende Blutdruck aufdeckt. Schließlich entfernen wir die Kanülen und vernähen die Löcher. Nach über sechs Stunden Operationszeit und der Gabe von vierzig Beuteln mit Blutprodukten ist die Gerinnung noch immer sehr eingeschränkt. Eine solche Operation ist auch eine Materialschlacht, die mehrere Säcke Klinikabfall produziert.

Wir haben getan, was wir konnten. Nun muss sich der Patient erholen. Wir lassen ihn offen, das heißt, der Brustkorb wird provisorisch mit sterilen Tüchern ausgestopft und einer selbstklebenden Folie verschlossen. Manchmal wiederholt man diese Prozedur über mehrere Tage – bis die eigene Gerinnung wiederhergestellt ist. Bis dahin verbleibt der Patient in kritischem Zustand auf der Intensivstation in Narkose.

Das blutende Herz

Ich war vielleicht acht Jahre alt und starrte fasziniert zum Altar. Wegen des Herzens begleitete ich meine Oma gern in die Wannenkapelle bei Roggenburg; zu Fuß waren das nur zehn Minuten. Das Herz gehörte zu Maria. Es war sehr rot, sehr fleischig, und sie trug es offenherzig in beiden Händen vor ihrem Dekolleté. Das Herz sah aus, als würde es ein Geheimnis bewahren, und ich fand es eklig. Aber eben auch faszinierend, und deshalb durchbohrte ich es förmlich mit meinen Blicken, während Oma neben mir in der Bank kniete und betete. Beim Nachhauseweg erzählte sie mir jedes Mal die gleiche Geschichte aus dem Dreißigjährigen Krieg. Oma erinnerte sich, als wäre sie dabei gewesen. Ihr Wir umfasste nicht nur ihre Familie, sondern zeitlos unser ganzes Dorf. Soldaten hatten geplündert und gebrandschatzt. Ein tapferer Pater, der letzte Überlebende, blieb als Bauer verkleidet im Kloster. »Doch am Wannenberg, wo heute die Kapelle steht«, Omas Stimme wurde leiser, »packten ihn die Soldaten und hängten ihn an einer Eiche auf.« Nun flüsterte sie voller Ehrfurcht: »Maria aber eilte ihm zur Hilfe und bewahrte ihn davor, dass ihn der Strick erdrosselte.«

Ich sah Maria vor mir. Mit wehendem Haar flog sie vom Himmel, vor ihrer Brust das rote fleischliche Herz. Heute wundere ich mich, dass diese fast schon geschlechtliche Darstellung einen Wallfahrtsort ziert. Auch die Religion birgt viele Geheimnisse.

Der Tod durch Erhängen beschäftigte mich als Junge stark. Bei Oma durfte ich Western kucken, und der Strick gehörte irgendwie dazu. Fast in jedem Film wurde einer an einem Baum, oft dem einzigen in der Prärie, aufgeknüpft. Aber dann wurde er in letzter Minute gerettet. Ich wusste, wer dahintersteckte, auch wenn sie ihre Boten in Gestalt von Indianern schickte. An Schlachttagen im Dorf freute ich mich auf das Herz, das aß ich am liebsten. Es kam frisch aus dem brodelnden Kessel und wurde zerteilt, und jeder, der vorne stand, ergatterte ein Stück.

Eines Tages schenkte mir meine Mutter ein Buch über Mariahilf in Pfaffenhofen. Da war sie wieder, die gute Maria, diesmal erschien sie einem frommen, verzweifelten Mädchen. War denn jeder gefährdet, von Maria heimgesucht zu werden? Ich wollte keine Marienerscheinung haben. Ich wollte kein fleischiges, rotes Herz dargeboten bekommen. Wenn mir eine Situation gefährlich erschien, kniff ich die Augen fest zusammen, damit ich Maria mit ihrem blutenden Herzen, wenn sie mich anflöge, nicht sehen müsste. Ich hatte richtig Angst davor. Am Claretinerkolleg, wo ich zur Schule ging, wurde die Madonna auch herzentblößt dargestellt, durchbohrt von ein paar Pfeilen. Manchmal hatte sie nur einen roten Fleck auf der Brust, das war mir angenehmer. Die Gemeinschaft der Mönche nennt sich »Söhne des unbefleckten Herzens der seligen Jungfrau Maria«. Barbusig, barherzig, barmherzig. Claret, der Namensgeber, war Missionar in Kuba. Bereits

500 Jahre früher haben in Mittelamerika spanische Eroberer brutal die Azteken niedergemetzelt. Diese hatten auch seltsame Sitten: Sie schnitten menschlichen Opfern bei lebendigem Leibe das Herz heraus und hielten es, noch schlagend, ihrem Sonnengott entgegen. Sie haben über erstaunliche chirurgische Fähigkeiten verfügt, denn ein Herz so schnell herauszuholen, dass es nach der gewaltsamen Explantation noch schlägt, ist nicht so einfach. Vor allem kann man dazu nicht langwierig den Brustkorb eröffnen. Deshalb durchtrennten die Azteken mit einem Schnitt Haut und Muskeln am linken Rippenbogens und griffen sich das Herz von unten. Es musste rasch gehen. Dann kann das Herz tatsächlich eine kurze Weile ohne Gehirn und ohne Körper schlagen. Es ist autonom, wie ich seit meiner Kindheit weiß.

Meine Oma wohnte auf einem Bauernhof. Ihre Hühner liefen frei herum. Abends durften wir Kinder Eier suchen. Ich wurde oft fündig in der Scheune hinter den Dieselfässern von Opas Traktor. Wir liebten es auch, die Hühner zu jagen, allerdings erwischten wir nie eins, immer nur fast. Oma schon. Mit einem schnellen Griff packte sie ihr Opfer, legte es auf den Hackstock und trennte den Kopf mit einem Beil vom Rumpf. Einmal hielt sie das Huhn am Kopf fest statt am Rumpf und schaute mit dem Kopf in der Hand dem Huhn nach, das wegrannte. Es schaffte es tatsächlich noch bis zum Gemüsegarten. Das hat mich schwer beeindruckt, und noch lange habe ich bei dem Wort kopflos an dieses Huhn gedacht. Ohne Kopf kommt man nicht weit. Aber ohne Herz auch nicht.

Das kopflose Huhn starb und wurde am Sonntag verspeist. Das war völlig natürlich für mich. Ich hatte keine Angst davor, anders als vor den maliziös geschürten Ängsten durch abergläubische Marienerscheinungen. Die wahre Natur des Herzens und wieso das Huhn ohne Kopf noch rennen konnte, das interessierte mich. Ich glaube nicht, dass ich mir als Kind jemals vornahm, Maria und den anderen Madonnen mit einer Herz-OP zu helfen oder ihren eröffneten Brustkorb zu verschließen. Ich studierte Medizin, und in meiner Promotion beschäftigte ich mich mit multimedialen Patientensimulationen von herzkranken Patienten, die dann als eine der ersten Multimedia-CDs erschien. Die Verbindung von Technik und Medizin faszinierte mich sehr, zu meiner Studentenzeit kamen die ersten Computer auf den Markt; mein Atari und ich waren ein Herz und eine Seele. Nach einiger Zeit am Deutschen Herzzentrum Berlin merkte ich, dass ich als Kardiologe nicht glücklich werden würde, wenngleich ich viel mit Technik und Computersimulationen beschäftigt wäre. Ich wollte an das richtige, an das echte Herz. Über eine Station in München an der Allgemeinchirurgie gelangte ich schließlich an mein Ziel: eine Anstellung als Assistenzarzt in der Herzchirurgie.

An verschiedenen Stationen meiner beruflichen Laufbahn konzentrierte ich mich auf meine Kernkompetenz, die Chirurgie, und wurde immer besser, was ich daran merkte, dass meine Operationen komplexer wurden. Man vertraute mir nun auch die schwierigen Fälle an, die von vornherein sehr riskant sind: Notfälle, ein hohes Patientenalter, viele Begleiterkrankungen, Zustand nach Schlaganfall oder eben Patienten mit schlechter Pumpfunktion.

Jahrelang sah ich das Herz, wie wahrscheinlich die meisten Herzchirurgen, ausschließlich als Pumpe, die Probleme macht. Gewiss, an der Pumpe hingen Patienten dran, doch im OP nahm ich vor allem das orangefarbene Rechteck des desinfizierten Brustkorbes wahr, von sterilen grünen Tüchern umrahmt. Mann, Frau? Egal. Hauptsache, ich reparierte die Pumpe. Wie sagte einer meiner Kollegen gern: Ich bin Herzchirurg, weil ich Patienten in Narkose bevorzuge.

Ich verstand ihn gut, denn so konnte man sich am besten auf die Arbeit konzentrieren. Den »Rest« konnten Psychologen oder andere Ärzte erledigen.

Ich kenne einen Pathologen, bei dem es noch eisiger klingt: Mir sind kalte Patienten lieber als warme. Damit ein Patient nicht auf dem Seziertisch landet, muss ein Herzchirurg lernen, auch in brenzligen Situationen eiskalt zu bleiben.

Doppelherzchirurg

Gespräche mit Angehörigen im Anschluss an sehr schwere Operationen waren mir unangenehm. Denn was sollte ich schon sagen. Der Patient lebte ja. Aber ob er überlebte, das würden die nächsten Tage zeigen. Mit der hochtechnisierten Medizin ist es möglich, fast jeden Patienten lebend aus dem OP zu fahren – notfalls mit einer speziellen Herz-Lungen-Maschine, die als ECMO (extrakorporale

Membranoxygenation) bezeichnet wird. Manche Herzen brauchen Zeit und erholen sich in den nächsten Tagen, viele Patienten versterben aber auch auf der Intensivstation. Jeder Patient wird einer bestimmten Risikogruppe zugeteilt. Ein Chirurg, der zu viele unangemessene Todesfälle »produziert«, was die bundesweit geführte Qualitätssicherung offenlegt, wird sehr schnell aus dem OP-Verkehr gezogen. So sitzt einem die Statistik im Nacken – und das ist auch gut so. Nackenschmerzen kann man übrigens auch beim Operieren bekommen. Die meisten Menschen haben keine Ahnung, wie körperlich anspruchsvoll der Beruf des Chirurgen ist. Man steht in einer leicht vorwärtsgeneigten Haltung manchmal sieben, acht Stunden am OP-Tisch. Ohne zu essen, zu trinken, vielleicht zur Toilette zu gehen. Man kann ja keinen Patienten mit offenem Brustkorb an der Herz-Lungen-Maschine liegen lassen, während man sich in der Kantine einen Rote-Bete-Smoothie bestellt. Man lernt seine Bedürfnisse zurückzustellen, und nach einiger Zeit hat man sich darauf konditioniert. Im OP gibt es Flüssigkeitszufuhr und Konserven lediglich für den Patienten.

Doch es lohnt sich. Millionen von Menschen wurde mit einer Herzoperation geholfen. Sie können ihr Leben wieder genießen, meistens geht es ihnen besser. Herzchirurgie ist trotz dieser großartigen Resultate ein herausfordernder Beruf – mit Mobbing im Umfeld, Demütigungen, Stress, hoher Verantwortung, Überstunden, Beschwerden, Sticheleien, unangenehmen Chefs, viel Bürokratie, Leistungsnachweisen und, ach ja: Patienten und Angehörigen. Mit Patienten habe ich jahrelang lieber gesprochen als mit Angehörigen. Beide wollen die Wahrheit wissen. Angehörige erhoffen oft noch »Wunder«, während Patienten manchmal intuitiv wissen, wie es um sie steht. Für die Wahrheit dankbar sind am Ende alle.

Es ist mir nie schwergefallen, einem Patienten in Ruhe und Klarheit von einer Operation abzuraten. Doch seit ich mein verlorenes Herz wiedergefunden habe, seit ich nicht nur Herzchirurg bin, sondern sozusagen Doppelherzchirurg, hat sich in diesen Gesprächen sehr viel für mich verändert, obwohl sie inhaltlich gleich geblieben sind. Ich beschönige nichts: »Sie haben keine Chance. Sie werden lange auf Intensivstation bleiben, und es wird Ihnen nicht gut gehen. Es ist mehr als fraglich, ob Sie je wieder nach Hause kommen, und dann werden Sie rund um die Uhr auf Hilfe angewiesen sein. Wenn Sie mein Vater wären. Oder meine Oma. Ich würde Ihnen nicht zu dieser Operation raten. Ich würde Ihnen empfehlen, Zeit mit Ihren Liebsten zu verbringen und zu regeln, was noch wichtig für Sie ist.«

Das sind anstrengende Gespräche, und sie sind sehr intensiv. Auch damit berühre ich die Herzen meiner Patienten. Ich eröffne keinen Brustkorb dazu, brauche keine Instrumente. Ich selbst muss mich allerdings ein Stück weiter öffnen als Mensch, anders als bei einer OP als Chirurg. Ich hatte das Glück, einige Vorbilder kennenzulernen, die mich bestärkten, die Wahrheit auszusprechen. Viele Faktoren spielen eine Rolle. Wenn ein Patient ein hohes OP-Risiko hat, er seine geringe Chance aber unbedingt nutzen möchte, kann man ihn auch operieren. Voraussetzung dafür ist allerdings, dass man vorher offen darüber gesprochen hat. Ich kann mich auch an Fälle erinnern, in denen ein sogenannter Hochrisikopatient, der kämpfte und motiviert war, die ersten dreißig Tage überlebt hat. Dreißig Tage sind in der Herzchirurgie ein wichtiger Marker. Danach weiß man, dass der erste große Berg geschafft ist. Doch oft dauert es noch ein Jahr und länger, ehe eine Herzoperation wirklich »verkraftet« ist – physisch und psychisch.

Das weise Herz

Eines Tages schenkte mir ein Patient ein Buch. Ich erhielt öfter kleine Aufmerksamkeiten von meinen Patienten – Blumen, eine Flasche Wein und auch Bücher, die meistens irgendetwas mit Dank und Herz zu tun hatten. An dieses Buch erinnere ich mich sehr gut. Es heißt »Das weise Herz« und ist von dem US-amerikanischen Psychologen und Weisheitslehrer Jack Kornfield geschrieben, der den Buddhismus wie kaum ein anderer im Westen bekannt gemacht hat. Solche Bücher las ich normalerweise nicht. Aber ich blätterte mal ein bisschen. Und las mich fest. Was waren denn das für seltsame, faszinierende, interessante Gedanken! Alle drehten sich um das Herz, das hier nicht blutete oder Sauerstoff brauchte oder an die Herz-Lungen-Maschine angeschlossen werden musste, nein, es war weise. Als wäre es mehr als eine Pumpe. Als würde in ihm irgendetwas entspringen, Liebe und Mitgefühl, Herzqualitäten, wie es hieß. Die beschränkten sich für mich bis zu diesem Zeitpunkt auf Werte wie Pumpfunktion und Blutdruck.

Das Buch weckte etwas in mir. Ich wollte mehr wissen und meldete mich zu einem Workshop mit Meditation an. Wir waren ein gutes Dutzend, mehr Frauen als Männer, und saßen in einem hellen Raum auf dem Boden. Es roch nach Räucherstäbchen, und wir tranken Tee. Wie an meinem Arbeitsplatz wurde sehr viel über das Herz gesprochen, doch in einer mir bis dahin unbekannten Art und Weise. Ich hatte keine Ahnung, welcher Fachrichtung diese Spezialisten angehörten.

Die Leiterin der Runde bat uns, die Herzen zu öffnen.

Ich dachte: Wie, ohne Anästhesie?

Wir sollten in das Herz hineinatmen.

Ohne Tubus?

Wir sollten unser Herz fühlen.

Fühlen? Das Herz? Also meines? Ich strengte mich an und merkte, dass ich Hunger hatte. Was sollte ich auch sonst fühlen?

Die anderen im Kreis um mich herum schienen viel zu fühlen, wie ich ihren Gesichtern entnahm, sie sahen aus, als hätten sie einen Milliliter Diazepam intravenös erhalten. Ich hingegen war nüchtern. Und eben hungrig, wie ich im Oberbauch merkte. Aber auch neugierig. Denn obwohl wir alle die gleiche Sprache verwendeten, wusste ich nicht, was sie meinten. Dabei war ich Herzchirurg. Ich war hier der Spezialist. Tausende von Herzen waren durch meine Hände gegangen.

Am Ende sollte jeder sagen, wie er sich fühlte.

Ich bin jetzt sehr berührt, hörte ich. Und: Ich fühle mich sehr verbunden. Oder: Ich bin in Kontakt mit einer großen Trauer. Ich bin in Kontakt mit meinem verlassenen Kind.

Nun, ich war auch in Kontakt. Mit Wahnsinnigen, wie mir schien. Ich behandelte den Fall als unheilbar und sagte die Wahrheit, als ich an der Reihe war: »Ich habe Hunger.«

»Das ist ein gutes Zeichen«, entgegnete die Leiterin, nicht die Bohne provoziert, Wärme im Blick.

Und in diesem Augenblick erkannte ich es selbst: Ich hatte Hunger nach der Wahrheit in der Pumpe. Das war es, was mich seit Monaten umhertrieb. So ist es ja oft, im Leben. Veränderungen passieren nicht schlagartig, sondern kündigen sich an, nicht selten lang bevor man sie selbst formulieren kann. Und plötzlich weiß man es. Weil man es fühlt. Weil das Herz sich gemeldet hat.

Schlag auf Schlag

Manchmal beginnt es mit einem Zahnarztbesuch. Oder mit einer Grippe. Bakterien siedeln sich gern auf Herzklappen an, und nicht selten führen sie zu einer schweren Herzklappenentzündung. Sie können die Herzklappe vollständig zerstören, was eine Operation erforderlich macht. Aber auch andere Ursachen können zu Herzklappenentzündungen führen. Ein junger Mann hatte sich die Brustwarzen piercen lassen, sie hatten sich entzündet. Bakterien wanderten in die Blutbahn und befielen eine Herzklappe. Nun war er auf der Intensivstation gelandet.

An diesem Tag hatte ich bereits zwei komplizierte Operationen hinter mir. Einmal Kunstherz, einmal Bypass. Eigentlich Routine, und dem Bypass-Patienten ging es hervorragend. Doch der Patient, dem ich eine künstliche Turbine implantiert hatte, blutete stark nach. Das ist nicht ungewöhnlich. Herzoperationen gehören zu den blutigsten, die es gibt, weil das Blut ungerinnbar gemacht wird, da es sonst in der Herz-Lungen-Maschine gerinnen würde. Das meiste Blut wird jedoch nicht verloren, sondern aufgefangen, gereinigt und in den Patienten zurückinfundiert.

Am späten Nachmittag, ich hatte mich gerade das erste Mal an diesem Arbeitstag hingesetzt, um eine Kleinigkeit zu essen, piepste mich die Intensivstation an. Der Kunstherzpatient blutete weiter. Die Kollegen waren noch unsicher, ob es sich um eine Gerinnungsstörung oder eine chirurgische Störung handelte. Bei Letzterer würde ich erneut operieren müssen. Eine Gerinnungsstörung bekommt man auch mit Blutkonserven und Gerinnungshemmer in den Griff. Gleichzeitig rief eine Assistenzärztin an und sagte mir, dass die Angehörigen des Patienten, dem ich das Kunstherz implantiert hatte, völlig aufgelöst auf mich warteten. Fünf Stück, und die hochschwangere Ehefrau sei völlig am Ende. Sie wolle wissen, wie die Operation verlaufen sei.

Im Moment konnte ich ihr nur sagen, dass die Pumpe lief. Dass ihr Mann stark geblutet hatte und man den weiteren Verlauf abwarten müsste. Ich wäre dem Gespräch gern aus dem Weg gegangen, doch auch das gehörte zu meinen Aufgaben. Unterwegs zu den Angehörigen erreichte mich erneut ein Anruf von der Intensivstation. Der Zustand des Patienten mit der Herzklappenentzündung nach Piercing hatte sich rapide verschlechtert. Es stand zu befürchten, dass er das Wochenende nicht überleben würde. Ich beschloss, mich als Erstes um ihn zu kümmern.

»Der Nippelpiercer liegt auf der 5«, wies mir eine Krankenschwester den Weg. Was niedlich klingen mag, war alles andere als lustig. Es ging dem Patienten sehr schlecht, er litt an einer Sepsis, eine Operation war unausweichlich und sehr gefährlich. Und es musste schnell gehen.

Habe ich schon erwähnt, dass es Freitag war? Freitagnachmittag, ganz typisch, werden oft noch kritisch kranke Patienten in die Herzchirurgie verlegt, weil Kollegen anderer Fachabteilungen befürchten, dass ihre Patienten das Wochenende sonst nicht überstehen. Man sagt dann schon mal »Der geht uns sonst in die Grütze.« Ich weiß nicht, woher der Ausdruck kommt, jedenfalls möchte ich nicht schuld daran sein, wenn dieser Fall eintritt. Als Herzchirurg habe ich genug Tote gesehen, es kann sein, dass man eine etwas seltsame Art entwickelt, das muss man ja verarbeiten, und Humor hilft. Irgendwie. Oder Zynismus. Wir treten an, Leben zu retten, und wir ringen bis zum Letzten um jeden Patienten, auch wenn wir ihn nicht kennen, ja vielleicht nicht einmal mit ihm gesprochen haben vor der Operation. Diesen Patienten lernte ich nun aber persönlich kennen, und ich habe ihn nie wieder vergessen.

Der Nippelpiercer

Das Piercingopfer sah trotz seiner Schwäche aus wie ein Surfer. Lange, blonde Haare, sehr weiße Zähne, ein Lächeln, das, wäre er gesund gewesen, sicher sämtliche Krankenschwestern und einige Pfleger entzückt hätte. Nun war die Farbe aus seinem Gesicht gewichen, es war grau, die Augen weit in ihre Höhlen zurückgetreten. In seinem jetzigen Zustand konnte er einem nur leidtun. Ein Kollege erklärte mir kurz, dass es trotz der intensiven Antibiotikatherapie zuerst durch den Hausarzt und auch in der Klinik zu keiner Besserung gekommen sei. Im Ultraschall habe man eine Mitralklappenentzündung festgestellt. Auf den Segelklappen der Mitralklappe erkannte ich warzenförmige Auflagerungen von zerstörtem Klappengewebe und Bakterien. Sie konnten jederzeit abfliegen, im Gehirn landen und einen Schlaganfall verursachen. So kann das Herz das Gehirn in Mitleidenschaft ziehen. Die Klappe war teilweise zerstört und undicht, Blut floss zurück in die Lunge. Sie stand voller Wasser. Das hörte ich auch. Der junge Mann keuchte und rang nach Luft, wollte aber die Atemmaske nicht aufsetzen, während er mit mir sprach, ja, er versuchte sogar zu lächeln.

Der Patient musste sofort operiert werden. Auch wenn Freitag war. Und ich müde. Es konnte ein schwerer Eingriff werden. Das Herzgewebe ist häufig entzündet, und die Verankerungen für die neue Klappe müssen mit Perikardflicken erst aufgebaut werden. Warum musste er sich auch piercen lassen?!

Zum Glück war er keine junge Frau. Ich konnte ihm eine sogenannte Kunstklappe aus Kohlenstoff oder Titan einsetzen. Die würde er, wenn alles ideal verlief, lebenslänglich behalten. Eine künstliche Herzklappe ist ein Fremdkörper, das Blut gerinnt an dessen Oberfläche, und das führt zu Schlaganfällen, wenn die Gerinnsel absprengen. Daher muss so ein Patient für den Rest seines Lebens Blutverdünner einnehmen. Eine Frau unter medikamentöser Blutverdünnung sollte nicht schwanger werden; es würde die Gefahr bestehen, bei der Geburt zu verbluten. Deshalb würde man ihr eine sogenannte biologische Herzklappe aus Schweine- oder Rindergewebe einsetzen und sie später gegen eine Kunstklappe tauschen. Auch bei älteren Patienten beiderlei Geschlechts wählt man eine biologische Klappe, denn sie sind verletzungsgefährdeter, zum Beispiel bei Stürzen, und neigen eher dazu, ihre Medikamente zu vergessen, und das kann zu großen Komplikationen führen. Außerdem halten biologische Klappen bei älteren Patienten wesentlich länger als bei Jungen, denn bei jungen, aktiven Menschen werden sie mechanisch stärker beansprucht. Trotz aller Versuche ist es der Medizintechnik bisher leider nicht gelungen, die ideale Herzklappe zu konstruieren. Eine, die so perfekt arbeitet wie die von Mutter Natur. Jeder Klappenersatz hat Vor- und Nachteile.

Ich erklärte dem Patienten: »Sie haben eine Entzündung an der Herzklappe. Das ist lebensbedrohlich. Wir müssen operieren. Es ist eine gefährliche Operation, aber Sie haben keine Wahl, wenn Sie diese Krankheit überleben wollen. Sind Sie mit der Operation einverstanden?«, sagte ich meinen üblichen Text.

Der junge Mann schaute mich nur an. Ich las Unverständnis in seinen Augen und Angst. Ich blickte auf die Uhr an der Wand. In einer Stunde würde das Not-OP-Team beginnen. Aber die hatten bereits einen Fall. Ein Königreich für eine Tasse Kaffee. Der junge Mann sagte noch immer nichts. Vielleicht glaubte er, er würde träumen. Wer rechnet schon mit so was. Kerngesund und dann eine Herz-OP aus heiterem Himmel. Auch ich schien zu träumen, denn ich tat etwas, das mir völlig fremd war. Ich ergriff die heiße, kraftlose Hand des jungen Mannes, die schwach auf der Bettdecke lag. So etwas hatte ich noch nie getan. Ich fasste Herzen an, keine Hände. Jetzt veränderte sich sein Blick. Er suchte eine Antwort. Ich schwieg und nahm seine Frage tief in mir auf. Sie wanderte durch meine Augen in … mein Herz.

Und mein Herz begann zu sprechen. »An Ihrer Stelle

hätte ich jetzt auch Angst«, sagte ich. »Eine schwere Operation steht Ihnen bevor. Aber Sie sind ein junger und kräftiger Mensch, und Ihr Herz will leben. Jedes Herz will leben. Ihr Herz wird das Beste geben, und ich gebe mein Bestes, und zusammen schaffen wir das, okay?«

Ich las das Ja in den Augen des Patienten, ehe er es aussprach. Und obwohl das alles war, was ich ursprünglich von ihm wissen wollte, blieb ich sitzen. Obwohl ich noch einiges vorzubereiten hatte. Obwohl ich noch immer keinen Kaffee getrunken hatte. Ich blieb sitzen und hielt seine feuchte, fiebrige Hand, und wenn die Leiterin der gestrigen Runde mich in diesem Moment gebeten hätte, mein Herz zu spüren, hätte ich nicht vergeblich suchen müssen. Mein Herz war erwacht.

Herzgespinste

Ich hatte noch nie Angst, einen Herzinfarkt zu erleiden. Überhaupt gehöre ich nicht zu den Medizinern, die im Studium jede Krankheit am eigenen Leib zu spüren glauben. Doch nun hatte ich ein Ziehen in der Brust. Es war kein Schmerz, wie ihn Patienten bei einem Herzinfarkt beschreiben. Ich empfand auch kein Reißen, eher einen Ruf. Woher kam er, und wo zog er mich hin? Sicher war nur, dass etwas in meinem Leben nicht mehr stimmte, etwas hatte sich verändert, aber was? Denn von außen betrachtet war alles in Ordnung. Ich liebte meinen Beruf. Ich liebte es zu operieren. Ich liebte meine Frau und meine Kinder, wir lebten in einem schönen Haus, es ging uns allen gut. In meiner Freizeit segelte ich, ich kochte sehr gern und las, weniger als mir lieb war, denn es mangelte an Zeit. Alles in allem war mein Leben reich und ausgefüllt; und ich hatte das Gefühl, dass mir das zustünde, schließlich hatte ich hart dafür gearbeitet. Um an meine Position zu gelangen, muss man jahrelang dienen und viel ertragen, viel schlucken von den Göttern in Weiß, die das Zepter Skalpell in der Hand halten. Und man weiß nie, ob man eines Tages aufgenommen wird in diesen strahlenden Kreis. Es gibt keine Garantie dafür, dass man es schafft. Man muss auch für sich selbst herausfinden, ob man diesem Beruf gewachsen ist, die Verantwortung aushält, über die haptischen Fähigkeiten verfügt. Zudem muss man einen Herzchirurgen kennen, der einen unter seine Fittiche nimmt, der an einen glaubt. Die ersten fünf Jahre, wenn man sie überhaupt durchhält, spielen sich im Bereich der Hoffnung ab. Und da die Herzchirurgie sehr personalintensiv ist, gibt es Assistenzärzte zuhauf. Man kann sich ausrechnen, wie lange es dauert, wenn zehn Kollegen vor einem an der Reihe sind, und wenn jeder fünf Jahre braucht ... dann wird das nichts mehr. Doch in der langen Wartezeit liegt auch eine Chance, denn vielen fehlt das Stehvermögen, oder sollte ich sagen, die Leidensfähigkeit? Sie brechen die Ausbildung ab. Man braucht einen eisernen Willen, und je weniger man sich selbst und seine eigenen Bedürfnisse spürt, umso einfacher ist es. Mit Durchhaltevermögen kann man sich auch seinem Chef empfehlen, der einen anfangs womöglich nicht mal mit Namen kennt. Aber dann darf man mal Beine zunähen – nach der Entnahme der Venen für den Bypass. Manche nähen jahrelang Beine zu. Und man weiß nicht, ob es dabei bleiben wird oder ob man doch irgendwann mal ans Allerheiligste, das Herz, darf. Von Vorteil ist es, dem Chef nie zu widersprechen. Alles immer perfekt zu erledigen. Keinen Wochenenddienst zurückzuweisen. Und wenn am Freitagabend der Chef fragt, ob man noch ein bisschen Zeit hat, dann sagt man nicht, dass man seit zwei Tagen ununterbrochen im Haus ist und heute die Mutter Geburtstag hat, sondern: ja, gern. An einer Universitätsklinik wird zudem ganz klar erwartet, in seiner Freizeit Forschungsanträge und wissenschaftliche Publikationen zu schreiben. Das mehrt die Reputation der Abteilung. Irgendwann merkt der Chef, hoffentlich!, dass man es ernst meint. Dann ist man ein guter Assistent, kein Niemand mehr. Vielleicht wird man sogar mit Namen begrüßt. Und dann darf man mal den Brustkorb aufsägen. Das ist ein großer Vertrauensbeweis, wenn der Operateur einen eröffnen lässt. Und zunähen. Oder die Herz-Lungen-Maschine anschließen. Und so dient man weiter und wird härter, immer härter im Nehmen. Man kann sich schwören, später einmal nie ein solcher ungerechter Gott in Weiß zu werden. Doch wenn man sich den Thron erobert hat. Wenn man die Weihen erhalten hat, Herzen zu eröffnen ... wer ist man dann geworden? Meistens das gleiche vormals verhasste Exponat. Ist das unmenschlich oder nicht vielmehr allzu menschlich?

Der Druck, der auf Herzchirurgen lastet, ist gewaltig. In einer aktuellen Studie des Affenforschers Frans de Waal wurde das Verhalten von chirurgischen Teams im Operationssaal beobachtet. Zumeist war es kooperativ und freundlich, jedoch gab es in einigen Fällen auch schwere Konflikte mit verbaler Gewalt, vereinzelt flogen sogar Instrumente durch den Raum. Gerade bei langen Operationen, wie sie in der Herzchirurgie normal sind, nimmt der Stress drastisch zu, und die Wahrscheinlichkeit für Konflikte steigt. Waren überwiegend oder nur Männer im OP-Team, zeigten sich doppelt so hohe Konfliktraten wie bei männlich-weiblichen Teams. Van de Waals sieht durchaus Parallelen zu seinen Studien der Verhaltensbiologie konkurrierender Gorillas unter Stressbedingungen ((11)). Ärzte sind eben auch nur Menschen.

Wie gehe ich mit meinen Assistenzärzten um, fragte ich mich eines Tages und gleich darauf: Was ist denn das für eine Frage? Was war mit mir geschehen, seit ich die Hand des Nippelpiercers gehalten hatte? War ich kontaminiert mit Mitgefühl? Herzchirurgen sind cool und verlieren niemals die Kontrolle. Nie. Sie weinen nicht, auch nicht heimlich. Furchtlos durchkreuzen Herzchirurgen die Pläne der Götter. Und wenn sich das rächte? Wenn die Götter ohne weiße Weste zurückschlugen und einen Blitz sandten aus dem Defibrillator? Was dachte ich da nur für komisches Zeug? Stand ich vielleicht vor einem Burn-out? Was stimmte nicht mit mir? Und was stimmte nicht mit meinem Herzen? Dieses Ziehen, nein, es war kein Schmerz, es war ein Ruf.

Wohin sollte ich gehen? Und wie viel Zeit hatte ich? Bei einem Herzinfarkt wird es eng, da zählt jede Minute. Typisch ist der starke Schmerz im Brustraum, der in die Arme, den Rücken, den Bauch oder den Hals ausstrahlt. Jedenfalls bei Männern. Bei Frauen kann es auch ganz anders sein. Der Schmerz wird von ihnen nicht so gravierend empfunden, es kann »nur« ein Schmerz im Bereich der Arme oder Kiefer sein, begleitet oder auch nicht von Unwohlsein, Übelkeit, Erbrechen und Kurzatmigkeit. Daher werden ihre Symptome oft nicht so ernst genommen, irgendetwas mit dem Magen vielleicht? – und so geht kostbare Zeit verloren ((12)).

Es gibt aber auch den stummen Infarkt. Da merkt man nichts. Gar nichts. Lange nicht. Häufig fällt er als Zufallsbefund auf. So wie bei mir, als ich die Hand des jungen Mannes hielt. Das war mein Zufallsbefund. Diese Berührung hatte verknöcherte Kalkspangen von meinem gepanzerten Herzen gesprengt. In meinem Herzen und Gehirn waren verschiedene Stimmen zu hören, die ich nicht in *Einklang* brachte. Sie irrten wie Kalkablagerungen durch mein Innerstes. Und wenn ich Pech hatte, schoss mir etwas ins Gehirn, und ich hätte einen Schlaganfall, oder war es mir schon ins Gehirn geschossen? Und was waren das für Hirngespinste … Herzgespinste?

Der Infarkt

Beim Herzinfarkt wird eine Arterie akut verschlossen, und der Herzmuskel stirbt ab, es kommt zu Herzrhythmusstörungen. Häufig geht es mit lebensbedrohlichen Komplikationen einher. Sofortige Notfallmaßnahmen sind erforderlich, ein Metallröhrchen wird an die Stelle des Verschlusses gesetzt. Eine Arterie verkalkt nicht von jetzt auf gleich, das ist ein Prozess mit dem Namen Arteriosklerose, und dafür gibt es Risikofaktoren. Jeder kennt sie. Die bekanntesten sind hoher Blutdruck, Rauchen, Alkohol, Übergewicht, Bewegungsmangel, Stress. Der Volksmund nennt die Ablagerungen in den Arterien Verkalkungen, bei Ärzten heißen sie Plaques.

Viele Menschen überleben einen Herzinfarkt, und manchmal will es mir scheinen, er wird behandelt wie die Trophäe eines High Performers: Ich habe das Maximum erreicht, ich habe mir die volle Härte gegeben, ich hatte einen Herzinfarkt. Eine ähnliche Auszeichnung gebührt dem Burn-out-Patienten. Alle anderen sind Low Performer. Es kommt mir vor, als hätten sich die Blüten des Leistungswahnes seit meiner Kindheit verändert. Früher hatten die Frömmsten eine Erscheinung, heute die Härtesten einen Burn-out. Manche Berufe wirken prädestiniert für einen Herzinfarkt, so wie der Chirurg es traditionell am Kreuz hat, weil er so lang am OP-Tisch steht. Und sich zuvor lange beugen musste, ehe er die Chirurgenkrone aufgesetzt bekam.

Ab dem Moment des Verschlusses in einer der Adern, in denen der Herzinfarkt sich manifestiert, stirbt Gewebe ab. Es ist nicht gleich alles tot, es dauert einige Stunden, also am anatomischen Herzen.

Ja, sicher am anatomischen Herzen, was soll es denn sonst für ein Herz geben?

Das andere, sagte eine Stimme in mir.

Anscheinend war mir wirklich etwas ins Gehirn geschossen. Welches andere Herz? Hörte ich Stimmen?

Ja. Die deines Herzens.

Herzen sprechen nicht. Herzen sind Pumpen.

Und wenn nun das anatomische Herz für das Leben und das andere Herz ...

... welches andere ...

... wichtig für die Lebendigkeit wäre.

Quatsch. Dafür ist das Gehirn zuständig. Alles Wichtige passiert im Hirn, wissen wir doch. Wir fühlen im Hirn, es ist der Sitz des Bewusstseins.

Na, dann konnte ich ja ganz beruhigt sein. Dann hatte ich keinen Herz-, sondern einen Hirninfarkt. Oder einen Herzinfarkt ohne Herz?

Die Choreografie der Chirurgie

Eine Schwester klopfte an meine Tür und sagte mir: »Herr Dr. Friedl, Ihr Patient wird gerade abgewaschen.«

»Ich komme«, entgegnete ich.

Vor einer Herzklappen-OP werden Oberkörper und Beine des Patienten gründlich mit Desinfektionsmittel abgewaschen. Wieso die Beine? Im Verlauf der Operation könnte es in seltenen Fällen nötig werden, einen Bypass zu legen. Dafür würde eine Vene am Bein entnommen, und deshalb werden auch die Beine desinfiziert.

Ich verließ mein Büro und ging durch die Schleuse in den OP-Bereich. Ich näherte mich der Kathedrale der Klinik, und um mich herum schien es noch ein Grad kälter zu werden. Ich gab den Türcode ein.

Piep Piep Piep Piep.

Klack.

Ich betrat die andere Welt. Sie lag wie unter Wasser. Vielleicht ein U-Boot. Hinter mir fiel die Tür zu, und ich vergaß alles, was ich eben noch gedacht hatte. Mein Herz schwieg, und das hielt ich für eine notwendige Voraussetzung, einem anderen Herzen helfen zu können. Professionalität, Leistung, stahlhart und emotionslos.

Im Umkleideraum zog ich mich bis auf die Unterhose aus und verwahrte meine Sachen in meinem Spind. Im Ankleidebereich lag die grüne keimarme Wäsche bereit, meine Arbeitskleidung. Mit diesem Ritual legte ich den Panzer des Herzchirurgen an und ging weiter, vorbei an den Türen mit den Bullaugen der OP-Säle. Ich fühlte nichts mehr. Ich funktionierte. Das war wichtig, denn mein

Gegner war mächtig. Ich kämpfte mit dem Tod. In den Minuten vor der Operation fühle ich mich immer sehr einsam. Es gibt kein Netz und keinen doppelten Boden für den Patienten. Werde ich es gut machen, wird es gelingen, welche Komplikationen können auftreten?

Alles hing nun von mir ab. Die Verantwortung drückte schwer auf meine Schultern. Auch wenn es längst Routine war, ich durfte die Gefahr nie unterschätzen. Und niemand sollte mir anmerken, dass ich Angst hatte zu versagen. Ich konzentrierte mich auf die Bilder und Filme, die ich mir in meinem Zimmer eben noch angesehen hatte. Das Herz des Patienten aus allen Perspektiven, in Schwarzweiß und gelegentlich auch in Farbe, 3D, Pumpkapazität, Blutstrom, Lage der Aorta. Ich rief mir meine Strategie ins Gedächtnis. Wie genau wollte ich operieren? Welche Schwierigkeiten konnten auftauchen, wie sahen meine Gegenmaßnahmen aus? Welcher Assistent würde mich unterstützen, welche OP-Schwester? Konnte ich mich auf die beiden verlassen, wie gut kannte ich sie, was konnte ich ihnen zutrauen, dachten sie mit oder brauchten sie ständig Anweisungen? Ein Eingriff am Herzen erfordert vier Hände, mindestens. Allein konnte ich das Herz nicht operieren. Um dem Herzen zu helfen, braucht es ein Team.

Ich blickte durch das Bullauge meines OPs und sah, dass alles vorbereitet war. Der Patient lag abgewaschen und zugedeckt auf dem Tisch. Ich legte Mundschutz und Lupenbrille an. Fünf Minuten lang wusch ich meine Hände und Unterarme in drei Durchgängen mit Seife und Desinfektionsmittel. Eine Infektion bei einer Operation führt zu fürchterlichen Komplikationen. Die Patienten liegen monatelang mit offenem Brustbein auf der Intensivstation, weil die Wunden nicht heilen. Die korrekte gründliche Desinfektion bedeutet auch Respekt und Wertschätzung gegenüber dem Patienten. Ignaz Semmelweis, der Pionier der Hygiene an Krankenhäusern, wurde vor rund einhundertfünfzig Jahren wegen seiner hygienischen Anordnungen, die viele für übertrieben hielten, ausgelacht und für verrückt erklärt. Hätte man seine Erkenntnisse ernst genommen, wäre vielen Menschen viel Leid erspart geblieben. Aber damals wusste man noch nicht, dass Bakterien Krankheiten verursachen.

Jetzt war ich bereit. Die letzte Tür zum OP öffnete ich mit dem Fußschalter, damit ich nichts mehr anfasste, sie fiel lautlos hinter mir zu. Ich begrüßte die Anwesenden. Mit meinem Eintreten wurde es ruhig. Ich war dafür bekannt, dass ich eine konzentrierte Atmosphäre bevorzugte. Bei manchen meiner Kollegen wurden ständig Witzchen gerissen, es wurde auch mal durchgequatscht. Bei einem Kollegen aus Bayern, einem hervorragenden Operateur, wurde das Herz gern in Oktoberfeststimmung eröffnet, und so ging es weiter bis zum Zunähen. Ich würde so etwas nicht ertragen. Und da ich der Operateur bin, gebe ich den Ton vor. Es ist leise bei mir. Ich mag diese konzentrierte Stille, in der nur das Piepen des Pulsmonitors zu hören ist und das Blasen der Beatmungsmaschine, das Klirren von Instrumenten in der Nierenschale, das Surren des elektrischen Messers, das Atemanhalten und tiefe Ausatmen, wenn eine schwierige Etappe geschafft ist.

Die OP-Schwester kleidete mich an, hielt mir einen Kittel

vor, ich schlüpfte hinein. Eine zweite Schwester stellte sich hinter mich und reichte mir die Bändsel. Ich nahm sie, drehte mich in einer tausendmal getanzten Choreografie, knotete vorne zu und schlüpfte zum Schluss in die Handschuhe, die mir vorgehalten wurden. Nach ein paar Drehungen und Handgriffen war ich steril gekleidet. Mein Herz war ausgeschaltet, damit ich das Herz des Patienten operieren konnte. Musste das so sein? Könnte ich auch operieren, wenn es anders wäre, und wie ging das überhaupt, sein Herz einschalten? Und wie würde dieser Patient dies alles empfinden? Zu welcher Hälfte der Menschheit gehörte er? Wohnte sein Selbst im Herzen oder im Gehirn?

Die OP-Schwester reichte mir die Knochensäge. Ich schaltete sie an.

Die bunte Neuro-Show

Auf meiner Suche nach dem Herzen kreiste ich immer und immer wieder um dieselben Fragen – und das, obwohl die Herkunft von Gefühlen und Gedanken doch eigentlich geklärt war. Sie entstanden im Kopf, das hatten die Neurowissenschaftler mit ihren an moderne Gemälde erinnernden Bildern bewiesen. Und der Kopf, das Gehirn, ist die Schaltzentrale, der Boss. An unserem Gehirn hängt ein Körper, den es zu optimieren gilt, eine Art Roboter mit zentraler Gehirnsteuerung. An diese Sichtweise haben wir uns gewöhnt. Ist sie nicht wissenschaftlich up to date? Dagegen halten die vielen esoterischen Veröffentlichungen, die das Herz als Zentrum allwissender Liebe darstellen. Beide Arten, den Menschen zu sehen, konkurrieren miteinander. Dazwischen der Leser, die Leserin, die oft nicht wissen, ob sie ihr Körper sind oder einen haben, wer da eigentlich spricht, wenn sie Ich sagen, nur der Kopf oder auch das Herz, und wie ist das eigentlich mit der Seele? Nicht selten erlebt sich das sprechende Ich oder Selbst als getrennt vom Körper oder als dessen Oberaufseher ((13)). »Ich würde ja gerne dies und jenes machen, aber mein Körper macht mir einen Strich durch die Rechnung.« Allgemein herrscht der Irrglaube, wir stünden kurz davor, den Gehirncode zu entschlüsseln, und dazu tragen vor allem die schönen bunten Bilder aus den Gehirnen bei, die längst nicht mehr nur in Fachzeitschriften publiziert werden. Und wer weiß, vielleicht zeigen sich Menschen in der Zukunft nicht nur Ultraschallbilder ihrer ungeborenen Kinder, sondern auch ganz stolz ihre Gehirnscans.

In Ian McEwans Roman *Saturday*, der im Leben eines Neurochirurgen spielt, fand ich drei Sätze über das Gehirn, die meine Gedanken auf den Punkt brachten: »Trotz aller Fortschritte weiß man immer noch nicht, wie diese gut geschützte, knapp ein Kilo schwere Zellmasse tatsächlich Informationen kodiert, wie sie Erfahrungen speichert, Erinnerungen, Träume und Absichten. Doch selbst dann bleibt es ein Wunder, dass bloße feuchte Materie dieses strahlende Kino der Gedanken, Bilder, Töne und Berührungen hervorbringen kann. Ob je erklärt werden kann, wie Materie zu Bewusstsein wird?« ((14))

Die bildgebenden Verfahren in der Neurologie haben uns in die Lage versetzt, Farbbilder aus dem Gehirn zu fotografieren. Aber sind es tatsächlich Gefühle, Gedanken und Motivationen, die sie abbilden? Hirnforscher rufen begeistert »Hier!« und »Sehen Sie dort!«, als hätten sie Fahnen entdeckt, auf denen logisches Denken oder Liebe steht. In Wirklichkeit ist die Farbe im Gehirn keineswegs der direkte Nachweis von Nervenaktivität, was gerne mal verschwiegen wird. Es ist vielmehr der direkte Nachweis von sauerstoffreichem Blut, das aus dem Herzen angeliefert wird. In den Bildern der funktionellen Magnetresonanztomografie sieht man diesen Blutfluss als Farbe aufleuchten und folgert daraus, dass die Nervenzellen an dieser Stelle des Gehirns gerade feuern. Wenn wir Schmerzen haben, leuchtet es im »Schmerzzentrum«, und wenn wir starke Emotionen haben, im Zentrum der Gefühle. Das ist eine wunderbare wissenschaftliche Methode, die uns viel über die Funktion der Bauteile des Gehirns verraten hat. Häufig wird aus diesem »Leuchten« jedoch irrtümlich geschlossen, dass Emotionen oder Schmerz oder was auch immer an dieser Stelle »entstehen«.

Der Neuropsychologe Ernst Pöppel weist darauf hin, dass manche Hirnareale, wie zum Beispiel die Insula, in vielen verschiedenen Studien leuchten, je nachdem ob gerade »Emotionen, Körpergefühl, Aufmerksamkeit, Sex, Begierde, Zeitgefühl oder Schmerz« untersucht werden. Die bunten Bilder haben also nicht den Aussagewert, den viele uns glauben machen wollen. Die Methode ist unscharf, die ZEIT spricht in einem Artikel sogar von der »großen Neuroshow«. Vielmehr würde inneres Erleben an mehreren vernetzten »Gehirnorten« gleichzeitig realisiert ((15, 16)). Der Psychiater Thomas Fuchs sagt dazu: »Völlig unklar ist dabei, wie diese Teilfunktionen koordiniert und zu einem einheitlichen Bewusstsein integriert werden« ((17)).

Entsteht dieses Bewusstsein nur im Gehirn? Fuchs ist ein Vertreter des Embodyment. Nach dieser Theorie sind Gefühle und Bewusstsein im ganzen Körper zu Hause. Zu ihrer Entstehung braucht es einen Leib und die Kommunikation mit der Umwelt. Embodyment betrachtet den ganzen Menschen und nicht nur isoliert die Durchblutung von bestimmten Gehirnbauteilen. Durch seine Resonanz und Beweglichkeit fungiere der (ganze) Körper als Medium der emotionalen Wahrnehmung, der in permanentem Austausch mit der Umwelt steht ((18)).

Wenn Sie sich den Fuß an einer Türschwelle anschlagen, entsteht der Schmerz zunächst in der Zehe. Damit der Schmerz in Ihrem Inneren erlebbar wird, benötigen Sie einen Körper mit Herz, Nervenbahnen und Gehirn. Schmerz entsteht also nicht in Ihrem Gehirn, aber Ihr Gehirn weiß, wo es wehtut. Mit einer Vollnarkose kann man diesen Schmerz im Gehirn ausschalten. Man kann aber auch eine örtliche Betäubung an der Zehe vornehmen oder die Schmerzleitung auf Rückenmarksebene unterbrechen. Oder Sie begradigen die Türschwelle, bevor Ihr Fuß dran hängen bleibt.

Das Gehirn kann keinen Schmerz empfinden, es hat keine Schmerzrezeptoren. Auch Kopfschmerzen sind kein Beweis für die Schmerzempfindlichkeit des Gehirns, dahinter steckt häufig eine Reizung seiner Verpackung, also der Hirnhäute, die mit Schmerzrezeptoren ausgestattet sind. Das Gehirn ist auf seine Sinnesorgane angewiesen, die ihm Informationen über die irdische Welt liefern. Manche dieser Sinnesorgane sind schon lange bekannt, und ihre Signale werden unmittelbar zu bewusstem Erleben: der Tastsinn, die Haut, die Augen, die Ohren, das Gleichgewichtsorgan, die Nase und der Geschmack.

Aber wir haben auch Sinnesorgane in unserem Inneren, und dann fühlen wir zum Beispiel, wenn wir auf die Toilette müssen oder Hunger haben, weil der Blutzucker abfällt. Auch Thomas Fuchs ist der Ansicht, »[d]as Gehirn alleine empfindet gar nichts (…). Es sei immer die ganze Person, die wahrnimmt, überlegt, entscheidet, sich erinnert und so weiter, und nicht ein Neuron oder ein Cluster von Molekülen« ((15)).

Anders sehen das die Initiatoren des Human Brain Project. Sie vertreten die Auffassung, das Gehirn steuere unseren Körper, und bewusste Wahrnehmung entstehe exklusiv im Gehirn. Sie begannen 2013 mit dem Vorhaben, das menschliche Gehirn in Form eines Supercomputers mit einer Förderung von 1,2 Milliarden Euro nachzubauen. 2015 fiel die erste Bilanz eher enttäuschend aus: »Dicke Schädel, falsche Versprechen«, betitelte die *Süddeutsche Zeitung* die fehlenden Ergebnisse des Projektes. Der Professor für theoretische Neurowissenschaften, Andreas Herz, spricht gar von »Augenwischerei«. Mit Algorithmen aus der Informatik ließen sich Eigenschaften des echten Organes nicht nachbilden. »Eine 1:1-Simulation« sei definitiv nicht möglich ((19)).

Die klassischen Neurowissenschaften betrachten das Gehirn als eine Art Biocomputer und haben sich zweifellos große Verdienste erworben, dessen Bauteile zu erforschen. Erkrankt ein solches Gehirn-Bauteil oder wird es gar zerstört, ändert sich das Verhalten oder Empfinden der betroffenen Person.

Wenn man analog in einem PC oder Fernseher einen bestimmten Prozessor entfernt oder eine Platine kaputtmacht, wird sich das Bild verändern, der Bildschirm wird dunkel, oder die Informationsverarbeitung funktioniert nicht mehr richtig. Das ist unbestritten. Man kann daraus aber nicht schließen, dass die Information dort *entsteht*. Diese elektronischen Bauteile, wie auch die Bausteine unseres Gehirns, sind ein notwendiges Glied in einer Kette, um das Bild entstehen zu lassen. Die Informationen, der Code für den Inhalt des Bildes oder der Rechenleistung liegen in der Software. Und wenn wir noch weiter zurückgehen, liegt die Information im Gehirn des Programmierers der Software. Und wie kommt die Information in das Gehirn des Softwareentwicklers? Entsteht sie dort? Wenn wir einen Film sehen, wissen wir ganz genau, dass die Darsteller nicht im Fernseher sitzen, sondern gefilmt wurden; das Medium wird irgendwo bearbeitet und ausgestrahlt. Es braucht also Sender und Empfänger, Codierung und Decodierung sowie eine Reihe technischer Apparate und Bauteile, damit wir fernsehen können.

Kein Mensch wundert sich heute darüber, dass Informationen über drahtlose Netze und Mobiltelefone durch die Luft und sogar den Weltraum zu den Geräten »fliegen« und uns global vernetzen. Überträgt man dieses Prinzip der drahtlosen Kommunikation auf uns Menschen und spricht von Begriffen wie Gedankenübertragung, Intuition, Mitgefühl und Glauben, stehen wir mit einem Fuß im Bereich der Esoterik und verlassen den messbaren Raum und damit die wissenschaftliche Seriosität. Nach dem Motto, was man nicht messen kann, existiert auch nicht. Dem Astrophysiker Sir Arthur Eddington war diese Haltung schon vor hundert Jahren suspekt. Mit einem Augenzwinkern erklärt er diesen Messwahn und die Vorliebe für Definitionen, die die forschende Menschheit schon immer begleiten. Dafür verwendet er das Beispiel vom Fischefangen mit einem Netz. Wissenschaftler würden festlegen, per Definition fangen sie mit einem Netz Fische. Dann könne man aber fragen, was ist mit den kleinen Fischen, die durch die Maschen eures Netzes schlüpfen? Die wissenschaftliche korrekte Antwort lautet: Was ich mit meinem Netz nicht fangen kann, ist per definitionem kein Fisch ((20)).

Nicht alle machen es sich so einfach, aber die Tendenzen dazu sehe ich in unserer heutigen, ebenfalls stark auf das Messbare fixierten Welt durchaus.

Gefühle, Gedanken – alles dieselbe Sauce im Hirn? Kein Mensch würde sagen: Ich denke mich ängstlich. Ich denke mich verzweifelt. Ich denke Liebe. Wir sind es, weil wir es fühlen. Es ist eine unmittelbare körperliche Erfahrung, wenn uns schlecht wird vor Ärger, wenn wir Schmetterlinge im Bauch haben oder Freude im Herzen. »Wir erleben uns selbst und die Welt nicht im Inneren unseres Schädels, sondern als verkörperte leibliche Wesen«, so Fuchs ((17)). Wir erleben sie mit Haut und Haaren. Die Lightshow im Gehirn ist jedenfalls kein Beweis für eine verstärkte Nervenaktivität, sondern der direkte Nachweis eines vermehrten Blutflusses mit all seinen Informationen, der direkt aus dem Herzen kommt. Aus dem Herzen!

Wo sind wir daheim?

In einer Studie wurden 112 Studenten gefragt, davon 42 Frauen, ob sie ihr Selbst im Herzen oder im Gehirn lokalisieren würden. Überraschend unbeeindruckt von den medialen Belehrungen der Neurowissenschaften stimmten 52 Prozent für das Herz und 48 Prozent für das Gehirn. Interessant an dieser Studie ist, dass die Lokalisation des Selbst Persönlichkeit, Emotionen, Entscheidungen und Leistungsverhalten beeinflusst. Ein »Herzmensch«

reagiert, entscheidet und agiert anders als ein »Kopfmensch« ((21)).

Gehirn und Herz sind in der Geschichte der Menschheit von besonderer Bedeutung. Plato betrachtete das Gehirn als Sitz der Seele und Quelle des rationalen Verstandes. Bei seinem Schüler Aristoteles hingegen wanderte die Vernunft zusammen mit der Seele in das Herz aus. Er betrachtete das Herz als den Ort, dem Wärme, Blut und Leben entspringen, der demnach auch das Zentrum der Seele und des Menschen Verstandes sein müsse. In den folgenden zweitausend Jahren wurde diese Seelenschau von berühmten Persönlichkeiten wie Leonardo da Vinci, Augustinus oder René Descartes um unterschiedliche Vorstellungen und Ideen erweitert: Die Seele migrierte vom Gehirn ins Herz und wieder zurück. Alle Thesen blieben unbewiesen ((13)).

Vielleicht liegt die Wahrheit auch in der Mitte. Ich meine damit nicht den Hals, sondern die Betrachtung der Seele als verbundene Einheit von Herz und Gehirn. Wir wissen leider noch immer sehr wenig über ihre Verbindungen. Seit Jahrtausenden werden sie gegeneinander ausgespielt und wie zwei Kontrahenten dargestellt, die in verschiedene Richtungen streben. So drücken wir uns gelegentlich auch aus, wenn wir vor Entscheidungen stehen und glauben, unsere Vernunft rate uns etwas anderes als unser Herz. Menschen bezeichnen sich selbst als Herz- oder Verstandestypen, von Gefühlen oder dem Intellekt gesteuert. In uns ist beides angelegt. Die beiden erinnern mich an ein heimliches Liebespaar. Romeo und Julia in uns, innig verbunden. Wenn das eine Organ krank ist, wird es das andere häufig auch. Nach einem Herzinfarkt zum Beispiel werden viele Betroffene depressiv, und Herzklappenerkrankungen können Schlaganfälle im Gehirn verursachen. Ist der Blutstrom aus dem Herzen nachhaltig gestört, können verminderte Gehirnleistung, Persönlichkeitsveränderungen und sogar Demenz die Folge sein ((22)). Andersherum sind dauerhafter Stress und Ärger geradezu Gift für das Herz, und die Pumpleistung kann abnehmen. Es ist nicht nur eine Redensart, sondern Realität: Wir können uns zu Tode erschrecken oder auch zu Tode ärgern. Eine ungeschützte Überregung des Gehirns leitet diese manchmal weiter an das Herz und verursacht tödliche Rhythmusstörungen ((23, 24)). Wenn es also unvermeidlich ist, folgen sich Romeo und Julia unseres Körpers in den Tod. Im Herztod und Hirntod sind sie untrennbar verbunden.

Wir alle wissen, bei großem Kummer tut uns auch das Herz weh. Wenn es ganz arg wird, bei innerlich heftig empfundenen Katastrophen, wie einem Todesfall, kann sich das Herz im Extremfall regelrecht zusammenziehen und verkrampfen. Die Betroffenen fühlen schlimme Schmerzen wie bei einem Herzinfarkt. Es ist aber keiner. Die Ursache liegt im Gehirn, das über Nervenbahnen mehr Stresssignale an das Herz sendet, als dieses kompensieren kann. In der Durchleuchtung sieht das Herz dann eingeschnürt aus, wie ein Tintenfisch, der in einem japanischen Tonkrug gefangen wurde. Deshalb bezeichneten die Erstbeschreiber das gefangene Herz so poetisch als Takotsubo-Syndrom. Einer breiten Öffentlichkeit bekannt wurde es unter dem einprägsameren Namen des *Broken Heart Syndroms*. Die neu entstandenen Disziplinen der Neurokardiologie und Kardiopsychologie befassen sich intensiv mit der Beziehung dieser beiden Organe, die auch als neurokardiale Achse bezeichnet wird ((25, 26, 27)).

Als Herzchirurg interessierte mich natürlich auch, wo meine Kollegen von der Gehirnchirurgie die Seele neurobiologisch verorten. Das sind immerhin Ärzte, die schon mal ein Gehirn gesehen und mit ihren Händen gefühlt haben! Auch hier ist das Lager der Meinungen geteilt. Für die einen ist es Elektrochemie im Gehirn, und sie können nichts anderes akzeptieren. Der bekannte Neurochirurg aus Harvard, Prof. Edward R. Laws, gehört zu denen, die das Herz zusammen mit dem Körper als Seelensitz für möglich halten. Wieder andere betrachten die Seele als immateriell, unsterblich und unteilbar ((13)).

Die Naturwissenschaften bleiben eine Definition schuldig. In der eingangs erwähnten Studie wurde nach dem »Selbst« gefragt, und das klingt verdächtig nach »Seele«. Doch gerade dieser Begriff wurde von den Autoren sorgsam vermieden, vielleicht weil sich »Das Selbst« einfach wissenschaftlicher anhört als der esoterisch, religiös und philosophisch abgenutzte Seelenbegriff? Deshalb füllen Natur- und Geisteswissenschaftler routiniert alten Wein in neue Schläuche: Sie verwenden andere Bezeichnungen, wie eben das Selbst oder die Psyche. International wird neuerdings auch gerne das Wort »mind« benutzt, wobei das ja auch alles Mögliche heißen kann, irgendwo zwischen Verstand, Seele, Gehirn und Geist ((28)).

In der Studie konnten die meisten Teilnehmer die Frage nach der Lokalisation des Selbst klar und eindeutig für sich beantworten und sich auch nicht vorstellen, anders zu entscheiden. Das Vorurteil, dass Männer im Allgemeinen mehr im Kopf sind und Frauen mehr im Herzen, hat sich nur sehr knapp bestätigt: Von den insgesamt 52 Prozent, die für das Herz stimmten, waren 64 Prozent Frauen. »Gehirnbewohner« bezeichneten sich in der Studie selbst als rational, logisch denkend und kühl im Umgang mit Mitmenschen, während »Herzbewohner« freundlichere Worte für sich fanden: emotional und warm im zwischenmenschlichen Umgang. Die Ergebnisse waren auch nach 285 Tagen weitgehend konstant, also keiner momentanen Stimmung unterworfen.

Wo würden Sie sich in dieser Studie verorten? Wie auch immer Ihre Antwort ausfällt, Sie sollten in Ihrem Leben darauf achten, dass Ihr Herz und Ihr Gehirn gut verbunden sind. Das eine ist nicht mehr wert als das andere. Erst die Verbindung macht Sie zu einem ganzen, unteilbaren Menschen.

Was sich Herz und Hirn zu sagen haben

Internationale Forschergruppen beginnen erst nach und nach, die geheimen Botschaften zu entschlüsseln und das ganze Ausmaß der intimen Beziehung beider Organe zu verstehen. Unablässig werden in uns Botschaften ausgetauscht über physikalische Pulswellen und den Blutkreislauf, das autonome Nervensystem, Hormone und

Botenstoffe, und selbst über ihre Magnetfelder beeinflussen sich Herz und Hirn gegenseitig ((29, 30, 31)). Sie sprechen nämlich die gleiche Sprache, und die hat einen Rhythmus, einen Takt. Wie in der modernen Nachrichtentechnik sind auch in der rhythmischen Aktivität biologischer Signale Informationen und Botschaften kodiert. Wenn wir uns mit jemandem unterhalten, senden wir nicht nur Wortsignale aus, sondern setzen auch unsere Körpersprache ein. Wir halten jene Menschen für überzeugender, bei denen Worte und Gesten harmonisch wirken. In einer aktuellen Studie wurden Menschen, die ihre Hand aufs Herz legen, von ihren Mitmenschen als glaubwürdiger eingeschätzt. Mehr noch, es fiel ihnen auch viel schwerer, selbst zu lügen ((32)). Und die Berührung spielt auch bei Herz und Gehirn eine Rolle. Ihre Sprache besteht nicht nur aus Bio-Codes, die wir lange noch nicht entschlüsselt haben, sondern das Herz umarmt das Gehirn geradezu. Und das ist sehr sichtbar.

Pulswellen

Der Neurochirurg James R. Doty schreibt, wenn er den Schädel öffnet und auf sein Inneres blickt, pulsiert das ganze Gehirn im Rhythmus des Herzens ((33)). Gleich vier Arterien steigen auf vom Herzen ins Gehirn und schmiegen sich anatomisch in seine Gehirnwindungen. Die Pulswellen des Herzens verformen die elastischen Wände der umgebenden Gehirnzellen, und dadurch entstehen elektrische Gehirnströme, welche die Nachrichten aus dem Herzen weiterleiten. Das junge Forschungsgebiet der Biophysik zeigt eindrucksvoll, wie mechanische Kräfte auf das Innerste unserer Zellen bis in die Gene wirken können ((34, 35)). In diesem Pulsieren, diesem Wiegen und Drücken der Gehirnmasse durch das Herz ist biophysikalische Information kodiert, die unsere Persönlichkeit und Emotionen beeinflussen kann ((36)). Doch damit nicht genug. Wie Sie vielleicht wissen, schwimmt das Gehirn in Gehirnflüssigkeit. Das ist eine hervorragende Verpackung und schützt es vor Stößen. Aber es verleiht ihm auch Auftrieb, macht es leicht. Das 1,3 Kilogramm schwere Organ würde sonst sehr schwer in unserem Kopf liegen. Schwebend wiegt es nur noch fünfzig Gramm. Damit diese Flüssigkeit klar wie ein Gebirgsbach bleibt, wird sie auch durch die Pulswellen aus dem Herzen am Fließen gehalten ((37, 38)). Ihr rhythmisches Pulsieren und auch Blockaden zu spüren ist Aufgabe des Therapeuten bei der kraniosakralen Therapie.

Hormone

Ein Mensch kann einen Kampf nur gewinnen und eine Aufgabe nur meistern, wenn Herz und Hirn an einem Strang ziehen. Manchmal scheint es dagegen klug zu sein, das Weite zu suchen. Hasenherzig? Nein, gerade wenn wir um unser Leben rennen, brauchen wir ein starkes Herz. Und Adrenalin! Das entstammt nicht nur den Nebennieren, sondern auch direkt aus dem Herzen. Und sogar im Gehirn wird es produziert. Egal ob wir kämpfen oder flüchten, Adrenalin und sein Verwandter Noradrenalin führen dazu, dass wir schlagartig hellwach sind und nicht nur die Leistungsfähigkeit des Herzens, sondern auch des Gehirns zunimmt ((25, 39)). »Not macht erfinderisch«, sagt der Volksmund. Adrenalin und Noradrenalin aus Gehirn und Herz sind daran beteiligt. Diesen speziellen Kick, wenn das Herz bis zum Halse schlägt und die Gedanken blitzschnell werden, empfinden manche Menschen sogar als sehr begehrenswert. Sie bezeichnen sich als Adrenalinjunkies und lieben die Gefahr. Des einen Freud ist bekanntlich des anderen Leid, und beides liegt so eng zusammen wie Herz und Gehirn. Ist die Situation gemeistert, der Kampf gewonnen, das Leben gerettet, die stressige Situation geklärt, das Abenteuer bestanden, freuen sich Herz und Hirn gemeinsam und können, jeder für sich selbst, das Glückshormon Dopamin ausschütten. Und wenn uns das Leben kalt erwischt hat, sorgt Dopamin auch dafür, dass wir weitermachen und uns wieder motivieren können. Auch wenn es in einer Krise mal ins Stolpern gerät, so hört doch unser Herz nicht auf zu schlagen, und die Gedanken ordnen sich nach einer Weile neu. Herz und Gehirn gehen Hand in Hand, in guten wie in schlechten Zeiten, und sprechen die gleiche Sprache der Hormone und Neurotransmitter.

Elektromagnetische Felder

Die synchronisierten Entladungen der Muskel- und Nervenzellen in Herz und Gehirn erzeugen dynamische elektromagnetische Felder. Diese werden in der Medizin schon lange genutzt und haben für Mediziner eine hohe Aussagekraft darüber, wie es um das Herz und Gehirn bestellt ist. An den Signalen des Elektrokardiogramms (EKG) erkennt Ihr Arzt, ob zum Beispiel eine Durchblutungsstörung vorliegt. Neurologen interessieren sich mehr für die Ströme im Gehirn, die sie mit dem Elektroenzephalogramm (EEG) analysieren. Es gibt ihnen Aufschluss darüber, ob wir gerade aufmerksam sind, entspannt träumen oder ob Krampfwellen eine Epilepsie verursachen. Wenn die elektromagnetischen Felder von Herz und Gehirn schon uns Medizinern so viel mitzuteilen haben, dann muss es ja auch allerhand sein, was sie sich gegenseitig zu erzählen haben. Das jedoch ist ein gut gehütetes Geheimnis der beiden. Diese Botschaften sind komplex und wurden noch nicht ansatzweise entschlüsselt. Wir wissen nicht, wie sich Herz und Gehirn über ihre Magnetfelder anziehen, abstoßen oder beeinflussen. Aus Experimenten mit Zellen können wir jedoch schließen, dass es eine ganze Menge sein muss, was sich da im Verborgenen abspielt. Denn setzt man isolierte Zellen einem künstlich erzeugten elektromagnetischen Feld aus, hat das Einfluss auf die Zellmembranen. Also auf die Durchlässigkeit ihrer Gehäuse und die Fähigkeiten, mit der Umgebung zu kommunizieren. Und diese Wirkung setzt sich fort bis in das Innerste, auf das Erbgut und ihre Fähigkeit, sich zu vermehren ((40)). Was ja wiederum etwas mit Liebe zu tun haben kann …

Nervensystem

Das Herz hat sogar ein eigenes »kleines Gehirn« mit über vierzigtausend Nervenzellen. Oder soll ich sagen, das

Herz hat seinen eigenen Kopf? Obwohl es mit jeder Körperzelle verbunden ist, kann es durchaus autonom und unabhängig agieren ((41, 42)). Die Anzahl der Nervenzellen ist deutlich geringer als im Großhirn, und es sind auch weniger als im Darm. Aber wie wir an so manchen Zeitgenossen sehen können, hat die reine Masse oder das bloße Vorhandensein von Gehirnzellen nicht zwingend etwas mit Intelligenz beziehungsweise deren Gebrauch zu tun. Um es mit den Worten von Albert Einstein auszudrücken: »Nicht alles, was man zählen kann, zählt auch, und nicht alles, was zählt, kann man zählen.« Das Herz verfügt über ein Gedächtnis, und soweit wir heute wissen, agiert es im Bereich von Millisekunden bis Minuten ((29)). Es ist das Organ für die Gegenwart, seine Aufgabe ist es, in jeder Sekunde Leben zu erschaffen. Es interessiert sich zunächst einmal für das, was im Augenblick geschieht, lebensnotwendig ist, getan werden muss.

Eine Sache hat mich jedoch wirklich erstaunt. Es laufen viel mehr Nervensignale vom Herzen zum Gehirn als umgekehrt, unglaubliche achtzig Prozent kommen aus dem Herzen ((43)). Die neuronalen Herznachrichten treffen zunächst im Stammhirn ein, wie auch alle anderen Informationen, die das autonome Nervensystem über unseren Körper und aus den Organen gesammelt hat: Über den Blutdruck und die Stoffwechselprozesse, die Körpertemperatur und ganz wichtig: die Atmung. Im Stammhirn liegt das Zentrum des autonomen Nervensystems, das so genannt wird, weil wir es meistens nicht beeinflussen können. Dort werden alle inneren Körperfunktionen permanent, von Mikrosekunde zu Mikrosekunde, gesteuert, angepasst und reguliert. Und so überaus akkurat, wie das

Sinnesorgan Herz seine Nachrichten mit der Nervenpost an das Gehirn sendet, so fein und subtil sendet das Gehirn seine Informationen an das Herz.

Das Resultat dieser vielfältigen und den meisten Menschen unbekannten Verbindungen von Herz und Gehirn ist die Herzfrequenzvariabilität.

Die Herzfrequenzvariabilität

Die meisten Menschen wünschen sich einen regelmäßigen Herzschlag, der allenfalls schneller wird, wenn sie sich beeilen, und sich beruhigt, wenn sie entspannt mit ihren Liebsten Zeit verbringen. Misst man jedoch ganz genau, schlägt das Herz auch in Ruhe chaotisch und irregulär, wie es in den bedeutendsten Zeitschriften für Herz- und Naturwissenschaften, *Circulation* und *Nature*, erläutert wird ((44, 45)). Von Natur aus ist also der Zeitabstand von einem Herzschlag zum nächsten immer unterschiedlich und niemals gleich. Die Zeit dazwischen variiert bis zu mehreren hundert Millisekunden. Das gesunde Herz ist mitnichten das Schweizer Uhrwerk, für das man es immer gehalten hat. Ein herkömmliches EKG misst die Herzfrequenz einfach nur ungenau und mittelt die Zeitabstände zwischen mehreren Kontraktionen. Deshalb erscheinen diese gleich lang und der Herzschlag regelmäßig. Während also der grobe zeitliche Rahmen des Herzschlages, wie er im EKG zu sehen ist, sehr stabil ist, herrscht in seinem Innersten das Chaos mit multifraktalen, nichtlinearen und spontanen Fluktuationen ((46)). Chaos heißt in diesem

Fall, wir wissen nicht, was soll es bedeuten, es erscheint nicht logisch. Stellen Sie sich vor, Sie hören eine Sprache, die Sie nicht verstehen, zum Beispiel Chinesisch. Es ist für Sie nur eine Ansammlung von chaotisch anmutenden Lauten und Geräuschen, die scheinbar keinen Sinn ergeben.

Anders ausgedrückt: Das Herz macht, was es will, und wie es in der nächsten Sekunde bei Ihnen oder bei mir schlagen wird, ist absolut nicht vorhersehbar. Die Uhr des Herzens ist wie die Uhr des Lebens. Jeder Mensch tickt anders. Falls Sie also schon einmal das Gefühl hatten, die Stimme Ihres Herzens sei chaotisch, dann haben Sie sich nicht getäuscht. Nichts in einem biologischen System ist auf Dauer völlig gleichmäßig und symmetrisch. Kein Fluss, kein Baum und auch nicht Ihre Gedanken und Gefühle.

Je ausgeprägter die spontane Schwingung des Herzschlages ist, desto unverbrauchter und elastischer ist das autonome Nervensystem geblieben. Das Herz und die Organe können noch flexibel reagieren. Und das ist das große Geheimnis eines langen Lebens. Eindeutig wurde nachgewiesen: Je höher die Herzfrequenzvariabilität, desto mehr sinkt die Wahrscheinlichkeit für Erkrankungen, und umso höher ist die Lebenserwartung ((47, 48)).

So erklärt sich auch, was in der traditionellen chinesischen Medizin seit Jahrtausenden eine große Rolle spielt: die subtile Diagnostik der achtundzwanzig Pulsarten, die unterschiedlichen Krankheiten zugeordnet werden. Das Reich der Mitte, unser Herz, ist mit allem verbunden, und die meisten Erkrankungen beeinflussen früher oder später unser Herz- und Kreislauf-System. Und umgekehrt. Gute

Ärzte hatten ihre Sensibilität so weit verfeinert, dass sie ertasten und erfühlen konnten, was heute meistens nur noch Computern gelingt.

Die Schaukel des Lebens

Organische Systeme befinden sich in einem permanenten flüssigen Zustand von Anspannung und Entspannung gleichzeitig.

Solche Verbindungen bezeichnen wir als oszillierend, also schwingend. Auch die Atmung, das Hormonsystem und das Schlafen und Wachsein sind oszillierende Systeme. Selbst das Gehen, unser Schritt, ist ein oszillierender, menschlicher Urrhythmus. Jeder, der wandert oder gerne spazieren geht, hat das vielleicht schon mal erfahren. Irgendwann laufen Sie in »Ihrem« Tempo. Sie kommen bei sich selbst an. Gehen ist keine Konstante, Sie passen sich der Umgebung, dem Wetter und vielleicht auch Ihren Gedanken an. Oder erinnern Sie sich daran, wie Sie als Kind schaukelten? Meine Tochter saß manchmal stundenlang auf der Schaukel unter ihrem Baumhaus, sinnierte, sang, schwang ein bisschen, ruckelte, drehte. Und jede Stimmung, jeder Gedanke, jede Idee wurde mit einer leichten Muskelbewegung in eine neue Schaukelei umgesetzt. Wie unendlich gerne hätte ich dabei ihr Herz gehört!

Selbst unser Erbgut, unsere DNA, schwingt. Das neue Forschungsfeld der Epigenetik zeigt uns überaus eindrucksvoll, wie nicht nur die Gene unseren Körper definieren, sondern auch unser Verhalten die Gene. Der Biochemiker Erwin Chargaff, Mitentdecker der Geheimnisse des menschlichen Erbgutes, sagte dazu: »Ein Gleichgewicht, das nicht schwingt, wiegt nichts. Ein Mensch, der nicht oszilliert, ist schon tot.« ((49)).

Aber am allerliebsten oszilliert, man könnte auch sagen, tanzt das Herz mit dem Gehirn und nimmt seine Impulse bereitwillig auf. Denn hemmende und stimulierende neuronale Einflüsse zwischen Herz und Gehirn verursachen maßgeblich die Herzfrequenzvariabilität ((29)). Dieser Tanz ist kein festgelegter Foxtrott oder Walzer, in dem der eine führt und der andere folgt. Er ist ein subtiles Geben und Nehmen, ein Führen und Führen lassen. Es ist nicht vorhersehbar, wie sich dieser Tanz in der nächsten Sekunde entwickeln wird. Es ist der mal subtile, mal wilde, mal anstrengende und manchmal intim verbundene Tanz des Lebens. Denn auch das Leben oszilliert und ist keine Gerade von der Wiege bis zur Bahre.

Eine besondere Rolle in diesem Tanz spielt ein entspannter Lebenskünstler. Es ist der Nervus vagus, der zehnte Gehirnnerv. Er wird als wichtigster Vertreter der Abteilung für Wellness und Entspannung in unserem Körper angesehen, des parasympathischen Nervensystems. Von den alten Anatomen wurde er als Vagant und Streuner bezeichnet, weil er scheinbar ziellos durch den Körper wandert, hier und dort ein bisschen stehen bleibt und mit den Organen ein Schwätzchen hält. Seine Impulse verbinden alle Organe, und je mehr der Vagus mit dem Herzen plaudert und je mehr das Herz auf den Vagus hört, umso größer wird die Herzfrequenzvariabilität. Das Herz lässt sich innerhalb einer halben Sekunde zur Entspannung verführen.

Ganz anders verhält es sich dagegen bei den eintreffenden Stresssignalen des sympathischen Nervensystems, die Arbeit und Leistung bedeuten. Der Sympathikus bringt ständig die neuesten Nachrichten vom Gehirn und berichtet von Krisen und Gefahren. Darauf reagiert das Herz in seiner ihm eigenen Klugheit nicht sofort, sondern wartet erst mal bis zu vier Sekunden ab, ob die Gefahr auch tatsächlich gegeben ist oder ob es nur so aussieht. Denn wenn es permanent auf jede Gefahrenwarnung reagieren würde, würde es sich sehr schnell erschöpfen. Das kann es sich nicht erlauben, es möchte ja immer weiter tanzen. Und so schickt es seine Impulse mit dem Vagus zurück auf die Reise ins Gehirn ((47)). Und wenn sie nicht gestorben sind, dann tanzen sie noch immer.

Herzton

Die meisten Leute, die ich kannte, waren längst in New York gewesen, oft schon während des Studiums. Ich arbeitete bereits einige Jahre als Oberarzt, als ich die Stadt kennenlernte, und besuchte die üblichen Sehenswürdigkeiten und manches Kleinod, so das *Rubin Museum of Art*, in dem spirituelle Kunst aus der ganzen Welt ausgestellt ist. Seit einiger Zeit meditierte ich regelmäßig und interessierte mich für einen spirituellen Weg der Wahrheit, unabhängig von religiösen und philosophischen Weltanschauungen. Meiner Meinung nach konnte es nur eine Wahrheit geben, es gab ja auch nur ein Herz, mochten auch verschiedene Sichtweisen diese Wahrheit erkennen lassen, so wie vielerlei Leitungen zum Herzen führen. Oder Wege nach Rom. Im Eingangsbereich des Museums blätterte ich in einem Bildband und entdeckte einen Satz des persischen Mystikers und Dichters Hafiz, geboren um 1320. Mein Blick blieb an zwei Zeilen hängen, die mir eine Gänsehaut verursachten. »Ich bin das Loch in einer Flöte, durch das der Atem Gottes bläst.« ((50)).

Plötzlich hörte ich etwas, ich wusste nicht, was es war, ein Laut, ein Ton, er wiederholte sich. Ich musste stehen bleiben, horchen, berührt im Allerinnersten. Es war eine Art friedliches Summen, schön, warm, rund, harmonisch, wie ein warmes Ölbad für die Ohren. Ich sperrte sie weit auf, lauschte und folgte dem Ruf durch ein spiralförmiges Treppenhaus nach oben, ins Herz des Museums. So gelangte ich zu einer Ausstellung mit dem Titel »Die Welt ist Klang«, in deren Zentrum die Silbe OM zu hören war, gesungen von Menschen aus aller Welt, vielen Nationen und diversen Künstlern. Ein Chor aus Licht und Klang. Die Silbe OM gilt im Buddhismus und Hinduismus als spirituelle Kraft und heilig. OM ist eine Metapher für die grundlegendsten Eigenschaften unserer Existenz, ihrer wellenförmigen Natur.

Mein Herz, aber auch mein Gehirn beantworteten das OM, diesen Ruf, so schien mir, sie gingen in Resonanz. Ich setzte mich und blieb so lange, bis die Silbe OM tief in mich eingedrungen war, bis ich das Gefühl hatte, jede meiner Zellen hätte diesen Ton aufgenommen. Ich hörte nicht nur mit meinen Ohren, ich hörte mit meinem Körper. Das Rauschen meiner Gedanken ebbte ab, und Klarheit trat ein. Am Anfang war das Wort. Ist OM nicht auch ein Wort? Ja, es konnte nur eine Wahrheit geben, ob sie nun in der Bibel stand oder in tantrischen Schriften.

Erfüllt und beschenkt verließ ich das Museum. Nachts im Hotel merkte ich, dass ich den Ton noch immer unter der Haut trug. Doch kein EKG könnte ihn sichtbar, kein Stethoskop hörbar machen.

Herzmathematik

Das kalifornische HeartMath-Institut beschäftigt sich seit

Jahrzehnten mit der Vermessung des Herzens und der Erforschung der Verbindungen zwischen Herz und Gehirn. Es heißt Herzmathematik, weil die beteiligten Wissenschaftler die Geheimnisse des Herzens auf wissenschaftliche Weise ergründen und messen wollten. Die Forscher haben hierzu ein Biofeedbackgerät entwickelt, mit dem man seine Herzfrequenzvariabilität auf dem Bildschirm des Laptops sichtbar machen kann – über einen Ohrclip mit Kabel und USB-Anschluss. Verschiedene Untersuchungen haben gezeigt, dass negative Gefühle wie Angst, Traurigkeit, Zorn und auch Sorgen die Kommunikation von Herz und Gehirn stören ((29, 41)). Dann zeigt sich eine irreguläre Stresswelle, allein der Anblick macht nervös. Und so furchtbar, wie es aussieht, fühlen wir uns auch, wenn wir negative Gefühle empfinden, unser Inneres ist aus dem Takt. Es ist jedoch möglich, aus diesem Zustand auszusteigen und Herz und Gehirn in eine ausgeglichene, entspannte Verbindung zu bringen. Diesen Zustand bezeichnet man als Kohärenz, man könnte ihn auch Gleichklang nennen. Autonomes Nervensystem, Atmung, Gehirn und Herz synchronisieren sich und oszillieren auf harmonische Weise.

Das Einüben ist eigentlich ganz einfach: bewusstes natürliches Atmen, in das Herz und Fühlen und mit einem wachen Geist präsent sein. Die Herzfrequenz wird dann simultan mit jeder Einatmung ein bisschen schneller und mit jeder Ausatmung ein bisschen langsamer. Auf dem Bildschirm verschwinden die Stresswellen, und es erscheint eine harmonische, sinusförmige, kohärente Kurve. Bei Babys und kleinen Kindern ist das ein natürlicher Urzustand. Das autonome Nervensystem ist noch sehr elastisch und das Herz sensibel.

Mit der Methode der »Herzmathematik« kann man in diesen natürlichen Fluss zurückkehren und eine kohärente, also harmonische und stressfreie Verbindung mit sich selbst und seinem Herzen erreichen, wie wir es sonst von östlichen Entspannungsmethoden, Yoga und Meditation erhoffen. Während wir unser Gehirn nur schwer zur Ruhe bringen können, weil wir in der Regel ständig irgendetwas denken, können wir den Herzschlag, ohne ihn zu stoppen, sehr wohl befrieden – mit ein paar ruhigen Atemzügen. Und schon pocht das Herz entspannter, und der Puls wiegt das Gehirn geborgen in seiner Schale.

Vor meinem ersten Selbstversuch mit dem Biofeedbackgerät, einige Wochen, ehe ich nach New York reiste, zweifelte ich kein bisschen daran, dass mein Herz sich in einer kohärenten Kurve offenbaren würde. Schließlich beschäftigte ich mich nun schon eine Weile mit Meditation. Da brauchte ich mir im Vorfeld gar keine schönen Gedanken zu machen oder bewusst zu atmen, um mich einzustimmen. Ich würde mich anstöpseln und sogleich die wohlgeformten Wellen sehen, die mir zeigten, dass bei mir alles im grünen Bereich war. Na ja, vielleicht würde ich doch noch ein bisschen meditieren, damit meine Wellen besonders rund auf dem Bildschirm erscheinen würden. So zumindest der Plan. Ich verband mich mit dem Gerät, schloss die Augen und meditierte zwanzig Minuten. Ich strengte mich sehr an, um zu entspannen. Als ich die Augen wieder öffnete, erwartete ich eine Spitzenleistung auf dem Bildschirm zu sehen. Nichts anderes war ich bislang von mir gewöhnt. Immer vorne, immer Maximum. Doch diesmal nicht. Auch ein Laie hätte meinen Stress auf den ersten Blick erkennen können bei diesem unregelmäßigen hektischen Ausschlag. Meine erwartete Kohärenz ähnelte eher der Fieberkurve eines Schwerkranken. Was für eine Niederlage für den meditierenden Herzchirurgen!

So ein blödes Gerät. Das Geld hätte ich mir sparen können. Ich hätte doch wissen müssen, dass so was nichts taugt. Aber wie sollte ein Apparat auch den Wert meiner Meditation erkennen! Ich war geradezu gekränkt und verstaute das Teil irgendwo. Und vergaß es. Erst mal.

Wenn das Herz singt

Zwei Tage nach meinem Aha-Erlebnis namens OM im Museum packte ich meinen Koffer, weil ich am nächsten Morgen zurück nach Deutschland fliegen wollte. Plötzlich hielt ich ein Kabel in der Hand. Und am anderen Ende baumelte – ich wusste zuerst nicht, was es war – das »blöde Gerät«. Die nicht funktionierende Entspannungsmaschine. Wie war sie bloß in den Koffer gekommen? Ich war schon dabei, sie tief in einem Seitenfach zu versenken, da zögerte ich.

Ich war doch jetzt ein anderer. Ich trug den Ton in mir. Wenn im OM die Wahrheit schwingt, müsste auch mein Herz darauf reagieren. Mein Befund müsste sich verändert haben. Sollte ich dem Gerät noch eine Chance geben? Oder mir? Ich verband mich mit dem Gerät und schaute diesmal sofort auf meine Kurve, die sich nicht verändert hatte seit dem letzten Versuch. Abermals erinnerte die Grafik an die Fieberkurve eines Schwerstkranken. Dabei war ich das doch nicht mehr, ich war auf dem Weg der Rekonvaleszenz; ich hatte mich aufgemacht, mein Herz zu suchen. Mein Herz! Aber würde ich es jemals mit meinem Verstand erfassen können? Ehrlich gesagt glaubte ich nicht mehr so richtig daran. Ich musste einsehen, dass es allein mit dem Verstand nicht funktionieren würde. Lange betrachtete ich den Bildschirm und die zackige Kurve. Ich ärgerte mich nicht mehr. Sie war einfach da, und so, wie sie war, akzeptierte ich sie. Ich atmete tief durch und dann bewusst weiter.

Am Anfang war er ganz leise. Kaum zu hören. Mit jeder Ausatmung stieg aus meinem Innersten ein Ton auf. Ein ganz kleines, zartes OM. Es hörte sich zerbrechlich an. Ein scheuer Seelenton, der all das ausdrückte, was ich gerade empfand. Ich gab nach, ich wollte nicht mehr meine Herzfrequenz in eine bestimmte Kurve hineinmeditieren. In diesem Ton offenbarten sich eine Traurigkeit und ein uralter Schmerz. Aber auch die Freiheit, loslassen zu können. Mit jeder Ausatmung ließ ich ein bisschen mehr los, und der Ton OM wuchs aus sich selbst. Ich würde nicht sagen, ich machte ihn oder sang ihn gar. Er war einfach da.

Und dann geschah das Wunder. Vor meinen Augen veränderte sich die Herzkurve. Was ich zuerst nicht glauben konnte. Aber es war keine Halluzination. Wie von Zauberhand gezeichnet wurde aus dem nervösen Gekritzel eine kleine Welle. Und dann noch eine. Mein Herz machte viele kleine Wellen. Mein Herz entspannte sich. Und ich mit ihm. Vielleicht das erste Mal in Jahrzehnten. Es war so ungemein tröstlich, das zu beobachten. Es war so berührend, auf dem Monitor die harmonische Kurve meines Herzschlages zu sehen.

Alle meine Gedanken verschwanden. Ich lauschte nur noch meiner Stimme und meinem Atem. Der Ton veränderte sich mit den tiefen Empfindungen. Zuerst war es Dankbarkeit und Freude, nach einer Weile änderte es sich in Mitgefühl mit mir selbst. Wann hatte ich zuletzt Mitgefühl mit mir selbst gehabt? Ich konnte mich nicht erinnern. Ich hatte mich mein Leben lang verwaltet wie ein Beamter. Irgendwann wichen alle Empfindungen einer tiefen Ruhe. Ich war in Resonanz mit mir selbst und der Welt. Mein Herz sprach zu mir, und ich antwortete mit OM. Keiner hörte mich. Keiner sah mich. Ich war allein und weit weg von zu Hause. Vielleicht war ich aber auch noch nie zuvor so zu Hause gewesen wie in diesem Klang der Welt, wie die heilige Silbe auch genannt wird. Denn jegliche Existenz ist Klang. Längst haben Physiker bewiesen, dass das ganze Universum auf Schwingungen basiert. Und auf dem Bildschirm schwang die Kurve der Verbindung, harmonisch und rund – kohärent. Die Theorie von Embodyment war kein Konzept mehr, sondern meine erlebte Realität.

Die Weisheit aus dem Herzen

Ich beobachtete meine Kollegen in der Herzchirurgie. Dachten die auch manchmal so ketzerisch wie ich? Gehörte ich noch dazu, oder war ich vom echten Glauben an die wahre Pumpe abgefallen? Durfte man darüber sprechen? Wie würden sie reagieren, wenn sie wüssten, dass ich in einem New Yorker Hotelzimmer OM gesungen hatte? Dass ich mich nun öfter mit Menschen traf, die ihr innerstes Herz erforschten ohne Skalpell und ohne einen Tropfen Blut zu vergießen. Um Klarheit zu erlangen, musste ich sie fragen. Meine erste Adresse war eine patente OP-Schwester meines Vertrauens, die, so glaubte ich, das Herz am rechten Fleck hatte.

»Sag mal«, fragte ich sie in unserer Kaffeeküche. »Liebe empfindet man doch im Herzen?«

Sie verrührte Zucker in ihrer Tasse, ohne mir eine Antwort zu geben. Vielleicht war meine Frage zu privat?

Ich fragte andere, erst viel später fiel mir auf, dass es allesamt Frauen waren. Traute ich ihnen mehr Kompetenz in Sachen Herz zu? Ging ich mir selbst auf den Leim beziehungsweise dem Vorurteil, Frauen hätten Herz und Männer Hirn? Manchmal hatte ich das Gefühl, meine Hirnwindungen würden sich verknoten, so schwierig war es, das anatomische Herz von dem Herzen zu unterscheiden, das fühlt und weise handelt. Und außerdem geriet ich in einen Begriffswirrwarr. Meinte ich etwa die Seele? Wieso waren all diese essenziellen Bausteine des Menschseins derart vage und vernebelt, nicht nur im alltäglichen Sprachgebrauch, auch die Philosophie hatte keine Antwort gefunden, und die Psychologen benannten Seele, Selbst und Emotionen je nach der Schule, der sie anhingen. Als Wissenschaftler wäre mir Klarheit lieber gewesen. Eine große Unbekannte, eine eindeutige Formel, Ergebnis, fertig. Warum wollte ich das überhaupt so genau wissen? Genügte es denn nicht, zu wissen, dass die Stimme des Herzens prinzipiell existiert? Mich hin und wieder an das Biofeedbackgerät anzuschließen und meine Kurve zu überprüfen? Nein, das alles war zu wenig. Ich ahnte, dass es da noch mehr gab. Nachdem mir eine Kardiotechnikerin und eine Internistin beschieden hatten, dass das Gehirn für die Gefühle zuständig sei – »Also Reinhard, das weiß man heutzutage« –, versuchte ich es bei einem Assistenzarzt. »Das Herz ist doch die Quelle von Bewusstsein, oder? Ohne das Herz würde es kein Denken geben.«

Er riss die Augen auf, stammelte dann: »Ja, natürlich.« Aber ich merkte, dass er glaubte, ich hätte eine milde Form von Schwachsinn, an der er bestimmt nicht litt, sonst hätte er seinem Chef widersprochen.

Wenn ich so weitermachte, würde man vermuten, ich sei nicht mehr bei Sinnen, aber waren wir Herzchirurgen denn überhaupt bei Sinnen?

»Kann ich den Witz auch hören?«, fragte mich die Anästhesistin, die manchmal Wasabinüsse für alle mitbrachte, die scharf genug waren, um Zungen zu betäuben.

Offensichtlich hatte ich allein in meinem Büro bei offener Tür vor mich hin gelacht.

»Im Herzen wohnt die Liebe«, sagte ich.

»Wo denn sonst«, meinte sie achselzuckend und stöckelte von dannen.

Ich lachte. Dabei fiel mir auf, dass mein Herz viel weicher geworden war. Flexibler sozusagen, und das ist auch gesünder.

Ein flexibles, elastisches Herz führt auch zu mehr Resilienz, also zur Fähigkeit, Krisen zu meistern, widerstandsfähiger zu sein. Und diese Eigenschaft brauchte ich nun ganz dringend. Denn als Herzchirurg bewegte ich mich sozusagen auf dünnem Eis. Aber ich war gut gerüstet: Denn diverse Untersuchungen haben gezeigt, dass manche der neuronalen Botschaften des Herzens durch das Tor zum Bewusstsein reisen, eine Gehirnregion, die als Thalamus bezeichnet wird. Dort haben sie direkten Einfluss auf die Funktion höherer Gehirnzentren und unser vielfältiges inneres Erleben. Man hat festgestellt, dass Menschen mit einem flexiblen Herzen beim Erledigen schwieriger Aufgaben emotional ausgeglichener sind. Sie haben sich dabei auch besser unter Kontrolle und sind weniger schnell frustriert. Menschen mit einer hohen Herzfrequenzvariabilität können sich Fragestellungen auch besser merken und verfügen über ein besseres Kurzzeitgedächtnis ((51, 52)).

Wobei ich keine Sorge hatte, dass ich meine Suche nach dem Herzen vergessen würde, zumal sie ja in mein Langzeitgedächtnis eingebrannt war.

Außerdem hebt das elastische Herz die Stimmung, das subjektive Wohlbefinden und fördert unser Sozialverhalten ((47)). In dieser Variabilität des Herzschlages lag meine heiße Spur, um den Beweis zu führen, dass die physikalische Stimme des Herzens untrennbar verbunden ist mit unseren Emotionen und Gedanken.

Das elastische Herz sagt sogar etwas über unser Empathievermögen aus: Je mehr ein Herz schwingen kann, desto mehr Mitgefühl empfindet der Mensch ((53)). Und das kann auch in der Selbstfürsorge nicht schaden: Zum Beispiel, wenn Sie gerne essen und nachts den Kühlschrank plündern. Eine aktuelle wissenschaftliche Studie weist nach, dass Menschen mit einer höheren Herzfrequenzvariabilität Fressattacken besser widerstehen und ihre Diätziele erreichen ((54)). Aber ist das ein Beweis für die Weisheit des Herzens? Was ist Weisheit überhaupt? Ihre Kennzeichen sind: Das Wohlergehen aller Beteiligten spielt eine Rolle und nicht nur der persönliche Vorteil; sie berücksichtigt die Meinung anderer und akzeptiert andere Sichtweisen; sie beinhaltet auch die Möglichkeit, dass man selbst nicht allwissend ist, sich beraten lässt und Kompromisse eingehen kann. Das Gegenteil von Weisheit sehen wir in der aktuellen Weltpolitik. Intelligenz alleine reicht keineswegs aus, um weise Entscheidungen zu treffen. Die Geschichte ist voll von »Intelligenzbestien«, die oft nur zu ihrem Vorteil und diskriminierend handeln. 2016 wurde in einer wissenschaftlichen Studie nachgewiesen, dass egoistische Perspektiven dem Treffen weiser Entscheidungen entgegenstehen und uns von den aufsteigenden Signalen des Herzens trennen ((52)). 150 gesunde Teilnehmer wurden gebeten, Antworten und Lösungen für Probleme zu finden, in denen sie sich kompetent fühlten: Gesundheitsversorgung, Erziehung, Umweltschutz, Politik, Steuern und Sicherheit. Die Teilnehmer wurden gebeten, einen egoistischen Standpunkt einzunehmen oder einen selbstdistanzierten, also über den eigenen Tellerrand hinauszublicken. Parallel wurde die Schwingungsfähigkeit des Herzens gemessen. Je höher die Herzfrequenzvariabilität war, umso ausgeprägter war auch die Fähigkeit, weise Entscheidungen zu treffen. Aber nur dann, wenn im Gehirn gleichzeitig eine innere Perspektive eingenommen wurde, die auch die Belange anderer Menschen berücksichtigte. Wurde jedoch ein bewusst egoistischer Standpunkt beibehalten, so konnte auch das Herz nichts ausrichten und eine höhere Herzfrequenzvariabilität keinen Einfluss auf die Weisheit der Antworten nehmen. Nur wenn ein offenes schwingendes Herz mit einem weltoffenen, differenzierten Verstand verbunden ist, können wir weise handeln.

Herzschlag und Gehirnwelle

Ich hatte bisher immer geglaubt, es gäbe den Herzschlag und Gehirnwellen, und beides hätte nicht viel miteinander zu tun. Nun lernte ich, dass auch das Herz eine Welle machen kann, die das Bewusstsein beeinflusst. Das weise Herz ist nicht nur eine Metapher.

Ganz aktuell wurde die immense Bedeutung, die gerade die Atmung auf unser organisches Herz hat, nachgewiesen. Die atemabhängige Veränderung der Herzfrequenzvariabilität, also genau das, was mit OM geübt wird, beeinflusste in einer Studie mit über 900 Patienten in einem Beobachtungszeitraum von 5 Jahren signifikant die Langzeitüberlebensrate nach einem Herzinfarkt. Der Wert kann sogar zur Abschätzung der Überlebenszeit herangezogen werden ((55)).

Die meisten Studien zu Sterblichkeit und Krankheitsrisiko nennen bekannte Risikofaktoren wie Rauchen, Zuckererkrankung, Übergewicht, wenig Bewegung, hohe Blutfette und Bluthochdruck. Heute wissen wir, auch eine reduzierte Herzfrequenzvariabilität ist ein unabhängiger Risikofaktor. Und sogar einer der wichtigsten. Häufig steht er ganz am Anfang, lange bevor im EKG etwas zu sehen ist oder der Blutdruck »durch die Decke geht«. Man muss ihn daher rechtzeitig erkennen. Eine aktuelle Analyse mit über 20.000 Teilnehmern und einem Beobachtungszeitraum von 3,5 bis 15 Jahren demonstriert überaus eindrucksvoll, dass eine geringe Herzfrequenzvariabilität das Risiko für eine Herz-Kreislauf-Erkrankung um 32 % bis 45 % steigen lässt ((56)). Und ganz am Ende einer langen Krankheitsgeschichte steht ein Herz, das nur noch starr vor sich hinschlägt, die Herzschlagvariabilität zeigt eine Nulllinie an.

Die innere Welt der Betroffenen wird ärmer und gerät ins Ungleichgewicht. Sie werden anfällig für Stress, Anfeindungen, Mobbing, Depressionen und Angstattacken. Das sympathisch regulierte Stresssystem wird hyperaktiv. Hält dieser Zustand über lange Zeit an, wird der Energiebedarf unseres Körpers exzessiv hoch, und wir verbrauchen immer mehr Energie, als uns zur Verfügung steht. Irgendwann führt dieser Overdrive (oder sollte ich besser sagen Overkill?) zu frühzeitigem Altern, Krankheit und erhöhter Sterblichkeit ((48)).

Aber wie kann ein unspezifischer Auslöser wie emotionaler Stress am Ende jedes Herz krank machen? Welches sind die zugrunde liegenden Mechanismen?

2017 wurde von Forschern des renommierten Massachusetts General Hospital und der Harvard Medical School am Menschen nachgewiesen, dass die Amygdala hierbei eine Rolle spielt. Sie ist das »wilde Tier« im Zoo unserer Emotionen, das Bauteil in unserem Gehirn, das bei Gefahren, Angst und Wut aktiv wird. Ist die Amygdala ohne Pause und dauerhaft auf Gefechtsstation, produziert das Knochenmark immer mehr Entzündungszellen. Dies führt dann letztendlich zu Blutgefäßentzündungen und in der Folge zu Arterienverkalkung und Gefäßverschlüssen. Untersucht wurden 293 Menschen, die bis dahin keine Herz- und Gefäßerkrankungen hatten, und sie wurden drei bis sieben Jahre beobachtet. 22 Probanden erlitten in dieser Zeit Herzinfarkte, Angina pectoris, Herzschwäche, periphere Blutgefäßverengungen und Gehirnschläge. Warum gerade diese 22 und nicht die anderen? Ihnen allen gemeinsam war, dass sie eine hohe Aktivität der Amygdala im PET-CT aufwiesen. Damit wurde erstmals direkt am Menschen nachgewiesen, und in einer der wichtigsten medizinischen Zeitschriften (*Lancet*) veröffentlicht, wie ein daueraktiviertes Zentrum für Wut, Stress und Angst in unserem Gehirn den ganzen Körper entflammt und das Herz und die Blutgefäße krank macht ((57)).

Die Autoren der Studie weisen ausdrücklich darauf hin, wie überlebenswichtig ein sogenanntes Stressmanagement für unser Herz ist, das gerade unsere Gefühle berücksichtigt. Antidepressiva und Beruhigungsmittel sind damit nicht gemeint, denn deren Langzeitwirkungen sind desaströs. Ihr Wirkungsmechanismus beruht auf der Blockade unterschiedlicher Rezeptoren, und die Patienten können nicht mehr fühlen, was gefühlt werden sollte. Es macht sie innerlich taub. Der Wunsch danach ist verständlich, wenn Stress und emotionaler Schmerz so groß werden, dass man glaubt, es nicht mehr aushalten zu können. Man will einfach, dass es aufhört. Kurzfristig mögen Tranquilizer eine Lösung sein, auf lange Sicht sind die Nebenwirkungen zu hoch. An über 15.000 Patienten mit antidepressiver Therapie wurde gezeigt, langfristig führen Antidepressiva sogar zu einer Zunahme der Herzfrequenz und weiteren Abnahme der Variabilität des Herzens ((58)). Und natürlich sind auch Alkohol, Drogen und noch mehr Arbeit (Workaholic) keine Lösung.

Was können wir also tun? Die gute Nachricht ist: sehr viel, denn in unserem biologischen Körper ist nichts in Stein gemeißelt, viele Prozesse sind umkehrbar. Eine gesunde Ernährung, aufhören zu rauchen, körperliche Betätigung, Gewichtsverlust und weniger Alkohol wirken Wunder. Und dann gibt es da noch ein Allheilmittel: Atmen.

Insbesondere in der Stressforschung hat man lange nach etwas wie einem »festgeklemmten Gaspedal« gesucht, einer Ursache dafür, dass wir häufig unter Strom stehen. Heute wissen wir, dass das Problem meistens nicht das Gaspedal ist, sondern eine mäßig funktionierende Bremse. Mit anderen Worten, die fehlende Entspannung ((59)). Über diese Bremsfunktion verfügt der Nervus vagus, er ist es, der uns entspannt, das heiße Herz immer wieder herunterkühlt und die Herzfrequenzvariabilität erhöht. Aber viele Patienten finden das Bremspedal einfach nicht mehr. So auch Herr Braun …

Die Erleuchtung

Herr Braun kam zu mir, um »die Pumpe mal checken zu lassen«. Er war neunundvierzig, groß, übergewichtig, und ich musste nicht nach seinem Beruf fragen, um zu erkennen, dass ich es mit einer Führungspersönlichkeit zu tun hatte.

»Bin in mehreren Vorständen«, teilte er mir ungefragt mit. »Das ist stressig. Und ich komme ja jetzt ins gefährliche Alter, oder?« Er ließ mir keine Zeit, die Frage zu beantworten, sondern sprach weiter. »Mein Blutdruck ist zu hoch, und ich sag's Ihnen gleich: Ich rauche. Kann nicht aufhören wegen Stress. Und wie Sie sehen, bin ich nicht der Schlankste. Aber mir geht's gut. Doch, mir geht's gut. Aber ich bin nicht sicher, ob alles in Ordnung ist. Manchmal fühle ich mich komisch. Und letzte Woche ist einer bei uns umgekippt.« Er klatschte in die Hände. »Peng. Aus.« Er atmete laut aus und blickte auf seine Uhr, als wollte er ablesen, wie viel Zeit ihm noch blieb. »Man müsste Sport machen. Aber wann?«

Ich wollte ihm eine Frage stellen, als er mich schon mit der nächsten beschoss: »Wie lange dauert der Termin bei Ihnen?«

Das wusste ich selbst nicht, da mir noch nicht klar war, warum genau der Patient mich aufsuchte. Für *Komisch* als Diagnose waren auch Hausärzte, Psychiater, Psychologen, Ernährungsberater zuständig.

Ich überlegte, wie weit ich das Zeitfenster für ihn öffnen durfte, ohne ihn noch mehr zu stressen, und sagte »Eine halbe Stunde.«

Er seufzte schwer, dachte nach. »Okay. Halbe Stunde, okay.«

»Ich würde vorschlagen …«, begann ich, da fiel er mir ins Wort. »Sollen wir vielleicht Blut abnehmen?«

»Ja, das machen wir auch«, sagte ich, obwohl ich zuerst etwas anderes im Sinn hatte. Patienten wie Herr Braun brauchen oft erst mal Aktionen, um sich gut aufgehoben zu fühlen. Manchmal hänge ich sie ans EKG, um sie zu beruhigen. Herrn Braun wollte ich einleitend abhören. Etwas widerwillig machte er den Oberkörper frei, vermutlich war er gekränkt, weil ich nicht mehr Technologie für seine Gesundheit einsetzte.

»Wann kommt dann das Ergebnis von der Blutuntersuchung?«, fragte er.

»Wenn es Ihnen heute zu lange dauert, können Sie für die Befunde später anrufen«, sagte ich.

»Gut, gut«, nickte er. Er entspannte sich, weil seine Botschaft, dass er ein sehr beschäftigter Mann mit wenig Zeit war, angekommen war. Nun war ich aber in gewisser Hinsicht auch Botschafter seines Herzens, und was ich hörte, als ich das Stethoskop auf seine Brust legte, war beunruhigend. Noch alarmierender war Herrn Brauns Blutdruck. 185 zu 110 mmHg.

»Das habe ich Ihnen ja gleich gesagt«, beschwichtigte mich mein ungeduldiger Patient. »Das ist bei mir immer so beim Arzt. Ich hab Weißkittelbluthochdruck.« Er versuchte ein Lachen. Ich spürte seine Angst und bekam nun selbst fast ein wenig Angst um diesen Patienten. Er hatte eine Bluthochdruck-Krise.

»Vielleicht komme ich morgen noch mal«, überlegte er laut.

»So kann ich Sie nicht gehen lassen«, sagte ich ruhig. »Wir machen jetzt ein EKG.«

Ohne Widerspruch fügte er sich. Ich hatte schon gehört, dass sein Herz zu schnell war, und die Frequenz von 105/Minute bestätigte dies. Erfreulicherweise fand ich keine Anzeichen für einen Herzinfarkt, wie ich es ein klein wenig befürchtet hatte. Die späteren Laborwerte bestätigten das. Ich spritzte ihm ein Notfallmedikament gegen den viel zu hohen Blutdruck und bat ihn, liegen zu bleiben.

»Da muss ich aber erst mal telefonieren.«

»Ich würde mir gerne mal Ihr Herz genauer anschauen«, schlug ich als Alternative vor, »und Sie können es auf dem Patientenbildschirm auch sehen.«

»Ach so? Tatsächlich? Ja dann. Das ist interessant. Da bin ich mal gespannt.«

Gemeinsam betrachteten wir sein Herz im Ultraschall, der Echokardiografie. Auf den ersten Blick arbeitete es gut, und auch an den Klappen war nichts zu finden. Sie öffneten und schlossen tadellos. Die Wände der linken Kammer waren verdickt, wie häufig bei langjährigem hohem Blutdruck. Doch irgendwie lief die gesamte Herzbewegung nicht rund, das Herz sah aus, als würde es eiern. Weitere Messungen bestätigten meinen Verdacht, dass die Wände der linken Kammer verdickt waren. Dieses Herz hatte kein Problem mit der Anspannung und Kontraktion, es war die Entspannung, die gestört war.

Nach einer halben Stunde war der obere Blutdruck auf 140 mmHg gefallen.

»Dann ist ja alles wieder im grünen Bereich«, glaubte Herr Braun.

»So hohe Blutdruckwerte kann man nicht unbehandelt lassen«, widersprach ich. »Sie führen zu Arteriosklerose, machen die Adern kaputt, das Schlaganfall- und Herzinfarktrisiko ist hoch.«

»Und was heißt das?«

»Dass Ihre Sorge, die Sie zu mir geführt hat, berechtigt ist. Und mehr noch: Sie haben auf die Stimme Ihres Herzens gehört.«

Er wirkte nun nachdenklich.

Ich atmete einmal tief durch und führte dann ein etwas anderes Arztgespräch mit Herrn Braun. »Eigentlich müssten Sie ab sofort Medikamente nehmen, um den hohen Blutdruck und die Herzfrequenz zu senken.«

Herr Braun unterbrach mich. »Betablocker nehme ich aber nicht, ein Freund von mir nimmt die und seither ...«, er deutete auf seinen Unterleib, »tote Hose.«

»Wie ist es da bei Ihnen?«, erkundigte ich mich.

Schweigen. Schließlich räusperte er sich. »Da gibt es ja heute Medikamente.«

»Viagra?«

Er nickte.

»Und?«

»Super. Aber ... also nicht dass Sie jetzt glauben ... also das Viagra hilft mir ja nicht im Rücken.«

»Im Rücken?«

»Ja, ich habe oft schlimme Rückenschmerzen in der Lendenwirbelsäule. Da vergeht mir die Lust. Außerdem schlafe ich schlecht.«

Ich war froh, weitergefragt zu haben, denn nach dieser Auskunft war mir klar, dass Herr Braun eine erhebliche

Störung in seinem autonomen Nervensystem hatte. Hier dominierte die Kontraktion, die Anspannung: im Herz, im Kopf und im Rücken. Nur nicht da, wo er sie am meisten wünschte, zwischen den Beinen.

Normalerweise würde er Medikamente zum Blutdrucksenken erhalten und ein Beruhigungsmittel verschrieben bekommen, vielleicht auch ein »leichtes« Antidepressivum. Sein Risiko für einen Herzinfarkt oder Schlaganfall war sehr hoch. Aber ich wollte begleitend gern noch einen anderen Weg versuchen.

Ich erklärte meinem Patienten die Herzfrequenzvariabilität und dass es eine Möglichkeit gab, sie ohne Medikamente, über Atmung und Entspannung zu beeinflussen.

»So ein Yogatyp bin ich aber nicht.«

»Atmen«, lächelte ich. »Nicht turnen.«

Er seufzte. »Okay.«

Ich befestigte die Elektroden zur Messung der Herzfrequenzvariabilität. Er erlitt einen Rückfall. »Wie lange dauert das?«

»Zwanzig Minuten.«

Es überraschte mich nicht, dass der Bildschirm eine Stresskurve zeigte. Ich bat Herrn Braun, die Augen zu schließen und zu atmen. Er konnte weder die Augen geschlossen halten noch ruhig atmen. Er war mir sympathisch.

»Dann atmen wir jetzt zusammen«, schlug ich vor.

Und so saß ich neben ihm und atmete mit ihm. Allmählich wurde seine Atmung langsamer und die Ausatmung länger. Er folgte meiner Führung. Ich bat ihn, nichts zu fragen, mir zu vertrauen und einfach mitzumachen. Dann begann ich mit einem leisen OM. Nach ein paar Sekunden stimmte Herr Braun ein, was mich wunderte und freute. Ganz lassen konnte er seine Witze aber noch nicht.

»Herr Doktor, werden wir jetzt erleuchtet?«

Nicht so schnell, dachte ich, außer ... vielleicht im Kernspin. Es gibt eine aktuelle Studie, in der im Gehirn beobachtet wurde, was passiert, wenn Menschen OM hören. Wissenschaftlich wurde das Ergebnis so formuliert: Die Durchblutung nahm zu im »linken – dorsolateralen – mittleren frontalen Kortex« und im »rechten supramarginalen Gyrus«. Es fing also an zu »leuchten« wie ein Christbaum in Regionen, die mit Empathie und Mitgefühl zu tun haben ((60)). Daran beteiligt ist auch ein alter Bekannter und Entspannungskünstler, der Nervus vagus. Seine Signale lassen die Schwingungen im Herzen zunehmen, und das verbessert auch maßgeblich die Durchblutung im Gehirn ((61)).

Hätte man jetzt ein MRT seines Gehirns gemacht, wäre vielleicht auch bei Herrn Braun ein Licht aufgegangen.

Interessanterweise hat bisher niemand erforscht, wie unmittelbar, heilend und kraftvoll das Singen und Atmen von OM auf unser Herz wirkt. Nach meinem besten Wissen und nach Recherche in allen relevanten Datenbanken enthält dieses Buch die weltweit ersten Berichte über die Effekte von OM auf das Herz.

Als Herr Braun nach zwanzig Minuten die Augen öffnete und seine kohärente Herzkurve in Augenschein nahm, rief er: »Super! Kann ich das Gerät irgendwo kaufen? Dann würde ich es jeden Tag mal anschließen.«

»Es geht nicht um das Gerät. Wenn Sie es beim nächsten Mal anschließen, werden Sie die Kohärenzkurve nicht dingfest gemacht haben.«

»OM«, lächelte Herr Braun. Wie entspannt sein Gesicht nun aussah. Kein Vergleich mehr mit der gestressten Managermaske zu Beginn. Gern motivierte ich ihn noch ein wenig und erklärte: »Für mich ist die Visualisierung ein guter Einstieg, um mit meinem Herzen in Kontakt zu kommen. Das OM hilft mir dabei, meine Gedanken zu kontrollieren. Es ist gerade so, als würden sie mit jeder Ausatmung davonfliegen. Und da ich gerne spiele und neugierig bin, habe ich viele verschiedene Atmungsformen ausprobiert. Keine war so effektiv wie das OM. Das Herzmathematik-Gerät hat mir etwas gezeigt, was ich sonst vielleicht nicht geglaubt hätte. Wie sehr sich meine Gefühle, Gedanken und Atmung beeinflussen und wie sehr das Herz dies alles ausdrücken kann. Das Gerät hat mich unterstützt. Aber es kann keine tollen Gefühle machen und keinen Zustand tiefer Meditation erzeugen. Es geht um Ihre Bereitschaft zu entspannen, sich auf Ihr Herz einzulassen.«

»Dass Gesundheit so anstrengend ist«, stöhnte er.

»Krankheit ist anstrengender«, widersprach ich.

Er schwieg. Wirkte nun nachdenklich, deutlich ruhiger. Seine Herzfrequenz war auf 80 pro Minute gefallen.

Wenn er vor meinem Besuch bereits eine Entscheidung getroffen hätte, würde er sich womöglich jetzt anders entscheiden, vielleicht sogar weise. Sein Herz und Gehirn waren nun verbunden in Entspannung. Das hätte langfristig auch ganz handfeste Auswirkungen auf seine Gesundheit und Lebenszeit. Ich bin überzeugt davon, sein Infarktrisiko würde sinken und sein Blutdruck würde sich im grünen Bereich einpendeln. Und dafür habe ich gute wissenschaftliche Gründe.

»Ich soll also entstressen und atmen?«, vergewisserte sich Herr Braun.

»Auch.«

»Und singen?«

»Kann nicht schaden«, lächelte ich.

»Kriege ich noch ein Rezept?«

»Ja. Außerdem empfehle ich Ihnen mindestens dreimal täglich eine bewusste Dosis Schnaufen vor den Mahlzeiten.«

Und das möchte ich auch Ihnen ans Herz legen. Spüren Sie dabei, so gut es eben gelingt, Ihr innerstes Herz. Und vielleicht können Sie Ihr Herz auch ein bisschen hören? Es begleitet Sie schon so lange, länger, als Sie selbst es vielleicht ahnen, länger, als Sie sich erinnern können. Es hat schon drei Wochen nach Ihrer Zeugung geschlagen, es ist das erste Organ, das sich entwickelt. Es gab einmal eine Zeit, da waren Sie nur ein Herz.

Herzen in Takt

Es ist noch nicht allzu lange her, da war ich in einer mecklenburgischen Kleinstadt unterwegs zu einem Notarzteinsatz. Von der Rettungsleitstelle hatte ich erfahren, dass eine Patientin in der vierunddreißigsten Woche schwanger war. Eine Frühgeburt drohte. In großen Städten gibt es Neugeborenen-Notärzte, die speziell für die Versorgung von Frühgeborenen ausgebildet sind. Der »normale« Notarzt, als der ich an diesem Abend Dienst hatte, behandelt meistens Erwachsene. Bei Notarzteinsätzen bin ich mit einem Fahrer unterwegs, und dieser vermutete: »Bestimmt ist das falscher Alarm. Risikoschwangerschaften werden heute bestens überwacht.«

Das hoffte ich auch, erkundigte mich bei der Leitstelle jedoch vorsichtshalber nach dem nächsten Krankenhaus mit einer gynäkologischen Abteilung. Es war dreißig Kilometer vom Einsatzort entfernt.

Für Küstenverhältnisse war es ein lauer Abend, und das Anfang Mai. Vielerorts wurde gegrillt, die Erwartung auf ein Champions-League-Finale brandete durch den Samstagabend. Mit Blaulicht näherten wir uns der Patientin, rasten durch eine Plattenbausiedlung, bogen an einer Schrebergartenkolonie ab, über der Grillwolken waberten, noch mal Plattenbau, und dann parkten wir neben dem

Rettungswagen, der bereits vor einigen Minuten eingetroffen war. Unsere Ankunft blieb nicht unentdeckt, aus drei Fenstern schauten neugierige Gesichter, einmal von Lockenwicklern umrahmt, einmal oben ohne. Im Erdgeschoss roch es lecker nach frisch angebratenem Knoblauch, im ersten Stock nach Kaffee, und im zweiten Stock war eine Wohnungstür angelehnt. Hier waren wir richtig, wie ich am Klingelschild las. Zwei Notfallsanitäter kümmerten sich bereits in einem kleinen Schlafzimmer um die Patientin, eine blonde Mittzwanzigerin, ihr Gesicht gerötet, feucht die Ponyfransen in der Stirn. Warum steckte sie bis zum Hals unter der Bettdecke, fragte ich mich. Sie lächelte mich an, ich lächelte zurück. Rechts neben dem Bett kniete ein Sanitäter, der ihren Blutdruck maß. Links war eine Sauerstoffsättigung am Finger befestigt. Mein Fahrer bereitete das EKG vor. Eine Infusion war schon gelegt worden, und die Zuckerprobe zeigte Normalwerte an. Alle hatten zu tun, das gibt jedem erst mal ein gutes Gefühl. Bloß nicht rumstehen. Helfen. Die medizinische To-do-Liste abarbeiten. Doch in diesem kleinen Schlafzimmer mit der Fototapete, dass es so was noch gab, wirkten die drei Männer mit ihren Stahlkappenschuhen, ausgerüstet für eine Karambolage auf der Autobahn, deplatziert. Und wo war eigentlich der Bauch, in dem mein zweiter Patient steckte? Die werdende Mutter verbarg sich vor unseren Blicken, die Bettdecke bis zum Kinn hochgezogen. So wie sie strahlte, fühlte sie sich gut. Doch lieber mal nachfragen.

»Wie geht's?«, erkundigte ich mich.

Das Lächeln wurde noch breiter. »Gut.«

»Haben Sie Wehen?«

»Ja.«

»Wie oft?«

»Alle paar Minuten.«

»Dann haben wir noch Zeit, in die Klinik zu fahren«, sagte ich erleichtert.

»Das glaube ich nicht«, entgegnete sie auf einmal gepresst und schlug die Decke zurück. Ich konnte nicht glauben, was ich sah. Der Kopf des Säuglings stand am Beckenboden, ich konnte schon ein paar flaumige Härchen erkennen. Dass die Geburt so weit fortgeschritten war, hätte ich nicht erwartet bei dieser entspannten Mutter. Das musste ich erst mal veratmen.

»Ich gehe schnell meine Hände waschen«, hörte ich mich sagen. Ich musste eine Sekunde nachdenken. Eine Frühgeburt in der 34. Woche. Ich hatte einige Frühgeburten am Herzen operiert, teilweise waren sie weniger als 500 Gramm schwer. Aber eine Geburt ist etwas völlig anderes. Außerdem war das hier kein Operationssaal voll mit Neonatologen und Kinderpflegern, sondern im wahrsten Sinne des Wortes die Pampa.

Auf dem Weg in das kleine, fensterlose, ein wenig stickige Badezimmer dachte ich, dass hier jemand fehlte, der Handtücher auskochte. In den alten Westernfilmen, die ich bei meiner Oma gern gesehen hatte, wurde das manchmal so gemacht. Es war das Einzige, was mir im Augenblick einfiel. Dies war, nach der Geburt meiner eigenen Kinder, die erste, an der ich beteiligt war, nun als Arzt. Doch auch hier ging es um Leben und Tod, und damit kannte ich mich aus. Zirka sechs Wochen zu früh drängte dieser kleine Mensch auf die Welt, ich mochte mir gar nicht ausmalen, mit welch fürchterlichen Komplikationen das einhergehen konnte. Als ich zurück ins Schlafzimmer kam, meldete die Patientin: »Es geht wieder los.«

Ein Rettungssanitäter reichte mir Handschuhe. Ich streifte sie über, trat näher, die Hände nach vorn gestreckt, um den Damm zu schützen und das Kind eventuell langsam zu »entwickeln«. Dann tönte sie drei-, viermal etwas, das wie ein unterdrücktes Niesen klang. Abermals wurde ich überrascht. Wie eine Kanonenkugel schoss das Kind aus seiner Mutter – direkt in meine Hände.

Mir blieb das Herz fast stehen. Das Kind war blau und schlaff. Es machte keinen Mucks. Was jetzt? Man kann zwanzig Jahre als Notarzt unterwegs sein und keine einzige Geburt erleben. Ich hatte sogar eine Zusatzausbildung für die Wiederbelebung von Kindern. Doch in diesem Augenblick war ich wie benommen. Hilflos hielt ich den neugeborenen winzigen Menschen in den Händen. Immerhin funktionierten meine Arztreflexe. Ich hörte mich »Sauger« sagen, um Schleim aus dem Mund absaugen zu können. Während meines Studiums habe ich einige Wochen in Bangkok in der Gynäkologie gearbeitet, da kamen die Kinder wie am Fließband zur Welt, eines nach dem anderen, rund um die Uhr, dreißig durch Vorhänge abgeteilte Betten im Kreißsaal. Solche Gedanken rasten in Sekundenbruchteilen durch meinen Kopf, während ich hochgradig alarmiert war, denn der Junge atmete nicht erkennbar, er brauchte dringend Sauerstoff. Ein Sanitäter reichte mir den Baby-Absaugkatheter. Mein schockgefrorenes Gehirn taute auf. Der Kleine musste atmen. Wenn er nicht atmete, würde sein Herz bald stillstehen. Schlug es überhaupt? Meine Hände erinnerten sich an meine eigenen neugeborenen Kinder. Ich drehte ihn, nahm jetzt erst wahr, dass es ein Junge war, und da ... es gab kein schöneres Geräusch auf Erden ... begann er zu schreien. Er schrie kräftig und, wie mir schien, voller Empörung. Ich konnte das nachempfinden – wenn man eben noch, nichts Böses ahnend, in angenehm abgedunkelter Umgebung, mit gechillter Heart-Beat-Musik im wohlig warmen Fruchtwasser geschwebt ist. Dann wird man durch eine enge Röhre gequetscht, kriegt nicht genug Sauerstoff ab und plumpst schließlich in eine helle, kalte und harte neue Welt. Seinen Schmerz schrie er in die Welt hinaus, und dieser Urschrei rettete sein Leben. Alles Leben ist Leiden, sagen die Buddhisten. In diesem Fall führt Leiden aber auch zu Leben.

»Jakob«, sagte die Mutter.

»Ja«, sagte ich.

»Ja-kob«, sagte sie noch einmal.

»Ja. Jakob.« Schöner Name. Das Ja am Beginn. Und was für einer. Der kleine Jakob schrie nun nicht ein bisschen, sondern wie ein wütendes Tier. Der ganze Körper brüllte, und sein Herz unterstützte ihn dabei. Ich brauchte den Absaugkatheter nicht mehr. Jakobs Lungen entfalteten sich immer mehr. Und das hatte direkte Konsequenzen für sein Herz. Dadurch, dass sich die Druckverhältnisse in seinem Brustkorb schlagartig änderten, stellte sich auch sein Herz um von dem Zustand vor der Geburt auf den danach. Das rechte Herz pumpte nun Blut in die Lungen. In Mamas Bauch wurden die Lungen umgangen, der Sauerstoff kam von der Mutter über die Nabelschnur. Mit den ersten Atemzügen werden diese neuen Blutbahnen vom Herzen zur Lunge eröffnet und alte Umgehungskreisläufe geschlossen – eine fundamentale Änderung für das Herz-Kreislauf-System. Das neue Kapitel im Leben Jakobs begann mit einem großen Ja zum Leben. Er war nun fünf Minuten alt. Sein Herz jedoch schlug seit über acht Monaten. Und vor knapp neun Monaten begann sein Leben.

Die Geburt des Herzens

Bei seiner Zeugung verschmolz der Samen seines Vaters mit einer Eizelle seiner Mutter. Von diesem Moment an ist jeder Mensch eine einzigartige genetische Persönlichkeit, die es in dieser Form noch nie gab und auch nie wieder geben wird. Die befruchtete Eizelle teilt sich zu sogenannten Stammzellen, bis nach 22 Tagen das kleine Herz zum ersten Mal schlägt. Dieser Urknall des Lebens benötigt eine besondere Zutat, wie erst vor wenigen Jahren entdeckt wurde. Forscher an der Universität Montreal fanden heraus, dass bei undifferenzierten embryonalen Stammzellen, beträufelt man sie mit dem »Liebeshormon« Oxytocin, etwas Zauberhaftes geschieht: Sie verbinden sich, verwandeln sich in Herzmuskelzellen und fangen an, synchron zu schlagen ((62)). Das Liebeshormon ist also die Essenz des ersten Herzschlages. Ist das nicht faszinierend? Herz und die Liebe sind seit dem ersten Herzschlag miteinander verbunden und bleiben es auch für den Rest ihres Lebens. In den Kapiteln »Der Alleskleber der Liebe« und »Herzensbrecher« werde ich dieses Hormon und seine Wirkung auf das Herz noch genauer unter die Lupe nehmen.

Niemand würde menschliche Kinderherzen zerlegen, um solche Untersuchungen durchzuführen; die Ergebnisse stammen, wie so oft in der Medizin, aus Tierversuchen. Aber bei Menschen wirkt der gleiche Zauber. Das Liebeshormon, welches das Herz zum Schlagen bringt, wird dabei von den eigenen Stammzellen durch Expression bestimmter Gene selbst gebildet, kommt aber auch von der Mutter ((63, 64)).

Wann war Ihr erstes Mal? Vielleicht in einer klirrenden Februarnacht? An einem lauen Maiabend? Wann schlug Ihr Herz zum ersten Mal? Niemand fotografierte diesen bedeutenden Augenblick; er geschah heimlich, still und leise im Verborgenen, tief und geschützt im Bauch Ihrer Mutter. Es war der Beginn Ihres Lebens. Das erste Zucken Ihrer ersten Herzmuskelzellen transportierte ein wenig Blut, das zum Strom Ihres Lebens wurde. Sieben Wochen nach der Zeugung ist das Herz schon fertig. Die Durchblutung und Entwicklung aller Organe während der nächsten neun Monate ist vom Herzen abhängig. Es ist ein unendlich leises erstes Bumm. »Ein Klang, der aus der Stille kommt«. So wird das Herz in einer uralten Sprache, dem Sanskrit, genannt: AnaHata.

Wann ist der Mensch ein Mensch? Das ist auch die große Debatte in der Stammzellforschung. Sobald die Eizelle befruchtet ist, beginnt der Mensch zu wachsen, und dazu müssen sich seine Zellen teilen und vermehren. In diesem Stadium kann aus jeder Zelle noch alles werden, ein Auge oder ein Fuß, das Herz oder die Zunge. Daher auch der Name Stammzellen – weil von ihnen alle weiteren abstammen. Sie tragen die gesamte genetische Information in sich, und Wissenschaftler erhoffen sich von diesem Jungbrunnen, Organe und Körperteile reparieren und sogar züchten zu können. Aber darf man das? Menschen künstlich zeugen und ihre Stammzellen, wenn sie noch Embryos sind, als ein Ersatzteillager verwenden? Oder wäre das Mord? Oder wären es am Anfang noch gar keine Menschen? Philosophen, Theologen und Wissenschaftler streiten über die Deutungshoheit ((13)). Mit dem Gehirn alleine können solche Fragen jedoch nicht beantwortet werden. Fragen Sie Ihr Herz, es kennt die Antwort.

Ich legte mein Stethoskop an das Herz Jakobs, schloss die Augen und tauchte konzentriert in diese subtile Welt der Geräusche. Jakobs Herztöne waren rein. So nennen es wir Ärzte, wenn wir nichts Verdächtiges hören. Kein Zischen, Rumpeln oder Poltern oder Maschinengeräusch. Dieses Herz schlug schnell und bestimmt. *Reine Herztöne*, so würde ich es später im Notarztprotokoll vermerken.

Jakobs erster Herzschlag war definitiv nicht der Beginn seines Lebens, doch sicherlich ein sehr bedeutsamer Tag für ihn und in diesem Moment noch mehr für seine Eltern. Wann wird sein letzter Herzschlag stattfinden? Er wird in jedem Falle das Ende seines irdischen Lebens markieren. Oder wird man ihn eines Tages als tot definieren und sein Herz entnehmen, wenn es noch schlägt? Wird sein Herz also weiterschlagen, auch wenn er in gewisser Weise tot – hirntot – sein wird? Auch über dieses Thema wird derzeit heftig diskutiert. Nach Ansicht vieler Experten ist der Tod ein Hirntod ((65)). Das Leben steckt also nicht zwangsläufig zwischen dem ersten und letzten Herzschlag, wie

Sie bisher vielleicht angenommen haben. Aber wann es ganz genau losgeht und wieder aufhört? Vielleicht gibt es ja das ewige Leben 2.0, und wir verändern nur unsere Form?

Von all diesen Fragen unbeeindruckt, wächst das kleine Herz sehr schnell. Sieben Wochen nach der Befruchtung ist seine Entwicklung abgeschlossen. Etwa ab dem 84. Tag nach der Zeugung kann sein Gedeihen mit Ultraschallwellen in der Sonografie überwacht werden. Der Moment, in dem ich zum ersten Mal den Herzschlag meiner Kinder sah, ist unauslöschlich in meinem Gedächtnis eingebrannt. Es war Liebe auf den ersten Blick. Die meisten Eltern können in diesem schwarz-grauen Ultraschall-Schattenspiel ohnehin nur den Herzschlag wahrnehmen. Das Kind ist von der Natur so gut geschützt, dass es auch für unsere modernsten medizinischen Untersuchungsmethoden nur schwer zugänglich ist. Es liegen nur wenige Parameter zur Beurteilung seiner Entwicklung vor. Der Herzschlag und das Gedeihen des Herzens gehören zu den wichtigsten.

Mit zunehmender Entwicklung des Herzens und des Nervensystems, etwa ab dem 6. Monat, kommt es zu einer Kommunikation des Babys mit seiner Umwelt. Es fängt an zu treten und zu schubsen. Dabei erhöht sich die kindliche Herzfrequenz und wird wieder langsamer, wenn es sich ausruht. Die fetale Herzfrequenz ändert sich aber nicht nur mit seinem eigenen Verhalten, sondern auch mit dem psychologischen und physiologischen Zustand der Mutter. Das Kinderherz passt sich dem Tag-Nacht-Rhythmus der Mutter an. Die Herzfrequenz und die Anzahl der

Bewegungen des Babys nehmen ab, wenn es der Mutter nicht gut geht und sie zum Beispiel zu wenig Sauerstoff im Blut hat. Ist die Mama gestresst oder hat Angst, schlägt das kleine Herz schneller. Denn Sauerstoffmangel, Schlaf- und Stresshormone werden über die Nabelschnur weitergereicht, und nach einigen Minuten reagiert auch der kindliche Kreislauf darauf. Und jeder Schluck Alkohol kann das Kind schädigen, auch ein einziger, wie neueste Studien zeigen.

Man kann also aufgrund dieser Angleichung der mittleren Herzfrequenz, die bis zu 24 Stunden dauern kann, sagen, dass die Herzen von Mutter und Kind in einer intimen Verbindung stehen ((66, 67, 68)).

Dass über ihre Herzen jedoch eine regelrechte Unterhaltung stattfinden kann, ist eine neue wissenschaftliche Entdeckung.

Die Sprache des Herzens

Mutter und Kind sind verschiedene Menschen, und jeder hat seinen ganz eigenen inneren Takt und seine eigene Herzensstimme: die Herzfrequenzvariabilität. Wie bereits beschrieben, ist die Herzfrequenz bei genauer Betrachtung nicht konstant, sondern ändert sich von Millisekunde zu Millisekunde und von Herzschlag zu Herzschlag. Diese permanenten Änderungen sind chaotisch und nicht vorhersehbar, jedenfalls für unsere Apparate und mathematischen Modelle. Mutter und Kind, wie auch alle Menschen, ticken unterschiedlich – dachte man bis vor Kurzem. Aber sie können sich auch bis in allerfeinste Zeitskalen synchronisieren. Gegen Ende der Schwangerschaft, ab der 36. Woche, gibt es Phasen, in denen sich die zwei unabhängigen Herzen von Millisekunde zu Millisekunde in synchronem Gleichklang folgen. Sie schlagen wie ein Herz. Das ist unendlich viel subtiler und exakter als die ungefähre Anpassung der mittleren Herzfrequenz, die bisher bekannt war. Gemessen wurden in einer Studie sechs Mal fünf Minuten, und in diesem Zeitraum traten ca. 30 Episoden der Synchronisation auf mit einer Länge von durchschnittlich 15 Sekunden ((69)). Das ist überaus überraschend, denn Mutter und Kind sind völlig eigenständige Menschen. Sie sind nicht über das schnelle Nervensystem verbunden, und das Kind ist auch nicht direkt an den Kreislauf der Mutter angeschlossen. Nur über die Nabelschnur werden Stoffe ausgetauscht, aber dieser Weg wäre für eine so schnelle Synchronisation viel zu langsam. Ich war geradezu elektrisiert, als ich das las. Wie können sich Herzen synchronisieren, die nicht direkt verbunden sind? Auch Physiker und Mediziner der berühmten Harvard Universität in Boston machten sich Gedanken über dieses Phänomen ((70)). Könnte es auf dem gleichen Prinzip beruhen, das von dem holländischen Naturforscher Huygens erstmals 1656 beschrieben wurde? Montiert man zwei Pendeluhren nebeneinander auf einem Balken, ticken sie nach einer gewissen Zeit im Gleichtakt. Huygens vermutete damals schon, dass die beiden Pendel sich über winzig kleine, »nicht wahrnehmbare Bewegungen« in der gemeinsamen Aufhängung der Uhren synchronisierten. Mutter und Kind sind aber keine Pendeluhren, sondern ticken irregulär, unregelmäßig und in ihrem jeweils ganz eigenen Takt. Stellen Sie sich also zwei »Uhren« vor, die von Sekunde zu Sekunde unterschiedlich schnell gehen und sich trotzdem aufeinander einschwingen.

In der Biologie wurde eine Synchronisation unabhängig oszillierender Systeme schon gelegentlich beobachtet. Zum Beispiel beim synchronen Zirpen von Grillen, bei der synchronen Entladung von Nervenzellen in unserem Gehirn, etwa wenn sie Sprache verstehen, und beim simultanen Leuchten von Glühwürmchen ((71, 72)). Ein winziger Knoten in unserem Herzen, so klein, dass ihn nicht einmal der Herzchirurg sehen oder tasten kann, ist der Sinusknoten im Bereich des rechten Vorhofes. Von ihm geht alle Erregung des Herzens aus, und er besteht aus Millionen von Zellen. Jede einzelne Zelle ist ein kleiner Oszillator, und bevor ein einzelnes Herz auch nur einmal BuBumm macht, müssen sich alle gemeinsam und synchron entladen ((73)). Aber welcher geheime Mechanismus führt zu diesem völligen Gleichtakt zweier Herzen, der Herzen von Mutter und Kind? Stellen Sie sich vor: Man weiß es nicht!

Möglicherweise spielen die Ohren dabei eine Rolle. Denn das Kind kann zu diesem Zeitpunkt schon mütterliche Herztöne hören und das rauschende Klopfen der Pulswelle. Das könnte der gesuchte schwache Impuls sein, der das Kinderherz genauso ticken lässt wie das der Mutter. Betrachtet man die Entwicklung des Menschen als einen kontinuierlichen Prozess, der in eine Zeit vor der Geburt und nach der Geburt eingeteilt ist, so kann die Synchronisation des Herzschlages von Fetus mit Mutter durchaus als vorgeburtliche Kommunikation des Babys mit seiner Umgebung angesehen werden ((74, 75)). Unsere ersten Botschaften verschicken wir schon als ungeborene

Kinder im Mutterbauch! Die Sprache, die wir benutzen, ist die Sprache unserer Herzen – für mich die Kommunikation zwischen zwei Menschen in ihrer fundamentalsten, frühesten, reinsten Form. Keine zwei Gehirne tauschen sich aus, sondern zwei Herzen.

Im synchronen Leuchten der Glühwürmchen, im Zirpen der Grillen und wenn unsere Gehirnzellen gleichzeitig feuern – stets geht es dabei um Kommunikation und Verbindung, immer sind darin Nachrichten verschlüsselt. Man nimmt an, dass in der Synchronisation der Herzen das besondere Bewusstsein der Mutter für das Kind begründet ist. Die Wissenschaftler haben bei ihren Messungen uraltes Wissen bestätigt gefunden: Mütter wissen, wann es dem ungeborenen Kind gut geht, wie es sich fühlt oder ob ihm gerade unwohl ist. Dieses besondere Bewusstsein kann von der Kommunikation über den Herzschlag stammen.

Auch das Mutterherz als Taktgeber ist eine Vermutung. Vielleicht fungiert das Babyherz als Taktgeber, oder beide schwingen sich in einer sehr präzisen und synchronen Choreografie aufeinander ein. Die Mutter kann das Babyherz nicht hören, aber womöglich kann ihr Herz es über Signalwege, die wir noch nicht kennen, mit geradezu seismologischer Feinheit wahrnehmen. Bei Systemen, die sich mit ihrer Umgebung in Resonanz befinden, können sich kleine Schwingungen zu einer einzigen großen Amplitude verstärken. Diese kann so kraftvoll sein, dass sie sogar Brücken zum Einsturz bringt, und aus kleinen werden manchmal riesengroße Wellen. Wären viele Herzen zu so etwas in der Lage? ... Und wie ging es dem Herzen von Jakob?

Er war nun ruhig geworden. So still, dass ich mir auf einmal nicht mehr ganz sicher war, ob es ihm gut ging. Vorsichtig untersuchte ich ihn. Da fing er an, sich zu bewegen, und griff sich meinen kleinen Finger, als wollte er mich begrüßen. Und er schrie wieder. Aber weniger kräftig als zuvor, und auf einmal klang es wie ein Wimmern. Vielleicht wusste etwas tief in ihm, dass die Trennung von der Mutter lebensbedrohlich war. Er brauchte Schutz, Wärme und Nahrung statt eines kalten Stethoskops auf der Brust. Aber er war ja nicht allein. Seine Mutter war da und wartete ungeduldig auf das Ende meiner Untersuchung. Wann würde sie ihren Sohn endlich in die Arme schließen können?

»Jakob, jetzt darfst du zu deiner Mama«, sagte ich und reichte das Neugeborene seiner strahlenden Mutter.

Sie pustete den Pony aus ihrer Stirn und legte Jakob auf ihren Bauch. Sein Gesicht rötete sich zart, er atmete ruhiger. Sonst war nichts zu hören. Er war jetzt in Sicherheit, und das fühlte er. Auf dem Bauch der Mutter zu liegen wird als Känguru-Kontakt bezeichnet. Dieser Haut-zu-Haut-Kontakt ist das Beste für Mutter und Neugeborenes. Körpertemperatur, Atmung und Herzschlag gleichen sich wieder einander an.

Der Alleskleber der Liebe

Die Verbindung der Mutter zum Kind ist eine der engsten Beziehungen, die es im Leben gibt. In den Naturwissenschaften und der Psychologie wird diese Beziehung als

Bonding bezeichnet. Das heißt so viel wie Verklebung. Eltern und vor allem Mütter sind also mit ihrem Kind verklebt. Wissenschaftler vermeiden das Wort Liebe. Vielleicht, weil es so ungeheuer gewaltig und facettenreich in seinen Bedeutungen ist. Wissenschaftler bevorzugen Definitionen, weil man die unendlich komplexe Welt damit in kleine überschaubare Begriffe unterteilen kann. In der Welt der Wissenschaft lieben Eltern ihre Kinder nicht, sondern sind mit ihnen verklebt.

Der Kleber besteht hauptsächlich aus Genen für ein bestimmtes Verhalten und diversen Hormonen. Die berauschendste Zutat in diesem Zaubertrank ist das Liebeshormon Oxytocin. Fast hundert Jahre lang dachte man, Oxytocin würde nur im Gehirn gebildet. Seit einigen Jahren wissen wir, dass auch das Herz ein Produzent des Liebeshormons ist, und zwar in durchaus wirksamen Dosierungen ((76)). Es sorgt nicht nur dafür, dass unsere Herzen zu schlagen beginnen. Auch für die weitere Entwicklung zu einem starken und großen Herzen ist es wichtig. Deshalb produziert das kleine fetale Babyherz sogar mehr Oxytocin als das große des Erwachsenen. Das Oxytocin im Herzen kann seine Wirkung unabhängig von Einflüssen des Gehirnes entfalten. Es scheint sogar so zu sein, dass das Herz stellvertretend für das Gehirn Liebeshormone produzieren kann, wenn die Produktion dort vermindert ist ((62, 77)). Das berührt mich sehr, was auch immer man als Liebe bezeichnen mag, rein biologisch ist nicht nur das Gehirn, sondern auch das Herz ein Organ der Liebe. Denn das Liebeshormon beeinflusst unsere Gefühle, unser Paarverhalten und die Partnerwahl. Es dient nicht nur als Anlasser für den Motor des Lebens, sondern verbindet uns auch mit anderen Herzen. Aber eben flexibel, nicht klebend. Das ist ein großer Unterschied. In unseren Herzen folgt jeder Anspannung eine Entspannung und in der Natur jeder Verbindung eine Trennung.

Je näher der Geburtstermin rückt, desto mehr Oxytocin bildet die Mutter, und das erweckt ihr Mutterherz ((78)). Simultan schüttet auch das Babyherz immer mehr Oxytocin aus. Und nun passiert etwas überaus Interessantes. Dieser süße Hormonrausch führt nämlich dazu, dass die beiden sich loslassen können. Der hohe Oxytocinspiegel leitet die Wehentätigkeit ein! Ist das nicht verblüffend und lehrt uns sehr viel über die Weisheit der Natur? Liebe bedeutet auch, jemanden in die Freiheit zu entlassen, wenn die Zeit gekommen ist. Oxytocin hat den Namen Liebeshormon also wirklich verdient. Es klebt und schenkt Freiheit und Raum für die eigenen Atemzüge. Und wie auch im Herzen und bei allen oszillierenden biologischen Systemen folgt auf die Anspannung eine Entspannung.

Jakob und seine Mutter waren nun buchstäblich getränkt von Oxytocin, das übrigens auch schmerzstillend wirkt, die anstrengende Geburt schnell vergessen lässt und für Wohlfühlmomente im Gehirn sorgt.

Einige Forscher kommen zu dem Ergebnis, dass sich die Gehirnwellen der Mutter mit dem Herzschlag des Babys synchronisieren können. Ohne dass die beiden sich berühren und nur dadurch, dass eine Mutter ihre Aufmerksamkeit auf das Kind richtet. Sie vermuten, dass sich elektromagnetische Felder beider Organe beeinflussen ((79)). Im

Angesicht von Jakob hatte ich nun sogar den Eindruck, sein Herzschlag würde die Gehirnwellen aller Anwesenden in seinen Bann schlagen. Ich entspannte mich, und die Rettungssanitäter entspannten sich auch. Ich machte etwas, was ich als Notarzt selten tue. Eigentlich nie. Nichts. Ich wartete ab und gab dem Augenblick die Ehre. Jakob sah schön rosig aus und fühlte sich offenbar wohl. Mein Blick fiel nun auf das blasse Gesicht des Vaters, der die ganze Zeit tapfer und still die Hand seiner Frau gehalten hatte. Aufgrund der Geburten meiner eigenen Kinder konnte ich mir ungefähr vorstellen, was er durchgemacht hatte. Nun hatte er sich einigermaßen erholt und wollte auch noch ein bisschen mithelfen und unbedingt die Nabelschnur durchschneiden und damit endgültig trennen, was eigentlich schon getrennt war. Seine Hand zitterte so sehr, dass ich sie führen musste. Wie es wohl um seine eigene Oxytocinausschüttung in diesem Augenblick bestellt war? Wir wissen heute, dass auch Väter Oxytocin produzieren, wenn sie ihre frühgeborenen Babys berühren ((80)). Und der kleine Jakob war ja nun leibhaftig auf der Welt.

»Es ist doch alles gut gegangen«, sagte der Vater zu mir. »Warum müssen wir denn dann trotzdem in die Klinik?«

»Zur Sicherheit«, erklärte ich. »In der Klinik wird Jakob noch einmal gründlich untersucht.«

»Soll ich eine Tasche packen für die zwei?«

»Ja, gern«, sagte ich und packte auch etwas ein. Nämlich Jakob in Wärmeschutzfolie. Ein kleiner König in seinem goldenen Mantel.

Die erste Autofahrt seines Lebens verbrachte der Säugling an der Herzseite seiner Mutter. Der Haut-zu-Haut-Kontakt sorgte dafür, dass der Oxytocinspiegel von Mutter und Kind weiter anstieg und im hohen Bereich blieb ((81)). Wir rasten durch die Nacht. Da wir an diesem lauen Fußballabend fast die Einzigen auf der Straße waren, ließ ich das Sirenengeheul ausschalten. Nur das Blaulicht warf seinen irrlichternden Schatten gegen die langen Alleen von Windflüchtern. Der raue Küstenwind hatte diese Bäume schräg wachsen lassen. »Wer reitet so spät durch Nacht und Wind?« Goethe kroch auf dieser Nachtmeerfahrt mit seinem Alptraumgedicht in meine Gehirnwindungen. »Mein Vater, mein Vater, hörest du nicht, was Erlenkönig mir leise verspricht?« Was zum Teufel hatten diese Zeilen in meinem Kopf verloren? Es war doch alles in Ordnung! Jakob und seine Mutter waren in warme Decken eingepackt. Beide Herzen hatte ich am Monitor im Blick. Jakobs Leben vor der Geburt war in sein Leben nach der Geburt übergegangen. Er hatte das Element Wasser im Bauch seiner Mutter verlassen und war aufgetaucht in den dünnen Ozean aus Luft, der unsere Erde ummantelt. Es war eine andere, ungeschützte, fremde Welt für ihn, aber eines war gleich geblieben: Er konnte den Herzschlag seiner Mutter hören. Das beruhigte ihn. Auch beim Stillen ist es nicht nur die Nahrung, die Babys entspannt, es ist auch das wohlbekannte BuBumm, das in ihre Ohren dringt. Das BuBumm ist eine Erinnerung an die Zeit im Mutterleib. Neugeborene Kinder erinnern sich besonders gut an die Stimme ihrer Mutter und ihre Herztöne. Heute schier unvorstellbar, glaubte man bis vor Kurzem, das Gehirn neugeborener Babys wäre völlig funktionslos, weil es noch unfertig sei, also quasi leer. Doch Jakob hatte bei seiner Geburt schon so viele Gehirnzellen wie ein Erwachsener, ungefähr 100 Milliarden. Aber sein Gehirn wog nur ein Viertel, weil die Nervenfasern nicht isoliert und noch nicht verknüpft waren ((82, 83)). Sein Gehirn war also noch nicht vollständig entwickelt, und Denken und Verstehen konnte der kleine Jakob damit noch nicht. Mediziner nennen diesen Zustand: ohne kognitive Funktion.

Manche Kinder werden ohne Großhirn geboren. Der Neurowissenschaftler Björn Merker beschreibt ihr Leben in einer überaus interessanten wissenschaftlichen Arbeit mit dem Titel: »Bewusstsein ohne Großhirn. Eine Herausforderung für Neurowissenschaften und Medizin«. Diese Menschen haben eine Erkrankung mit dem Namen Hydranencephalie und sind wach und bewusst. Die Form des Schädels bleibt dabei normal, und das Fehlen des Großhirns wird zuerst oft gar nicht bemerkt. Sie haben lediglich ein Stammhirn, und erst nach einigen Monaten zeigt sich, wie schwer behindert diese Kinder sind. Bei guter Betreuung können sie jedoch Jahre und Jahrzehnte alt werden. Diese Menschen ohne Cortex kommunizieren auf einfache Art mit ihrer Umgebung. Insbesondere können sie ihre Gefühle ausdrücken. Sie freuen sich, sie lachen, und wenn ihnen etwas nicht gefällt, weinen sie und sind traurig. Sie sind aufgeregt, manchmal neugierig und haben ein Lieblingsspielzeug. Kurz: Sie sind bewusst ohne Großhirn. Ihre gesamte Existenz und das Herz müssen dabei eine Rolle spielen. Denn diese Kinder haben Gefühle und lieben. Womit lieben sie, wenn sie keine Gehirnwindungen haben? In zunehmendem Maße sind Wissenschaftler der Meinung, primäres Bewusstsein erwächst auf der Basis von Nervenimpulsen, die im gesamten Körper entstehen, sogenannter viszerosensibler Signale. Sie haben ihren Ursprung in allen unseren Zellen und Organen und natürlich dem Herzen ((3)).

Womit erinnert sich Jakob an den Herzschlag und die Stimme seiner Mutter? Und wo ist sein Verstehen für den Code ihres Herzens beheimatet? In seinem unreifen Gehirn alleine kann es schwerlich sein. Obwohl manche Wissenschaftler glauben, die Bauteile des Gehirns seien so weit fertig, dass eine solche einfache Form von Bewusstsein »entstehen« könnte ((84)). Das wird kontrovers diskutiert, doch die Kollegen starren nur auf das Gehirn und übersehen, dass das Herz voll ausgebildet ist. Mehr noch, es ist in vollem Umfang direkt für sein Leben verantwortlich. Es hat ein eigenes kleines Nervensystem und kommuniziert seit Wochen mit dem Herzen der Mutter, lange bevor sein Gehirn auch nur einen einzelnen Gedanken fassen kann. Ist das Herz also ein besonderes Organ des Wissens und von Bewusstsein? Aufgrund unserer Beobachtungen von Kindern ohne Großhirn und der Herzkommunikation von Neugeborenen, deren Gehirne noch unreif sind, halte ich das für »denkbar«. Dieses Bewusstsein würde ich als Herzbewusstsein, wissenschaftlich als kardiokognitives Erleben beschreiben. Ich sehe darin mehr als eine Erweiterung zu den allseits bekannten Theorien neurokognitiven Bewusstseins: Herzbewusstsein ist dessen Ursprung!

Das Gehirn steuert unsere Körper, so lautet das Menschenbild der Moderne. Den ersten Herzschlag jedoch, den ein Mensch erlebt, steuert das Gehirn nicht, da es zu diesem Zeitpunkt noch gar nicht entwickelt ist. Es ist eher umgekehrt. Ein funktionsfähiges Herz, das Blut und Nährstoffe transportieren kann, ist die Voraussetzung zur Entwicklung des Gehirns. Wenn das Herz schon fertig ist, fängt die Entwicklung des Cortex in der achten Woche gerade erst an. Die ersten vereinzelt auftretenden EEG-Ströme sind im Hirnstamm ab der 12. Schwangerschaftswoche nachweisbar und in den Hemisphären des Cortex ab der 20. Schwangerschaftswoche. Da ist das Herz schon längst fertig und wird als Monitoring für das fetale Gedeihen eingesetzt (84. Tag). Mit dem Wachsen des Nervensystems ist das Herz das erste voll entwickelte Organ, das seine Signale an die ersten Gehirnzellen schickt. Und das Gehirn explodiert in der Folge geradezu: 40.000 Synapsen pro Sekunde entwickeln sich ab der 34. Woche ((82, 85)). Die Stimme des Herzens trägt also ganz wesentlich zur Entwicklung des Gehirns bei. Nur an wenigen Orten auf der Welt kann man ein fetales Magnetenzephalogramm erstellen, das die elektromagnetischen Wellen in diesem kleinen Gehirn misst. Forscher bilden damit die ersten zarten Hirnwellen ab. Sie ändern sich auch mit dem mütterlichen Herzschlag ((86, 87, 88)).

Ich vermute, wir werden diesbezüglich in Zukunft noch einige wissenschaftliche Überraschungen erleben. Ein kluges Gehirn vergisst die Stimme des Herzens nicht und bleibt mit ihm verbunden. Das BuBumm des Herzens ist kein lärmendes Nebengeräusch des Herzklappenschlusses, es ist keine Abhöreinrichtung für die ärztliche Diagnose, sondern unsere erste Wiegenmusik, unsere erste Stimme und unsere erste Sprache im Leben. Das Erste, was wir hören, ist der Takt des Lebens. Man kann also sagen, das Erste, was Babys lernen oder besser gesagt tun, ist, auf Herzen zu hören. Warum nur verlieren wir diese Fähigkeit im Lauf des Lebens so oft? Mit zunehmendem Wachstum unseres Gehirnes scheint diese Fähigkeit verdrängt zu werden durch das, was wir als »höhere« kognitive Funktionen des Gehirns betrachten. Denken, planen, handeln, tun. Das sind wunderbare Fähigkeiten, aber für sich allein, wenn sie vom Herzen getrennt sind, führen sie uns immer weiter weg von uns selbst, unserer Quelle und unserem Ursprung. Weg von dem, wer wir wirklich sind.

Herzen wissen mehr, als wir denken

Mit Erleichterung sah ich das hell erleuchtete Klinikgebäude hinter der letzten Kurve auftauchen. Ich notierte gerade noch Jakobs aktuelle Werte im Notarztprotokoll, da öffnete er für eine Sekunde seine Augen. Groß, blau. Und schaute mich an. Er sah mich an wie jemanden von einem anderen Planeten. Durchdringend. Ausdruckslos. Und doch, als ob er tief in mich hineinblicken würde. Dann schloss er die Augen wieder. Es war das erste Mal, dass nach seiner Geburt Lichtstrahlen auf sein Auge trafen. Im Mutterleib ist es vorwiegend dunkel. Neugeborene Babys sehen am Anfang unscharf und in Graustufen. Sie können nur im Nahbereich erkennen. Bedeutsam für sie sind das Fühlen mit der Haut, das Hören der Herzen und die Stimmen ihrer Bezugspersonen. Auch wenn es ein bisschen abgedroschen klingt, das Wichtigste für ein neugeborenes Baby ist unsichtbar für seine Augen. Jakob war reines Fühlen. Vergleichbar einem Zustand tiefer Meditation. Neugeborene, so sagt man, haben ein reines Herz. Ich bin der Überzeugung, es ist diese Freiheit von Gedanken, Urteilen und Erinnerungen, die damit gemeint ist.

Die Natur von Bewusstsein ist eines der größten Mysterien des Universums. Manchmal, wenn man keine eindeutigen Antworten findet, ist es ratsam, an den Ursprung zurückzukehren. Dorthin, wo alles begann, mit unserer Zeugung, mit den ersten Herzschlägen, mit unserer Geburt und den ersten Lebenstagen. Und dort hatte ich ein zart funkelndes Juwel gefunden, das in der Härte seiner Argumente vielen Diskussionen standhalten konnte. Herzen können sich ganz früh im Leben synchronisieren, und wir können buchstäblich sein wie ein Herz. Und wenn ein Herz das andere erkennt, beeinflusst das unmittelbar unser Bewusstsein. Selbst wenn man ohne Großhirn geboren wurde. Etwas wirklich wissen – nicht glauben und nicht denken, sondern wissen – kann man nur mit ganzem Herzen.

In der Klinik wurde Jakob von mehreren Kinderkrankenschwestern und Ärzten empfangen. Bevor ich ihnen den kleinen König in Goldfolie übergab, lauschte ich ein letztes Mal seinem Herzen. BuBumm, BuBumm, BuBumm ...

Das Herz im Brutkasten

Es gibt Fälle, die werde ich mein Leben lang nicht vergessen. Jakob zählt sicher dazu. Doch nicht er war mein kleinster Patient, sondern Maria. In meiner Heimat würde man sie »Bibberle« nennen. In der 25. Schwangerschaftswoche geboren, wog sie nur 580 Gramm. Ihr Herz machte ein Maschinengeräusch. SchSch-SchSch-SchSch-SchSch – genauso wie die Lokomotiven in alten Sherlock-Holmes-Filmen oder die Dampfmaschine von meinem Spielkameraden Johann, mit dem ich in meiner Kindheit durch dick und dünn ging. Er war der Sohn eines Arztes und besaß dieses faszinierende Objekt meiner Begierde. Wir durften damit leider nur spielen, wenn Johanns Vater zu Hause war. »Sie ist gefährlich und könnte explodieren«, wurden wir eindringlich gewarnt. Ich wünschte mir nichts sehnlicher als eine eigene Dampfmaschine. Aber die kostete über einhundert D-Mark und war somit viel zu teuer. Nicht einmal bei meiner Oma hatte ich eine Chance mit meinem exklusiven Wunsch, aber sie hatte immer eine Idee, um mich auf andere Gedanken zu bringen. »Komm mal mit, ich zeig dir was. Es gibt wieder Bibberle.« Am Hühnerstall öffnete sie den schwergängigen großen Riegel und ließ mich an ihrem langen Rock vorbeischlüpfen in eine geheimnisvolle Welt aus goldgelben Flocken auf zwei Beinen mit orangefarbenem Schnabel. Die kleinen Bündel pressten sich eng aneinander und waren doch in steter Bewegung. Über ihnen leuchtete die Sonne der Wärmelampe, damit sie nicht bibbern, also frieren mussten. Die Temperaturregulation von neugeborenen Küken und Menschen ist sehr anfällig. Sie sind auf Wärme angewiesen, idealerweise ihrer Mutter. Als fortschrittliche »Hühnermama« bebrütete meine Oma Eier im Brutkasten und wärmte die geschlüpften Küken unter der Lampe.

Ein paar Jahrzehnte später lag die kleine Maria im Brutkasten vor mir. Gleich würden wir sie operieren. Sie kam mir vor wie eine empfindliche Pflanze in einem Gewächshaus. Mein Kollege Yücksel, der mir bei der Operation assistieren würde, hatte andere Assoziationen. Ihn erinnerte der Anblick an eine halbe Leberkässemmel, was eine Medizinstudentin auf der Intensivstation empörte, bis sie merkte, dass Yücksel sie neckte. Er war bekannt dafür, sich keinen Flirt entgehen zu lassen.

Yücksel wollte sich vor der Operation einen Cappuccino holen. Wir hatten noch etwa fünfundvierzig Minuten Zeit. »Für dich auch?«, fragte er mich.

»Nein, danke.« Ich trat näher an den Brutkasten und flüsterte: »Du armes Bibberle.« Solche Kinder sind ein Bild zum Erbarmen, wie meine Oma gesagt hätte. Ihre Haut ist zart wie frisch geronnene Milch, bläulich schimmern die Blutgefäße durch. Über Marias Herz klebten winzige Elektroden, die nun neu platziert werden mussten, damit wir den Brustkorb eröffnen konnten. Das Kind war ein kleiner unreifer Mensch und wog gerade mal etwas mehr als ein halbes Kilo. Atmen konnte es noch nicht alleine; Sauerstoff erhielt es über den winzig kleinen Tubus, der aus seinem Mund ragte und in die Luftröhre führte. Neben dem Beatmungsgerät standen mehrere blinkende kleine Medikamentenpumpen, die lebenserhaltende Substanzen in winzige Katheter tröpfelten. Über allem thronte ein Monitor, größer als das Kind, und davon las ich zweierlei ab: Der Blutdruck war alarmierend niedrig, und das Blut hatte zu wenig Sauerstoff. Maria lebte noch mit dem Kreislauf eines Kindes, das in der Gebärmutter zu Hause ist. Atmen kann ein im Fruchtwasser liegender Fetus nicht. Sein Blut wird mit einem speziellen Blutgefäß im Mutterleib aus seinem Herzen an den Lungen vorbeigeleitet. Und genau dieses Blutgefäß, der *Ductus Arteriosus Botalli*, war das Problem. Er hatte sich nach der Geburt nicht verschlossen. Bei gesunden Neugeborenen geschieht das innerhalb von Stunden bis Tagen automatisch. Bei Maria hatten auch mehrere Versuche mit Medikamenten nichts in Gang gebracht. Sie wurde immer blauer und schwächer, litt an einer Fehlverbindung von der großen Körperschlagader zurück in die Lunge. Mediziner nennen das einen Links-Rechts-Shunt, und dieser verursacht das Dampfmaschinengeräusch. Der Ductus ist ein ziemlich großes Gefäß, und durch seine Fehlleitung gelangt das Blut nicht zu den Organen, wo es hinsoll, sondern kreist zwischen Herz und Lunge. Zu viel Blut in der Lunge behindert den Sauerstoffaustausch in den Lungenbläschen. Im Lungenkreislauf ist der Druck zu hoch, im übrigen Körper, dem Körperkreislauf, ist er zu niedrig. Maria war noch nicht lange auf der Welt, sehr, sehr krank und empfindlicher als ein rohes Ei. Geringste Erschütterungen konnten die zarten Blutgefäße platzen lassen, und das war schon einmal geschehen; der Winzling hatte bereits eine Hirnblutung erlitten. Deshalb waren Yücksel und ich mit unserem mobilen Operationsteam in die Kinderklinik gefahren, um den Eingriff vor Ort durchzuführen.

Unsere Kinderkrankenpflegerin Huyen bereitete Maria auf die Operation vor.

»Was ist ein Bib …?«, fragte sie mich, immer auf der Suche nach neuen deutschen Wörtern. Sie war erst vier Jahre in Deutschland, aber ihr Wortschatz war beeindruckend. Ich erklärte es ihr, während sie Maria aus dem Brutkasten hob und unter eine große Wärmelampe legte. Unter der Lampe würden wir auch operieren.

»Bibella«, wiederholte Huyen, als wollte sie es sich fest einprägen, und es klang noch viel schöner, wie auch Yücksel fand, der in eine Kaffeewolke gehüllt zurückkehrte. Aber er wusste nicht, was es bedeutete. Huyen erklärte es ihm. Daraufhin erzählte Yücksel uns von den Herausforderungen der kurdischen Hühnerhaltung: Raubvögel! Er breitete die Arme aus, baute sich vor Huyen auf und flüsterte bedrohlich grimassierend »Die nehmen nicht nur Hühner mit, sondern auch kleine Kinder!«

Huyen schob ihn weg. »Spinner!«

»Und manchmal sogar schöne Frauen!«, lachte Yücksel.

Huyen holte tief Luft. Würden die beiden jetzt gleich wieder streiten? Das hatte ich schon öfter beobachtet. Nein, Huyen beschwerte sich dieses Mal nur beim großen Vorsitzenden: »Herr, wirf Hirn ab für meinen Kollegen.« Und dann konzentrierten wir uns alle auf die Operation, in welcher der Ductus verschlossen werden sollte.

Da der Schnitt links zwischen den Rippen erfolgt, wird Maria auf ihre rechte Seite gelagert. Yücksel ist jetzt sehr konzentriert und reagiert aufmerksam auf jeden Fingerzeig meinerseits. Wir haben diese Operation schon öfter zusammen durchgeführt, und er weiß, wie ich am liebsten arbeite, wie er mir am besten helfen kann, und er ist so freundlich, sich ganz auf mich einzustellen. Wenn ich mit ihm operiere, habe ich vier Arme und vier Augen. Vier Männerhände können eine Patientin, die selbst nur dreißig Zentimeter groß ist, nur operieren, wenn sie keine Scheu vor Körperkontakt haben. Wir stehen so eng zusammen, wie es nur geht. Anders wäre es nicht möglich, dass jeder in den winzigen Körper blicken kann, den ich gleich eröffnen werde.

»Messer.« Ab jetzt folgt alles einer genau einstudierten Choreografie. OP-Pfleger Klaus legt das Messer mit leichtem Druck in meine geöffnete Hand, während mein Blick die angezeichnete Schnittlinie zwischen den Rippen fixiert. Ich kann Klaus nicht sehen, denn zwischen uns steht Yücksel, und das Kind ist ja winzig. Ein kleines Messer so in eine geöffnete Hand zu legen, dass es nicht zu Boden fällt und der Operateur es sicher empfängt, ist auch ein Kunstgriff. Klaus beherrscht ihn perfekt. Yücksel berührt mich leicht am Unterarm und blickt mir dann intensiv in die Augen. Damit signalisiert er mir, dass er nun vollständig bereit ist.

Chirurgen können in Augen lesen wie in aufgeschlagenen Büchern. Sie blicken täglich stundenlang in Augen, und ich glaube, es stimmt, was die Äbtissin und Naturgelehrte Hildegard von Bingen schon vor 1000 Jahren beobachtete: Die Augen sind die Fenster der Seele. Der Rest von uns ist bedeckt mit Kopfhaube, Mundschutz und steriler Kleidung. Die Operateure tragen Lupenbrillen, und ich bin noch mit einem Kopflicht ausgestattet, das man eher bei Bergarbeitern unter Tage vermuten würde, die in dunklen Stollen schürfen. Aber so ähnlich ist es bei uns zuweilen auch, und manchmal sagen das die Patienten sogar: Mein Herz liegt wie ein Stein in meiner Brust.

Es ist nun sehr leise im OP. Aus dem fünf Zentimeter langen Schnitt strömt Blut. Ich durchtrenne die feine Atemmuskulatur zwischen den Rippen und eröffne die Pleura, die Lungenhaut. Winzige Häkchen in Yücksels Händen, klein wie aus der Puppenküche, halten die Wunde offen. Ich bringe den Rippenspreizer ein und drehe ihn langsam auf. Die Lunge wird sichtbar, Yücksel drückt sie vorsichtig zur Seite. Das ist eine gefährliche Position, denn die Atmung wird dadurch noch schlechter. Aber es öffnet sich ein Fenster, um den Ductus zu sehen. Im Innersten des Brustkorbs verlaufen zahlreiche Blutgefäße und Nerven, und es ist essenziell, sie korrekt zu identifizieren. Mit der Pinzette deute ich auf alle wichtigen: den *Aortenbogen*, die *Aorta descendens*, die *Arteria subclavia* … Yücksel bestätigt die Orientierung und zeigt auf den *Nervus vagus*, beziehungsweise einen wichtigen Ast, den *Nervus laryngeus recurrens*, auf den es jetzt ankommt. Über den Vagus tauschen Herz und Gehirn Botschaften aus. Besagter Ast dreht eine Extrarunde um den herznahen Ductus und kehrt dann zurück nach oben zur Stimmlippe, um sie offen zu halten. Ohne den »Recurrens«, was so viel heißt wie der Zurückkehrende, könnten wir nur mit Mühe sprechen und würden bloß heisere Töne herausbringen, weil sich die Stimmritze zur Hälfte verschließen würde.

Nachdem Yücksel und ich die anatomische Landschaft vor unseren Augen identifiziert haben, machen wir uns ans Werk, den Ductus zu verschließen. Das Blutgefäß aus embryonalem Gewebe ist nur einen halben Zentimeter lang. Seine Wände sind nicht wie bei anderen Arterien elastisch und dehnbar, sondern extrem zerreißlich. Er ist nicht für ein ganzes Leben gebaut, sondern soll sich eigentlich verschließen und zu einem Bindegewebsstrang werden, den man auch bei Erwachsenen noch sehen kann und der dann *Ligamentum botalli* genannt wird. Die Operation besteht darin, den Ductus aus dem umgebenden Bindegewebe herauszupräparieren, ihn mit zwei Fäden zu umschlingen und durch zwei Knoten doppelt zu unterbinden. Im Prinzip ziemlich einfach. Wäre da nicht seine Winzigkeit und Zartheit.

Die Wärmelampe brennt auf meinem Kopf, der sich anfühlt, als ob er in einem Toaster steckt. Ich gehöre eher zu den Menschen, die sogar in der Sauna wohltemperiert bleiben. Yücksel schwitzt eigentlich immer und trägt ein Stirnband. Bei dieser Operation an dem überaus fragilen Ductus komme ich mir wie ein Bombenentschärfer vor, der über einem Sprengkörper kniet. Den Zünder mittig herausziehen ist eigentlich keine große Sache. Doch es braucht nur eine winzige Erschütterung, eine kleine Fehlbewegung – und es kommt zur Explosion. In meinem Fall würde ich dann Rot sehen, weil in Sekundenbruchteilen das Operationsgebiet blutig überflutet wäre. Auch ein winziger

Mensch hat eine für seine Verhältnisse ziemlich große Körperschlagader und große Lungenarterien. Um den kurzen Verbindungsgang dazwischen, den Ductus, mache ich winzige Schnitte mit einer feinen Schere. Ein bisschen einschneiden, ein bisschen stumpf spreizen, aber bloß nicht zu viel. Immer wieder sickern Blutstropfen aus dem umgebenden Bindegewebe. Yücksel ist mit dem Puppenküchensauger zur Stelle und gibt gleichzeitig einen Stromimpuls auf meine Pinzette, um das verletzte Blutgefäß zu veröden. Immer wieder bittet uns der Narkosearzt, die Lunge loszulassen, weil die Sauerstoffversorgung zu sehr abfällt. Dann verschwindet das ganze OP-Feld unter den geblähten Lungen und muss erneut eingestellt werden. Schließlich haben wir den Gang freigelegt. Mit einer feinen Klemme unterfahre ich den Ductus, öffne sie einen Millimeter, und Yücksel legt einen Faden hinein. Es ist eine flüssige, synchrone Bewegung von zwei Menschen mit vier Händen. Wir arbeiten und atmen im Gleichtakt. Höchstwahrscheinlich hat sich auch unser Herzschlag synchronisiert.

Chirurgen im Chor

Wenn zwei Menschen eine komplizierte Aufgabe meistern wie zum Beispiel chirurgisch arbeiten, in einem Orchester spielen oder tanzen, erfordert dies ein hohes Maß an geistiger und körperlicher Choreografie. Mit der Herzfrequenzvariabilität gibt es erstmals einen physiologischen Parameter, mit dem sich feststellen lässt, wie gleich man tickt. Ich war schon sehr überrascht, dass sich die Herzen von Mutter und Kind synchronisieren und das Gehör des

Kindes möglicherweise eine Rolle spielt. Aber ein Gleichklang erwachsener Männer, die ein Herz operieren? Bisher gibt es nur einen Bericht über die Kopplung chaotischer Oszillatoren wie Herz und Atmung. Er wurde von der angesehenen Royal Society der Naturwissenschaften in London publiziert ((89)). Mit sehr viel Herzblut und Physik gelang Elektronikingenieuren und Ärzten der Nachweis, dass sich in eingespielten Teams der Gleichtakt der Herzen gerade dann erhöht, wenn besonders knifflige Situationen gemeistert werden. Diese Phasensynchronisation von Herzen wurde auch bei Chorsängern beschrieben, und es erscheint mir logisch. Wenn sie ein Stück singen, müssen sie auch annähernd gleich atmen. Die koordinierte Atmung ist möglicherweise ein Impulsgeber, der andere oszillierende Systeme, wie die Herzen der Mitsänger, gleich taktet. Je langsamer die Atmung ist, desto besser wirkt der Mechanismus dieser sogenannten Resonanzfrequenzatmung ((90, 47, 43)). Kohärenz zwischen den Herzen erwachsener Menschen tritt besonders stark beim Singen von Mantren und Hymnen auf – was ein ganz neues Licht auf das Singen der Hymnen vor Fußballspielen werfen könnte. Könnte sich ein Team gerade dadurch einschwören? Oder sind die Einzelkämpfer vor dem Spiel zu aufgeregt? Die Herkunft des Textes spielt übrigens keine Rolle. Kohärenz entsteht mit »Großer Gott, wir loben Dich« genauso wie mit »Om Mani Padme Hum« oder gemeinsamer Yoga-Atmung ((91)). Wissenschaftliche Studien zeigen, dass wir in einer gemeinschaftlichen Tätigkeit unsere ego-zentrierte Weltsicht zugunsten einer gemeinsamen Perspektive aufgeben ((92, 93)). Viele unserer inneren und äußeren Sinne spielen in diesem Konzert der Kohärenz mit. Dehnungsrezeptoren der Lunge, das autonome Nervensystem, Rezeptoren im Herzen, das Gehör, das Hormonsystem, unsere Muskeln und Bewegungen und natürlich das Gehirn schwingen sich aufeinander ein und tanzen miteinander. Gemeinsames Tun und Erleben führt zu gemeinsamen Perspektiven und Zielen ((43)).

Happy End

»Soll ich dir den Schweiß abtupfen?« Die Frage Huyens ist an Yücksel gerichtet, und er dreht sich dankbar zu ihr um. Auf dieser Intensivstation scheinen sich gerade noch mehr Herzen zu synchronisieren. Yücksel und ich nähen weiter. Entscheidend ist das Knoten. Ist der Zug zu fest, kann er das Gefäß zerschneiden, ist er zu lasch, ist der Ductus möglicherweise nicht ganz verschlossen.

»Sättigung und Drucke steigen«, meldet der Kinderanästhesist – der Sauerstoffgehalt des Blutes erhöht sich also zusammen mit dem Blutdruck. Dann verschwindet der Anästhesist mit seinem Hörrohr wieder hinter der Blut-Hirn-Schranke. Nach zwei Minuten taucht er abermals auf: »Das Maschinengeräusch ist nicht mehr zu hören.«

Pfffffffft.

Meine eigene Atmung entlädt sich in einer gepressten Ausatmung. Pffffffffft ist der Ton, wenn maximale Anspannung dampfend wie eine Lokomotive aus den Lungen entweicht. Ich habe diesen Ton im OP oft gehört. Bei manchen Stichen und Nähten hat man nur eine Chance.

Der Rest der Operation ist Routine. Sorgfältig kontrollieren wir, ob alles »dicht« ist, wie wir sagen. Da ich diesbezüglich sehr akribisch bin, witzelt Yücksel nicht zum ersten Mal, ich würde rote Blutkörperchen zählen. Beifallheischend blickt er zu Huyen. Sie lächelt. Die Anspannung und Sorge um Maria ist aus ihrem Gesicht, aus unseren Gesichtern gewichen und vor allem aus den Blicken. Viel mehr haben wir ohnehin nicht voneinander gesehen. Wir legen noch eine Drainage ein, ein flexibles Plastikrohr, aus dem Wundsekret abfließen kann, und ziehen uns dann langsam zurück, nähen sorgfältig alle Schichten der Wunde. Nur eine kleine Narbe wird bleiben.

Ich hoffe, Maria kann bald auf den Bauch ihrer Mutter und ihr Herz hören. Wenn das nicht möglich ist, werden manchmal Tonaufnahmen der mütterlichen Herztöne eingesetzt, um neugeborene Babys auf Intensivstation zu beruhigen ((75)). Nah am Herzen fühlen sie sich zu Hause.

Ich lege meine grüne Kleidung ab und freue mich auf einen Kaffee mit Yücksel und Huyen, wie wir es verabredet haben. Das Thema Bibberle ist ja noch nicht erschöpfend ausdiskutiert. Da sehe ich zu meiner Verwunderung, dass die beiden sich ohne mich auf den Weg machen. Und so eng, wie sie nebeneinanderher laufen, erweckt es nicht den Eindruck, dass sie mich vermissen würden. Jetzt ein paar Minuten für mich täten mir auch gut. Ich stehe noch immer ziemlich unter Druck, auch wenn die innere Anspannung allmählich nachlässt. Und mein Herz unterstützt mich dabei.

Was das Herz fühlen kann

Das Herz hat eine ausgeklügelte, sehr feine Sensorik für die Drucke, die in seinen Kammern und Vorhöfen herrschen. Es weiß, wie stark es gedehnt wird, und verfügt sogar über Fühler für das chemische Milieu und die Zusammensetzung des Blutes in seinen Höhlen ((39, 26)). Diese Messwerte werden an das Gehirn weitergeleitet, und von ihnen hängt es auch ab, welche Menge an Blut und Informationen mit dem nächsten Herzschlag ausgeworfen wird. Auch einer robusten Natur wie unserem Herzen wird es manchmal zu viel. Wenn so richtig Druck im Kessel und es zu voll ist, kann das Herz auch Dampf ablassen. Es schüttet dann Hormone aus mit den Namen ANP (*Atrial Natriuretic Peptid*) oder BNP (*Brain Natriuretic Peptid*). Wir müssen eine Pause machen, aufs Klo gehen und Wasser lassen, die Flüssigkeitsmenge in unserem Körper sinkt, die Blutgefäße werden weit, und der Überdruck im Herzen lässt nach ((42)).

Das ANP wird auch Balance-Hormon genannt, weil es das Ausschütten von Stresshormonen vermindert und positive Auswirkungen auf unser Immunsystem und unser Verhalten hat ((79)). Seine Fähigkeit zur physikalischen Wahrnehmung macht es dem Herzen möglich, bei allen Extremen immer wieder zurückzukehren in die Mitte, in ein Gleichgewicht zwischen Anspannung und Entspannung. Manche Wissenschaftler sagen, das Herz agiere intelligent ((94)).

Herzensbrecher

Hatten Yücksel und Huyen ihre Kaffeepause schon beendet? In der Cafeteria konnte ich sie nicht finden. Erst als ich mit einem Cappuccino auf dem Tablett nach einem Platz suchte, entdeckte ich sie. Sie hatten sich in die entlegenste Ecke zurückgezogen. Zum Streiten? Oh nein, diesmal nicht. Sie unterhielten sich angeregt. Und es sah nach deutlich mehr aus als einem Flirt. Grinsend beschloss ich, die beiden nicht zu stören, setzte mich aber doch in Rufweite zu ihnen. Aber das bemerkten sie gar nicht. Ich genoss meinen Kaffee und ließ meine Gedanken schweifen.

Bei verliebten Paaren genügt es manchmal schon, wenn sie sich in die Augen schauen, und Herz- und Atemfrequenz passen sich aneinander an ((95)). Yücksel und Huyen saßen mittlerweile so dicht beieinander, dass mein klinischer Blick sofort das Kuschelhormon Oxytocin entlarvte. Im Kapitel »Der Alleskleber der Liebe« habe ich bereits ausgeführt, dass das Herz Oxytocin selbstständig produzieren kann. Und so ist es nicht verwunderlich, aber dennoch auch unter Herzspezialisten nicht flächendeckend bekannt, dass gerade auch unser Herz mit Fühlern für das Liebeshormon ausgestattet ist. Wer glaubt, dass Liebe allein im Gehirn entsteht, könnte sich fragen, weshalb es diese Rezeptoren dann am Herzen gibt? Unser Körper ist ein hochkomplexes, fein aufeinander abgestimmtes Meisterstück – alle Rezeptoren und Leitungen haben einen Sinn, nichts ist dem Zufall überlassen.

Wie Sie bereits gelesen haben, ist das Liebeshormon der Zünder für Ihren ersten Herzschlag. Aber es hat auch eine lebenslange Schutzfunktion für Ihr Herz. Forscher sagen dazu, es ist kardioprotektiv: Es hemmt die Ausschüttung von Entzündungsmediatoren und damit die Entwicklung einer Atherosklerose. In Experimenten wurde gezeigt, dass die Menge an abgestorbenem Herzgewebe, also die Größe eines Herzinfarkts um zwei Drittel reduziert werden konnte, wenn die Herzen vorher mit Oxytocin durchflutet wurden, denn es senkt den Sauerstoffbedarf des Herzens und macht seine Blutgefäße weit. Der Blutdruck sinkt, und der Puls wird langsamer ((97)). Mit der Stammzelltherapie am Herzen lassen Forscher neue Herzzellen wachsen, wenn die alten bei einem Infarkt zerstört wurden. Bevor man diese in Herzen implantiert, werden sie in Oxytocin gebadet, weil es Herzzellen besonders gut wachsen lässt ((96, 76)).

Verschiedene Studien weisen darauf hin, dass Menschen in stabilen Partnerschaften länger leben ((98)). Ich bin mir sicher, das hat etwas mit der Liebe und ihren Auswirkungen auf das Herz zu tun. Und womöglich legten Yücksel und Huyen im Augenblick den Grundstein für ein langes glückliches Leben.

Immer wieder unterbrach Yücksel seine lebhafte Erzählung und berührte Huyen wie zufällig am Oberarm oder ihrer linken Hand. So als wollte er sicher sein, dass sie seine Worte auch hörte und ihr Herz für ihn öffnete. Was für uns als Babys lebenswichtig ist, das mögen wir auch als Erwachsene. Eine liebevolle Berührung kann romantische Partner schlagartig synchronisieren. Ihr Hautwiderstand, ihre Atemfrequenz und ihre Herzfrequenz gleichen sich an. Selbst die Zeit, welche die Pulswelle vom Herzen in die Fingerspitze braucht, passt sich an ((99, 100)). In den letzten Jahren wurde nachgewiesen, dass die Haut über spezielle Nervenfasern verfügt, sogenannte *C-tactile Afferents,* die die Ausschüttung von Liebeshormonen veranlassen ((101, 102)). Bei den beiden sah es so aus, als ob es aus den Herzen alleine kam und die Signalwege über das Gehirn nur eine untergeordnete Rolle spielen würden.

Bei jeder Zärtlichkeit von Yücksel errötete Huyen ein bisschen, und seine Wangen glühten schon. Bald würde man die Lampen in der Cafeteria ausschalten können. Womöglich würden es die beiden gar nicht bemerken, sie hatten sich noch kein einziges Mal im Raum umgeblickt und zum Beispiel mich entdeckt. Nun, ich spielte auch keine Rolle in ihrer Romanze. Was ich hier mit zunehmender Verblüffung und großer Freude sah, war ein wunderschönes Schauspiel, weshalb Menschen seit Jahrtausenden denken-fühlen-wissen: Das Herz ist das Organ für die Liebe. Es schlägt bis zum Halse und rast vor Aufregung und Freude. Es flattert in der Brust und wird groß und weit. Und manchmal verschenkt, so wie fünf Tische von mir entfernt. Wir erröten und unser Blutdruck steigt, die Hände zittern und werden feucht. Der elektrische Hautwiderstand sinkt, und die Haut wird empfindlicher, wir werden im wahrsten Sinne des Wortes berührbarer ((100)).

Verantwortlich für diese untrüglichen Symptome ist ein Liebestrank aus Adrenalin, Noradrenalin und dem Glückshormon Dopamin. Seine Zutaten sind bestens bekannt als Neurotransmitter im Gehirn und Hormone aus der Nebenniere. Dass sie auch aus dem Herzen stammen und dort von spezialisierten Zellen hergestellt werden, wird in der Liebesforschung bisher völlig vernachlässigt ((103, 104)). Stattdessen wurde die Liebe in den letzten Jahren immer vehementer im Gehirn verortet. Das kommt nicht von ungefähr. Dort sorgt Noradrenalin dafür, dass die Nächte schlaflos werden und wir keinen Hunger haben. Dopamin inspirierte die Synapsen von Dichtern zu Liebeslyrik und von Musikerinnen zu Lovesongs ((105)). Ich glaube, dass gerade das Duett aus Herz und Gehirn die großen Kunstwerke vollbringt. Und ein paar Tische weiter konnte ich Textzeilen vieler bekannter Lovesongs live beobachten.

Ich nahm einen Schluck Kaffee und dachte an meine kleine Patientin Maria. Gleich würde ich auf die Intensivstation gehen und nach ihr schauen. Die Biochemie der Liebe und die Therapie zur Rettung von schwerkranken Herzen auf Intensivstation sind im Grunde genommen identisch. Denn das Herz kann Noradrenalin, Adrenalin und Dopamin nicht nur herstellen, es hat auch Rezeptoren dafür ((106, 107, 98, 108, 39, 79)). Herzchirurgen wissen das, und gerade nach Herzoperationen werden diese Substanzen intravenös über Tage und Wochen appliziert, um das schwerkranke Herz zu unterstützen. Ich bezweifelte jedoch, ob »schwerkrank« für die Herzen von Huyen und Yücksel die richtige Diagnose wäre, wenngleich sie mittlerweile ein wenig fiebrig wirkten – und auch desorientiert, denn eigentlich war unsere Pause jetzt vorbei.

Herzen lügen nicht

In einer Studie wurden 32 verliebte und teilweise ethnisch gemischte Paare gegenübergesetzt, und ihre Atmung und Herzfrequenzvariabilität wurden gemessen. 6 Prozent waren Asiaten, 74 Prozent hellhäutige Amerikaner, 2 Prozent afrikanischer Abstammung und 18 Prozent Lateinamerikaner. Zunächst sollten sie sich drei Minuten tief in die Augen schauen. Nicht berühren, sprechen oder grimassieren. Die Herzen folgten ganz natürlich einer gemeinsamen Flugbahn von schnell zu langsam und wurden dann fast gemeinsam wieder schneller. Unabhängig von welchem Teil der Erde die Teilnehmer ursprünglich kamen, scheint Amors Herz-Takt in einer universellen Sprache zu pulsieren, die man überall versteht und die überall gleich ist ((95)). In einer zweiten Runde sollten die Teilnehmer versuchen, die Atmung und Herzfrequenz des anderen zu imitieren. Was die Atmung betrifft, klappte das ganz gut, man kann das ja auch sehen. Doch bei den Herzen kamen die Probanden aus dem Takt, der Effekt war teilweise sogar gegenläufig. Zum Beispiel schlugen die Männerherzen schneller, wenn die Damenherzen langsamer wurden. Mit anderen Worten, die Teilnehmer konnten diese Art von berührungslosem, körperlichem Gleichtakt nicht willentlich herstellen. Auch auf die Gefahr hin, dass das kitschig klingen mag: Herzen lügen nicht.

Das Klingeln des Telefons riss mich aus meinen Gedanken. Meine Mutter rief an. Seit einiger Zeit ging es meinem Vater nicht gut. Meine Eltern waren über fünfzig Jahre verheiratet. Sie standen sozusagen am Ende des Weges, den Yücksel und Huyen vielleicht jetzt gerade gemeinsam betraten.

»Kannst du bald nach Hause kommen?«, bat meine Mutter mich. »Papa fühlt sich nicht wohl. Der Arzt sagt, sein Herz wird immer schwächer.«

Totentanz

Wenige Tage später saß ich im Zug nach Hause. Vielleicht war dies die letzte Reise zu meinem Vater. Vor einigen Jahren war ihm von einem befreundeten Herzchirurgen eine neue Herzklappe implantiert worden. Wir hatten uns davor und danach oft über sein Leben und den Tod unterhalten. Ich würde vielleicht bald seinen letzten Atemzug hören; er war vor vielen Jahren bei meiner Zeugung dabei gewesen. Jetzt fragen Sie sich vielleicht, weshalb ich meinen Vater nicht operiert habe? Weil Gefühle nicht berechenbar sind. Auch nicht bei Chirurgen. Die Angst und der Schmerz wären zu groß gewesen und hätten mein sachliches, in diesem Fall aber lebenswichtiges Funktionieren möglicherweise beeinträchtigt.

Das Sterben ist eine Speiche im Rad des Lebens. Der Mensch stirbt permanent und wird sekündlich neu geboren. Jeden Tag vergehen in unserem Körper 50 Billionen Zellen und werden durch frische ersetzt. Statistisch betrachtet werden innerhalb eines Jahres sämtliche Zellen ausgetauscht und 98 Prozent der Atome und Moleküle ((109)). Wir nehmen diesen programmierten Zelltod jedoch nicht wahr, denn wir bleiben ja die Alten. Scheinbar. Doch unsere Seele oder das Selbst ändert sich im Laufe des Lebens aufgrund von Wahrnehmung und Erkenntnis.

In verschiedenen spirituellen Traditionen wird der Tod des Egos, man kann auch sagen, seine Transformation, als hohe Stufe der Erkenntnis angesehen. Nicht alle Menschen erreichen dieses Bewusstsein, und meistens stirbt das Ego zuletzt. Mitunter ist das auch an den gigantischen Grabmälern zu erkennen, mit denen mancher Zeitgenosse der Vergänglichkeit trotzen wollte. Auf mittelalterlichen Bildern wird der Tod als ein gruseliges Gerippe dargestellt; es tanzt durch die Menschen und holt sich, wen es will. Der Totentanz der modernen Medizin ist variantenreicher: Klinischer Tod, natürlicher Tod, unnatürlicher Tod, Herztod, Hirntod und Zelltod sind seine Hauptdarsteller. Nicht alle gelten als endgültig gesetzt. Und eine »Spielart« macht empirischen Naturwissenschaftlern das Leben besonders schwer: der Nahtod.

Wann ist der Tod wahr?

Nach gängiger Lehrmeinung hat ein Patient mit Herzstillstand, der nicht atmet und dessen Gehirn nicht durchblutet ist, auch kein Bewusstsein. Nicht alle Patienten halten sich daran.

In einer faszinierenden Studie wurden die Erlebnisse von 344 Patienten mit Herzstillstand untersucht. Wenn die elektromagnetischen Wellen des Herz-EKG eine Nulllinie anzeigen, dauert es meistens nicht mehr als zehn Sekunden, bis ein Mensch das Bewusstsein verliert – und auch im Gehirn sind dann keine elektromagnetischen Ströme mehr im EEG nachweisbar. Wie der Begriff Bewusstlosigkeit schon sagt, würde man folglich erwarten, dass es für diesen Menschen dunkel wird. Bei 18 Prozent der Patienten ward es jedoch Licht, und sie machten sich auf zu einer Reise: Sie *erlebten,* wie sie ihren Körper verließen – verbunden mit einem sehr angenehmen Gefühl und der Erkenntnis, jetzt tot zu sein. Manche bewegten sich in einem Tunnel auf Licht zu, sahen Farben und himmlische Landschaften, trafen verstorbene Verwandte. Wieder andere sahen ihr ganzes Leben in einem Film oder befanden sich an einer Art Grenze. Keiner überschritt die Grenze unwiderruflich: Alle wurden erfolgreich wiederbelebt. Deshalb sind sie auch nicht gestorben, sondern hatten eine Nahtoderfahrung. Auf der anderen Seite dieser Grenze kämpften Angehörige, Notfallsanitäter, Krankenpfleger und Ärzte um ihr Leben. Der holländische Herzspezialist Pim van Lommel interessierte sich dafür, was die Patienten in diesem Grenzbereich erlebt hatten, und berichtet darüber in angesehenen wissenschaftlichen Journalen und in seinem Buch »Endloses Bewusstsein« ((110, 109, 111)). Basierend auf aktuellen Schätzungen wurde vier bis fünf Prozent der westlichen Bevölkerung ein Blick in eine andere Welt gewährt. Gerade die ultramoderne Hightech-Herzmedizin scheint uns ein Fenster in jenseitige Dimensionen zu öffnen. Ihr gelingt es immer besser, todgeweihte, schwerstkranke Patienten ins irdische Leben zurückzuholen, wenn sie an der Schwelle stehen. An der Schwelle zu was? Tatsächlich das Jenseits, eine andere Welt, neue Dimension? Manche Wissenschaftler halten die »Erscheinungen« für letzte Zuckungen des sterbenden Gehirns. Doch was geschieht, wenn ein Gehirnspezialist so etwas am eigenen Leib erfährt? So geschah es dem amerikanischen Professor für Neurochirurgie Eben

Alexander, der mit einer schweren Gehirnhautentzündung in tiefem Koma lag. In seinem Buch »Blick in die Ewigkeit« beschreibt er seine mehrere Tage dauernde Nahtoderfahrung ((112)). Manchmal tritt der Zustand nach einem Unfall mit starkem Blutverlust oder einer schweren Kopfverletzung ein. Sogar Kinder, die beinahe ertrunken sind, berichten darüber, und gelegentlich können auch Sterbende aus dem Totenbett visionär ins Jenseits blicken.

Für viele Menschen ist das Sterben ein Lebensabschnitt, ein Übergangsstadium, in dem sich der Geist vom Körper löst. Unser Leib, die Knochen und Organe bestehen aus den Elementen der Erde und kehren dorthin zurück. Nach dem Sterbeprozess sind wir tot. Der Geist aber, die Seele oder das reine Bewusstsein leben für sie weiter als Kontinuum, ohne Anfang und ohne Ende. Zu dieser Schlussfolgerung kommen auch Wissenschaftler wie Eben Alexander und Pim van Lommel. Doch sie ist keineswegs neu. Es sind die uralten Lehren des Christentums, des Islam und vieler anderer spiritueller Traditionen. »Welches Visum der Geist erhält« und wohin die weitere Reise führt, darüber herrschen unterschiedliche Vorstellungen ((113)). Die freie Einreise jedoch ist jedem menschlichen Wesen garantiert, egal welches Geschlecht, welche Rasse, welcher Herkunft, ob arm oder reich, gut oder böse. Aber was und wo sind wir dann, wenn das Herz schweigt?

Die Erlebnisse der Menschen mit Nahtoderfahrungen könnten uns hierüber Aufschluss geben. Die Berichte der Betroffenen zeigen über Nationen und Kulturen hinweg erstaunliche Ähnlichkeiten. In besagter Studie empfanden sie die »himmlische« Reise als etwas sehr Schönes. Sie wurden nach zwei und acht Jahren abermals befragt und mit denjenigen verglichen, die keine Nahtoderlebnisse hatten. Obwohl die Erfahrung in den meisten Fällen nicht länger als einige Minuten dauerte, konnten sich die Überlebenden auch noch nach Jahren sehr gut daran erinnern. Es hat ihr weiteres Leben grundlegend beeinflusst. Sie waren danach besser in der Lage, ihre Gefühle zu zeigen. Liebe, Mitgefühl und Spiritualität waren ihnen wichtiger geworden. Menschen mit Nahtoderfahrung berichten über eine signifikante Zunahme des Glaubens an ein Leben nach dem Tod, und die Mehrheit hatte ihre Angst vor dem Tod verloren. Denn sie hatten die Erfahrung gemacht, dass ihr bewusstes Sein nicht aufhörte, wenn Gehirn und Herz stillstehen ((110, 109, 111)).

Auf Leben und Tod

Manche Patienten, die nach einem Herzstillstand erfolgreich wiederbelebt werden, müssen sofort operiert werden, und das bedeutet ein extrem hohes Risiko, meistens nach einem Infarkt, wenn Teile des Herzmuskels nicht durchblutet werden und beginnen abzusterben. Das Herz hat keine Reserven mehr und auch keine Kraft, sich selbst und die anderen Organe ausreichend zu durchbluten. Die Patienten leiden an Sauerstoffmangel, ihre Zellen sterben in Massen. Und damit auch der ganze Mensch. Dieses Stadium wird als Herz-Schock bezeichnet. Die tödliche Abwärtsspirale muss so schnell wie möglich unterbrochen werden, wenn es eine Überlebenschance geben soll.

Im künstlichen Koma und mit hochdosierten Herzmedikamenten wird der Patient eilig in den OP gefahren. Hier steht das Team schon bereit. Die zugrunde liegende Herzerkrankung ist meistens weit fortgeschritten. Herzchirurgen versuchen sich in diesen Fällen auf das unbedingt Notwendige zu beschränken. Denn je länger der künstliche Herzstillstand bei der Operation dauert, je länger die Zeit an der Herz-Lungen-Maschine währt, desto gravierender sind auch die Auswirkungen auf einen bereits schwer angezählten Körper. Manchmal müssen Bypässe und eine neue Herzklappe implantiert werden. Oder gleich eine neue Körperschlagader, wie ich es im Kapitel »Herz auf dem Tisch« beschrieben habe.

Statistisch betrachtet besteht bei Herzoperationen eine sehr geringe Mortalität, also Sterblichkeit. »Auf dem Tisch« enden meist nur extrem schwere Fälle tödlich. Zum Beispiel ein akuter Herzinfarkt mit Einriss der Herzwand, manchmal auch Unfallopfer mit schlimmen Herz- und Lungenverletzungen, bei denen die Gefäße förmlich abgerissen sind. Ich erinnere mich an eine junge Frau, die bei einem fürchterlichen Verkehrsunfall in ihrem Pkw regelrecht zerquetscht wurde. Noch lebend erreichte sie den Schockraum der Klinik, und die Kollegen der Unfallchirurgie machten sich in einer sofortigen Notoperation an das Stillen lebensbedrohlicher Blutungen. Doch es ging ihr nicht besser. Was auf den ersten Blick nicht zu sehen war: Auch das Herz und die großen Blutgefäße zur Lunge waren verletzt. Ich wurde in den OP gerufen. Spezialisten verschiedener Fachbereiche blickten auf ein Herz, das nur noch schwach zuckte. Der Schockraum glich einem

Schlachtfeld. Aus dem eröffneten Brustkorb ragten lange metallene Gefäßklemmen. Die Verbindungen von Herz und Lunge waren teilweise zerrissen, die Pupillen der Patientin weit und lichtstarr, ein Zeichen, dass auch ihr Gehirn nicht mehr reagierte. Für diese Patientin – und manche andere – konnte ich nichts mehr tun.

Wenn ein Mensch bei einer Herzoperation stirbt, kehrt gewissermaßen eine laute Stille ein. Obwohl wir die Geräte dann abschalten und kein Summen und Piepen und Edelstahlklappern mehr zu hören ist, erscheint diese Ruhe doch nicht wirklich ruhig, sondern gerade so, als würden Reste des Kampfes um diesen Patienten noch in der Luft schwirren. Das Team steht noch eine Weile am Tisch. Je nach Veranlagung jedes Einzelnen wird getrauert, ist man erschöpft, enttäuscht, leer, wütend. Wir haben unser Bestes gegeben, doch der große Plan sah für diesen Patienten etwas anderes vor.

Ein Herz flimmern zu sehen tut mir weh. Aber ein Herz sterben zu sehen geht mir regelrecht in die Knochen und ist gleichzeitig eine spirituelle Erfahrung von Endlichkeit. Manche Herzen kündigen ihren Tod mit einem Flimmern an, andere schlagen bis zuletzt. Das Herz wird immer langsamer und schwächer. Aber es schlägt noch. Und dann kommt es mir so vor, als ob das schwache Schlagen friedlicher würde. Manchmal hat es den Anschein eines Aufgebens oder eines Einverstandenseins. Dem folgen auch wir, die im Kreis um das offengelegte Herz stehen, und lassen es gehen. Zu diesem Zeitpunkt haben wir alles Menschenmögliche unternommen, den Patienten zu retten, wir haben gekämpft und immer wieder versucht, das Herz von der Lungenmaschine zu entwöhnen, drei-, viermal. Doch es wurde ohne diese Unterstützung schnell schlechter, zu schwach, um den Körper zu versorgen, zu schwach für sich selbst. Und so trennen wir den Körper von der Herz-Lungen-Maschine in dem Wissen, dass er sterben wird. Ein solcher Tod kündigt sich an. Das Herz schlägt und pausiert und schlägt wieder, und dann wird die Pause etwas länger bis zum nächsten Schlag. Es schlägt schwächer, und die Pause wird noch länger. Und dann schlägt es noch einmal und danach nie wieder.

Wenn auch nur eine kleine Chance besteht, dass sich das Herz erholen könnte, schließen wir den Patienten an eine dauerhafte Miniherzlungenmaschine, die extrakorporale Membranoxygenation (ECMO). Es ist eine extrem invasive Maßnahme mit vielen möglichen Komplikationen, denn der Patient hängt über Tage und Wochen an der Maschine, und es ist mit Blutungen, Infektionen und Schlaganfällen zu rechnen. Der Einsatz der ECMO wird im Team besprochen, denn sie hat weitreichende ethische und intensivmedizinische Konsequenzen, und viele Fragen müssen beantwortet werden. Ist es sinnvoll, das Leben des Patienten weiter zu verlängern? Können wir damit seine Überlebenschance tatsächlich erhöhen? Solche Patienten erhalten häufig eine Massentransfusion an Blutprodukten, sind an Dialysegeräte angeschlossen, werden künstlich beatmet und mit höchstdosierten Medikamentengaben am Leben gehalten.

Über allem thront die Frage, wie das Gehirn reagieren wird. Gab es eine Wiederbelebung, und war sie so effektiv, dass nicht mit Hirnschädigungen zu rechnen ist, oder wird der Patient im Überlebensfall schwer behindert und pflegebedürftig sein? Hätte er das gewollt? Wenn ein Patient nach nüchterner Überlegung eine Chance hat, selbst wenn sie klein ist, dann nutzen wir sie. Auch im Anbetracht der Möglichkeit, dass der Patient nach Stunden oder Tagen auf der Intensivstation verstirbt. Herzchirurgen sind Anwälte des Lebens, ihre Aufgabe ist es, Leben auch in scheinbar hoffnungslosen Situationen zu retten. Sie sind immer die letzte Instanz. Danach gibt es keine medizinischen Möglichkeiten mehr. In kompetenten Zentren überleben Patienten auch solche extremen Eingriffe. Und dann hat es sich gelohnt!

Die Entscheidung, einen Patienten sterben zu lassen, trifft der Chirurg nicht als einsamer Wolf, sondern, wenn möglich, mit erfahrenen Kollegen, die ich dann dazubitte. Vielleicht haben sie noch eine Idee, einen Vorschlag? Wenn ich nachts operiere und niemand im Haus ist, berate ich mich mit meinem Assistenten und den Narkoseärzten, und das halte ich persönlich nicht für die schlechteste Wahl, denn sie haben den Verlauf von Anfang an mitverfolgt. Sie haben eine Verbindung zu dem Herzen des Patienten, während jemand, der schnell hereinspringt und sich den Fall schildern lässt, die Vorgeschichte nicht kennt beziehungsweise nur die medizinische – und das ist nicht die ganze Wahrheit. Am offenen Herzen schwingt noch viel mehr mit.

Es mag seltsam klingen, doch das sterbende Herz ist mir näher als der Patient. Mit dem Herzen hatte ich Kontakt.

Dieses Herz habe ich kennengelernt. Sein Gesicht steht mir deutlicher vor Augen als das Gesicht des Menschen, mit dem ich vielleicht gar nicht oder nur kurz gesprochen habe vor der Operation, weil er ein Notfall war. Ich kannte ihn nicht. Doch seinem Herzen habe ich mich angenähert, bin in seine tiefsten Kammern vorgedrungen. Und von seinem Herzen verabschiede ich mich auch – in gewisser Hinsicht als Verlierer, denn ich habe den Kampf gegen den Tod verloren. Meistens nähe ich den Brustkorb in einem solchen Fall selbst zu, überlasse dies nicht meinem Assistenten. Es ist ein letzter Dienst an diesem Patienten. Im OP herrscht eine besondere Stimmung. Es kann still sein, oder jemand muss einen Witz erzählen oder ein Fußballspiel kommentieren, oder es bricht auffällige Betriebsamkeit aus. Dem Tod haben wir nichts mehr entgegenzustellen, wir müssen ihn aushalten, jeder auf seine Art und Weise.

Natürlich spielt auch das Alter des verstorbenen Patienten eine Rolle. Der Tod eines jungen Menschen oder gar Kindes ist schwerer zu verkraften. Ich erinnere mich an einen Familienvater Mitte dreißig, der auf der Intensivstation über Wochen zwischen Leben und Tod schwebte. Sein Schicksal ging uns nahe, was vor allem an seinen drei kleinen Kindern lag, die sonntags mit ihrer Mutter zu Besuch kamen. Es war ein bisschen so, als würden sie dem Team noch einmal vor Augen halten, weshalb sich der lange Kampf um diesen Patienten lohnte. In einer lauen Augustnacht wussten wir, dass er den nächsten Tag nicht erleben würde, und holten seine Frau herein. Am Monitor konnte sie verfolgen, wie das Herz ihres Mannes langsamer wurde.

Und obwohl sie darauf vorbereitet war, konnte sie ihn nicht gehen lassen, sie trommelte mit ihren Fäusten auf seine Brust und schrie »Du darfst nicht sterben! Du darfst mich nicht allein lassen!«

Das war sehr schwer auszuhalten. Ich blickte zum Fenster, das einen Spalt breit geöffnet war, und hoffte, dass andere Patienten die Schreie der Frau nicht hören würden. Auf dem Fensterbrett lag ein Beutel mit Dialyseflüssigkeit, etwa drei Kilo schwer. Das Herz des Sterbenden wurde langsamer und langsamer. »Du darfst nicht gehen! Du darfst nicht! Bleib bei mir!«

Nach dem letzten Herzton blieb es still, und dann fegte ein Windstoß in das Zimmer, das Fenster flog auf und schlug den Beutel in das Zimmer, wo er auf dem Boden mit einem Knall platzte und eine Überschwemmung verursachte. Ich wechselte einen Blick mit einem Pfleger. Wir dachten augenscheinlich das Gleiche.

Tote mit schlagendem Herzen

Nichts dauert ewig und der Herzschlag nur einen Augenblick. Viele Augenblicke summieren sich zu Ihrem Leben. Die meisten Menschen glauben, wenn ihr Herz nicht mehr schlägt, sind sie tot. Heute wissen wir, dass das nicht ganz stimmt. Vielleicht wären sie auch nur klinisch tot. Das ist der Fall, wenn ein Herzstillstand nicht endgültig ist und Wiederbelebungsmaßnahmen erfolgreich durchgeführt werden. Ist das nicht so, beginnt nach fünf bis zehn Minuten das Absterben aller Organe.

Das Gehirn kann aber auch alleine untergehen – im Verlauf von schweren Erkrankungen oder Unfällen, zum Beispiel bei Blutungen oder Gehirnhautentzündungen. Das Herz schlägt noch, und die übrigen Organe leben. So ein Patient kann nicht mehr alleine atmen und muss mit einer Maschine beatmet werden ((114, 115)). In diesem Fall sprechen Ärzte vom Gehirntod. Er ist das jüngste Mitglied im Reigen des Totentanzes der modernen Medizin. 1968 wurde er zum ersten Mal definiert als das endgültige, nicht mehr umkehrbare Ende der Aktivitäten des gesamten Gehirnes. Dann dürfen Ärzte medizinisch den Tod des ganzen Menschen feststellen und die Organe des Verstorbenen mit dem schlagenden Herzen bei vorliegendem Einverständnis entnehmen. Es ist jedoch auch möglich, als Hirntoter noch 20 Jahre an der Beatmungsmaschine zu leben ((114)).

Für Aufsehen sorgte vor einigen Jahren der Fall der 13-jährigen Jahi McMath. Nach einer Mandeloperation gab es Komplikationen, ihr Herz blieb stehen, und sie musste zweieinhalb Stunden lang wiederbelebt werden. Ihr Herz stabilisierte sich wieder, das Gehirn hatte jedoch jegliche nachweisbare Funktion verloren. Sie wurde für hirntot erklärt, und ihrer Familie wurde empfohlen, sie zur Organentnahme freizugeben. Ihre Haut war warm und rosig, ihr Gesicht entspannt. Herz, Lungen, Nieren, Leber, Bauchspeicheldrüse und Darm sollten entnommen werden. Danach würde die künstliche Beatmung der Toten beendet. Doch die Familie wehrte sich dagegen. Solange das Herz schlug, betrachtete sie Jahi als lebend. Es folgte ein jahrelanger Rechtsstreit darüber, ob das Mädchen tot war oder als tot galt. Vier Jahre nach der Operation verstarb Jahi an inneren Blutungen ((116)).

Der Hirntod ist eine Definition, und wenn diese Definition auf einen Menschen angewendet wird, erhält er einen Totenschein. Er wird für tot erklärt, auch wenn – mit Ausnahme des Gehirns – alle Organe leben und sein Herz schlägt. In diesem Falle dürfen seine Organe für eine Transplantation entnommen werden. Dahinter steckt der unbedingte Wille von visionären Ärzten, Menschenleben zu retten. Transplantationschirurgen entnehmen Organe und Gewebe des Hirntoten und implantieren sie in andere Menschen. Das ist überaus großartig und findet meine volle Unterstützung. Aus meiner Sicht problematisch ist jedoch die Behauptung, die organspendenden Menschen mit den lebendigen Herzen seien tot. Vor Kurzem hat eine Frau in Deutschland ein gesundes Kind geboren, nachdem zwei Tage vorher der Hirntod aufgrund einer Hirnhautentzündung festgestellt wurde ((117)). Ihr Herz schlug noch, ihr Gehirn arbeitete nicht mehr. Meiner Meinung nach haben die Ärzte richtig gehandelt, indem sie das Kind zur Welt kommen und danach die Mutter sterben ließen. Aber die moderne Medizin stellt uns neue Fragen: Wann ist tot wirklich tot? Können Tote Kinder bekommen? Und wie hält man es selbst mit der Organspende – Ausweis ja oder nein? Würden Sie einen gehirntoten Verwandten, der künstlich beatmet wird, mit schlagendem Herzen beerdigen? Oder seine »Leiche« verbrennen? Diese Frage ist brutal und makaber, macht aber deutlich, wie viel Verwirrung in der Diagnose Gehirntod liegt ((118)). Niemand möchte für tot erklärt werden, solange er lebt.

Den Tod vom Herz ins Hirn zu verlagern ist eine herzlose Kopfgeburt. Und ich denke, das spüren die Menschen überall auf der Welt. Wäre es nicht eine Entscheidung zu sagen: Ich gebe meine Organe gerne, wenn mein Gehirn nicht mehr arbeitet und es auch nie wieder tun wird. Ich gebe meine Organe, meine Augenhornhaut und anderes freiwillig und gern an jemanden, der sie benötigt und mit meiner Hilfe dann auch wieder mehr Lebensqualität erfahren kann. Aber ich tue das nicht als Toter, sondern als Lebender. Es ist meine letzte gute Tat im Leben, nicht meine erste gute Tat als Toter. Meine Zeit ist abgelaufen. Das wäre eine lebensbejahende, klare Entscheidung. Aus diesem Grunde habe ich auch einen Organspendeausweis. Diese Entscheidung habe ich in vollem Bewusstsein getroffen, und falls ich zum Organspender werde, möchte ich nach der Entnahme meiner Organe in diesem Bewusstsein sterben. Doch welches Bewusstsein wird das sein, wenn mein Herz schlägt und mein Gehirn ausgeschalten ist? Eine Vollnarkose sei nach Meinung der deutschen Stiftung für Organtransplantation nicht nötig, denn sie wirke vornehmlich im Gehirn, und das arbeite ja in diesem Fall nicht mehr, daher könne man keine Schmerzen empfinden ((119)). Und außerdem wurde der Patient vor der Organtransplantation für tot erklärt, auch wenn sein Herz noch schlägt. Damit das so bleibt, wird das gesamte intensivmedizinische Therapiespektrum ausgeschöpft – einschließlich der Neurotransmitter Dopamin und Noradrenalin, die ja auch am Herzen wirken –, um den Leichnam am Leben zu halten. Ich weiß nicht, wie es Ihnen ergeht, wenn Sie so etwas lesen, ich halte es für geradezu bizarr. Falls ich jemals zum Organspender werde, will ich eine vollwirksame Anästhesie bei der Entnahme.

Es gibt Kinder, die ohne Großhirn geboren werden und überleben und auf einfache Art bewusst sind. In der Vergangenheit wurden solche Kinder als Organspender benutzt, wie auch Frühgeborene ohne ausreichende Anästhesie operiert wurden, in der Annahme, sie hätten kein Bewusstsein, sie seien keine wirklichen Menschen ((3, 120)). Das ist eine bestialische Grausamkeit, die zeigt, wozu der Mensch fähig ist, wenn er sich nur von der Vernunft leiten lässt. Die lediglich auf den Fakten beruht, die er objektivieren und messen kann. Gerade als Chirurg halte ich die Schmerzfreiheit für eine der größten Errungenschaften der Medizin.

Wem nützt es, den Hirntod gleichzusetzen mit dem Tod des ganzen Menschen? Manche Priester, Ärzte und Politiker scheinen der Meinung zu sein, wenn sie zukünftigen Spendern den definierten Hirntod plausibel einreden, falle es jenen leichter, ihre Organe zu spenden. Ich glaube, das Gegenteil ist der Fall. Den Hirntod als Hirnstillstand oder Hirnversagen zu bezeichnen wäre angemessener. In diesem Fall sollte man seine Organe verschenken und dann sterben dürfen. Wann genau der Hirntod eingetreten ist und welche Untersuchungen im Detail durchzuführen sind, darüber herrschen je nach Land ohnehin unterschiedliche Vorstellungen ((121, 122)). Vergleichbar mit der Frage, wann das Leben beginnt? Wenn der Tod ein Hirntod ist, beginnt dann das Leben mit der »Gehirngeburt«, und wann wäre das? Erst wenn das Gehirn fertig entwickelt ist oder wenn es gerade anfängt zu wachsen? Mit den ersten Gehirnzellen ab dem 25. Tag nach der Zeugung oder eher kurz vor der Geburt in der 36. Schwangerschaftswoche? ((123)).

Die moderne Medizin kennt weder die ganze Wahrheit um den Beginn des Lebens noch dessen Ende. Die verschiedenen Ansichten darüber werden wissenschaftlich, religiös und philosophisch sehr kontrovers diskutiert. Wenn der Übergang, die Zeit des Sterbens jedoch beendet ist und der Tod unwiederbringlich eingetreten ist, alle Organe ihren Dienst am Leben aufgegeben haben, können Ärzte das sehr genau und auf einfache Art feststellen. Es entwickeln sich Totenflecken, und die Leichenstarre tritt ein, im fortgeschrittenen Stadium auch Fäulnis. Das sind sichere Zeichen des Todes, nach denen sich heute jeder Arzt bei der Leichenschau zu richten hat. Das war nicht immer so, und viele Menschen plagte in früheren Zeiten die Angst, versehentlich lebendig begraben zu werden – scheintot. Das konnte zum Beispiel bei einer tiefen Bewusstlosigkeit der Fall sein oder aufgrund einer Vergiftung, wenn der Puls so flach war, dass man ihn nicht tasten konnte. Das Misstrauen in die Kompetenz der Medizin bezüglich solcher existenzieller Fragen ist seit jeher groß. Immer wieder erwachten Totgeglaubte aus ihrem langen Schlaf, einer Ohnmacht, einem Koma. Die Vorstellung, lebendig begraben zu werden, ist auch heute noch für zahlreiche Menschen unerträglich. In seinem Buch »Mein Leben mit den Toten« berichtet Alfred Riepertinger von einer schockierenden Methode, diese Angst zu überwinden, die heute noch in Wien, der Stadt mit dem morbiden

Charme, durchgeführt wird: der Herzstich ((124)). Dabei wird in das tote Herz gestochen, um den Menschen, die zu Lebzeiten unter Scheintodängsten leiden, endgültige Gewissheit zu vermitteln, um die sie testamentarisch bitten. Für diesen Stich ins Herz, der nicht als Mord geahndet wird, gibt es ein spezielles Herzstichmesser. Es ist circa 20 Zentimeter lang und hat eine Doppelklinge, es ist zu beiden Seiten scharf. Aus meiner Erfahrung mit diversen Messerstichverletzungen am Herzen und jenen, die danebentrafen, möchte ich behaupten, auch die Methode »Herzstich« ist nicht hundertprozentig sicher. Jedoch selbst Arthur Schnitzler (1862–1931), nicht nur ein bedeutender österreichischer Dramatiker und Erzähler, sondern zudem auch promovierter Arzt, nahm diese Dienstleistung in Anspruch – aber Autoren wird ja auch besonders viel Fantasie zugeschrieben, und vielleicht war er nah am Tode mehr Dichter denn Arzt.

Das Herz im Blick

Als ich in meinem Elternhaus eintraf, war ich sehr erleichtert, meinen Vater bei Bewusstsein anzutreffen, er hatte sogar noch die Kraft, mich herzlich zu begrüßen. Meine Mutter und meine Geschwister, die in der Nähe wohnen, hatten ihn liebevoll umsorgt. Ich wollte sie alle unterstützen und einfach da sein. Für die Zeiten, in denen ich nicht gebraucht wurde, hatte ich mir ein wenig Arbeit mitgenommen. So hatte ich auch einen wissenschaftlichen Artikel aus der Zeitschrift *Nature Neuroscience* im Gepäck, der mich schon beim ersten Lesen fasziniert hatte. In einem komplexen Versuch waren im Gehirn Signale des Herzens nachgewiesen worden ((125)). Natürlich interessierte mich das brennend, und ich hoffte, mich bei Gelegenheit mit dem Versuchsaufbau befassen zu können, wozu ich mich noch tiefer in ein mir eigentlich fremdes Fachgebiet – die Neurowissenschaften – einarbeiten musste. Nach einigen Tagen mit wenig Ruhe und viel Familie hatte ich den Artikel noch immer nicht ausgepackt. Meinem Vater ging es etwas besser, ja, es sah so aus, als würde er in einigen Wochen seinen achtzigsten Geburtstag feiern können. Ich beschloss, die Nähe zum Brenner zu nutzen und in meiner zweiten Urlaubswoche eine italienische Reise zu unternehmen. Genua, Porto Fino und natürlich Florenz, wo ich lange wartete, um als einer von vielen tausend Besuchern täglich in die Uffizien eingelassen zu werden. Und da stand sie dann, die bekannteste Skulptur der Kunstgeschichte, Michelangelos David. Viel größer, als ich gedacht hatte, obwohl ich wusste, dass David etwas über fünf Meter maß. Natürlich beeindruckte er mich, aber interessanter fand ich die vielen halb fertigen Skulpturen von Michelangelo. An ihnen war erkennbar, wie er arbeitete und wie aus bloßem Stein Gestalt wurde. Sie erinnerten mich an einen wunderbaren Scherenschnitt des britischen Künstlers Rob Ryan, er arbeitete folgende Worte aus dem Papier: »Ich dachte es mit meinem Kopf, ich fühlte es mit meinem Herzen, aber mit meinen Händen habe ich es gemacht« ((126)). Es kam mir so vor, als würde ich bei meiner Suche nach dem ganzen Herzen diesen Satz rückwärts nachvollziehen.

Ich wäre gern länger in den Uffizien geblieben, doch der Besucherandrang war so groß, dass ich an den Meisterwerken vorbei vorwärtsgeschoben wurde wie auf einem Rollband, und schon stand ich am Ausgang. Dort gab es David zuhauf in unzähligen Souvenirläden. Ohne sie eines Blickes zu würdigen, bahnte ich mir einen Weg durch die Menge, stockte, drehte um und lief zurück zu einer Nachbildung des Kopfes von David. Nein, ich hatte mich nicht getäuscht. Er hatte herzförmige Pupillen! Obwohl David eine überaus naturalistische Darstellung mit perfekter Gestalt und perfekten Proportionen ist. Wieso war das Genie Michelangelos im Zentrum des Sehens, den Pupillen, davon abgewichen?

Mit dem Herzen sehen wir besser

An diesem Abend vertiefte ich mich in den Artikel aus *Nature Neuroscience*, und es kam mir so vor, als würde ein weiterer Stein meines Herzpuzzles an die richtige Stelle fallen; nicht der, den David Goliath zwischen die Augen geschleudert hatte, und doch hatte er etwas mit meinem schlagartigen Begreifen zu tun. Der kleine David, der dem Riesen gegenüberstand, brauchte ein Löwenherz und durfte nicht zittern angesichts der gewaltigen Übermacht. Mut und Liebe machen furchtlos, und das Herz verkörpert mit der Synthese von Adrenalin und Oxytocin beide Qualitäten. Das alleine reichte jedoch noch nicht. Der Hirtenknabe brauchte auch ein scharfes Auge, um den Riesen, der ihn um ein Vielfaches überragte, mit hoher Zielsicherheit treffen zu können. Sein Schuss musste sitzen, er hatte nur eine Chance. Und er traf auch, weil sich durch ein Gehirn, das auf das Herz hört, die Sehschärfe verbessert – das ging aus dem Artikel hervor, den ich so lange mit mir herumgetragen hatte. Jetzt war der ideale Moment, ihn zu erfassen, mit Hirn und Herz.

Das Gehirn reagiert auf Signale, die aus dem Herzen stammen, und Signale aus dem Herzen beeinflussen unsere Wahrnehmung und Entscheidungen. Mit jedem Herzschlag leiten Sensoren des Herzens Informationen zum Gehirn und an den Neocortex weiter ((125)). Wenn das Gehirn darauf antwortet, lassen sich sogenannte herzschlagevozierte Potenziale – *Heart Beat Evoked Potentials* – nachweisen. Dabei handelt es sich um messbare Änderungen bestimmter Gehirnströme als Antwort auf die Nachrichten aus dem Herzen. Dies zu messen ist sehr aufwendig und bedarf einer äußerst sensitiven Technologie.

In einem Experiment wurde Probanden ein schwacher visueller Stimulus gezeigt – grauweiße Muster mit so geringem Kontrast, dass sie an der optischen Wahrnehmungsschwelle liegen, also häufig überhaupt nicht bewusst aufgenommen werden. Wenn ein solcher Stimulus einem Probanden in einer Phase präsentiert wurde, in der das Gehirn auf den Herzschlag reagierte, war die Wahrscheinlichkeit signifikant größer, dass er das Bild, also den Stimulus, bewusst sehen konnte. Vor der Stimulus-Präsentation konnten weder vielfältige physiologische Körpermessgrößen noch die allgemeine Erregbarkeit des Gehirns die korrekte visuelle Erkennung vorhersagen. Wurde der Stimulus erkannt, mussten die Probanden einen Knopf drücken. Die Autoren folgern, dass die Signale des Herzens an das Gehirn unmittelbar unsere Entscheidungen und unser Verhalten beeinflussen.

Zusätzlich transportieren die Signale des Herzens eine Information an das Gehirn, die das direkte physiologische Sehvermögen beeinflusst. Wurde ein Stimulus erkannt, sah man, dass dieser Vorgang im Gehirn wieder umgekehrt das Herz beeinflusste: Es wurde langsamer nach der Entscheidung und schien sich zu entspannen.

Dieses Experiment ist von betörender, schlichter Eleganz. Der Stimulus war neutral, ein Muster aus Graustufen und Weiß mit geringem Kontrast. Gefühle oder bestimmte Erwartungen haben die Reaktion des Gehirns auf den Herzschlag nicht erkennbar beeinflusst. Die Antworten des Gehirns auf den Herzschlag waren spontan, manchmal traten sie auf und manchmal nicht. Wir wissen nicht, wann oder weshalb das Gehirn auf einen Herzschlag reagiert und wann nicht. Darüber können wir im Moment nur spekulieren. Wie auch darüber, welche Botschaft Michelangelo in Stein gehauen hat. Vielleicht war es eine Versuchsanordnung und die Pupillen in Davids Augen und fünf Metern Höhe nur für diejenigen sichtbar, die mit dem Herzen verbunden sind? Das wäre gut möglich, denn aktuelle Studien kommen zu dem Ergebnis, in Situationen, in denen unser Gehirn deutlich auf den Herzschlag reagiert, nehmen wir uns selbst intensiver wahr und empfinden mehr Mitgefühl mit anderen ((127, 128)). Die Amplitude, also Stärke, von herzschlagevozierten Potenzialen ist bei bestimmten Herzkrankheiten und Depressionen erniedrigt. Das könnte bedeuten, dass wir negative Gefühle wie Depressionen, aber auch Herzerkrankungen, begünstigen, wenn das Gehirn die Stimme des Herzens – in Form eines Signals – überhört ((129, 130)).

So erging es vermutlich auch lange Zeit den Neurowissenschaften. Denn die Gehirnströme, die ihren Ursprung im Herzen haben, sind sehr fein und subtil. Über Jahrzehnte glaubte man, es seien Störgeräusche, wie bei einem Radio mit schlecht eingestelltem Sender. Heute wissen wir, nicht das Radio war schlecht eingestellt, sondern unsere Abhörgeräte und Messinstrumente zu unempfindlich. Extrem sensible Tomografen zeigen nun, dass es sich bei dem unverständlichen Rauschen um hochstrukturierte Körpersignale handelt, auf die unser Gehirn reagiert und die unsere Wahrnehmung und Entscheidungen beeinflussen. In einem wissenschaftlichen Gastkommentar zu oben genannter Studie kommen die Experten zu der Einsicht: »Wenn das Gehirn das Herz anscheinend so ernst nimmt, sollten wir als Wissenschaftler es auch tun« ((131)). Michelangelo beherzigte das schon vor 500 Jahren.

Ein Störgeräusch drang in mein Bewusstsein. Es war mein Handy. Als ich die Nummer sah, ahnte ich es schon. Die Gedanken an meinen Vater hatten mich auf dieser Reise begleitet, manchmal war es mir vorgekommen, als stünde er neben mir.

»Ich werde eine Rede halten beim Begräbnis«, versprach ich meiner Mutter. Und als ich das Telefonat beendete, wusste ich, dass ich keine übliche Trauerrede halten würde. Ich wollte mit der Stimme meines Herzens sprechen, mit dem Blick des David in den Augen. Mein Vater war Maurer gewesen. Was er wohl zu dieser Skulptur gesagt hätte? Er hat sich nie für »so etwas« interessiert, es aber auch nicht kleingeredet und mir niemals Steine in den Weg gelegt, sondern mich mit den Steinen, die er stapelte, mit den Häusern, die er baute, bei meinem Werdegang unterstützt. Erst spät in meinem Leben habe ich seine Lebensart begriffen. Und das zeigte ich drei Tage darauf, indem ich die gesamte Rede in dem wilden Schwäbisch unserer Heimat hielt. »Michelangelo hätte ihn dargestellt mit einem Herz in den Handflächen seiner Maurerhände. Für andere Menschen Häuser bauen war seine Art, Liebe auszudrücken.« Mein Vater äußerte sich auch diesmal nicht, vielleicht war er im Jenseits schon wieder beschäftigt, denn: Schaffa, schaffa, Häusle baua … – das war sein Lebensmotto.

Als ich wieder bei mir zu Hause an der Ostsee war, zog ich ein zehn Kilo schweres Buch über Michelangelo aus dem Regal. Eine Freundin hatte es mir zur Habilitation geschenkt. Die Kunstwelt ignorierte diese Besonderheit in den Pupillen, ich fand nur wenige Worte über die Herzen in Davids Augen.

Stattdessen entdeckte ich eine Diskussion unter Gelehrten in dem schwergewichtigen Buch, ob Michelangelo seinen David vor oder nach der Tat abgebildet hatte ((132)). Ich finde, beides ist sichtbar und damit die Genialität des Künstlers. Er hat den weißen Marmor in einen balancierten Zustand der Anspannung und Entspannung geformt und ist damit auch dem Wesen des Herzens sehr nahegekommen. Die Skulptur zeigt einen körperlich präsenten, konzentrierten David. Er konnte diesen ungleichen Kampf nur im Zustand eines Kriegers gewinnen, der sich zuvor innerlich gesammelt hat. Im Augenblick des Kampfes war er mit seinem Herzen verbunden und sein Gehirn für die Signale des Herzens offen. Das verlieh ihm die Kraft und die Sehschärfe, den Stein mit aller Gewalt zwischen die Augen des Giganten zu schleudern. Dort befindet sich das »dritte Auge« – in vielen spirituellen Traditionen ein energetisches Zentrum, das unsere Fähigkeit zu visionärer Klarheit und Intuition repräsentiert. In gewisser Weise tötet man einen Menschen, wenn man diese Qualitäten auslöscht. Ein Mensch ohne Erkenntnis, Wahrnehmung und Intuition ist innerlich tot. Vielleicht war Davids Kampf aber auch vorüber, und der Riese lag zu seinen Füßen. Davids Blick hat nichts Überhebliches, und er prahlt nicht, es ist der Blick eines Menschen, der auf geradezu schlichte Weise getan hat, was er tun musste. In den Augen mit den Kämpferherzen liegt Mitgefühl für den Besiegten und die Dankbarkeit des Siegers für die, welche ihn unterstützt haben.

Das kollektive Herz

David war ein Außenseiter und unterlegen. Aber er hatte etwas, das ihn unbesiegbar machte. Nicht nur sein Kämpferherz, sondern die Herzen derer auf seiner Seite, die an ihn glaubten. Er konnte sich der Unterstützung seines Volkes, des Stammes Israel, gewiss sein. Herzen können sich auch über große Distanzen und in gefährlichen Situationen synchronisieren. Dies wurde vor einigen Jahren bei Menschen gezeigt, die im wahrsten Sinne des Wortes durchs Feuer laufen:

Jedes Jahr am 23. Juni werden in einem Amphitheater in dem kleinen spanischen Dorf San Pedro Manrique mit gerade mal 600 Einwohnern zwei Tonnen Eichenholz angezündet. 3000 Besucher aus nah und fern fiebern dem Feuerritual entgegen, das um Mitternacht beginnt. Wenn das Bett glühender Kohle bereit ist, beginnt die Prozession der Feuerläufer vom Marktplatz ins Amphitheater. Es sind allesamt Bewohner aus dem Dorf, zwischen 19 und 46 Jahre alt. Sie werden von der Menge und ihren Freunden und Verwandten begleitet und gefeiert. Dann tanzen sie für einige Minuten um die Glut und laufen barfuß die sieben Meter lange Strecke über den 677 Grad heißen

Feuerteppich. Die meisten tragen zudem eine ihnen nahestehende Person auf dem Rücken. In einer spektakulären Studie wurden die Herzfrequenzen von 12 Feuerläufern (11 Männer, eine Frau) und jeweils einem ihrer Liebsten auf den Tribünen aufgezeichnet sowie von beliebigen anderen Zuschauern, die in keiner persönlichen Verbindung zu den Feuerläufern standen. Nichtlineare mathematische Analysen deckten auf: Während des Rituals kam es zu einer verblüffenden Angleichung und Synchronisierung der geradezu dramatisch verlaufenden Herzfrequenzkurven der Feuerläufer und ihrer Liebsten. Diese Kurven verlaufen keineswegs linear, sondern wie die Achterbahn der Gefühle. Dabei hat jedes Paar seine eigenen spontanen Höhen und Tiefen. Die Herzfrequenz der nicht persönlich bekannten Zuschauer blieb dagegen unbeteiligt ((133)).

Allmählich und in der Öffentlichkeit noch weitgehend unbekannt beginnen Wissenschaftler zu verstehen, dass Herzen auf multiple Art in der Lage sind, sich synchron zu verbinden. Aber wie genau tun sie es in einem Amphitheater mit mehreren tausend Zuschauern und über eine große Distanz? Der Herzschlag ist schließlich nicht hörbar, die Beteiligten berühren sich nicht, und sie führen unterschiedliche Tätigkeiten aus. Die Autoren der Studie folgern, es müsste eine bestimmte Art von Information sein, die zwischen Herzen ausgetauscht wird, die wir aber nicht messen können.

In der gemeinsamen fieberhaften Erregung eines Rituals, im Entstehen des Wir-Gefühls, kann es zu einer konkreten, physiologisch messbaren Verbindung von Herzen kommen. Sowohl derer, die aktiv beteiligt sind, als auch der Zuschauer. Die unterstützende Kraft kollektiver Rituale ist ein Phänomen in allen bekannten menschlichen Kulturen. Sie fördert den Zusammenhalt der Gemeinschaft und das füreinander Einstehen ((134)). Wir können unseren Herzschlag nicht willentlich beeinflussen, aber auf welchem Weg auch immer: Herzen scheinen zu spüren, wenn sie gebraucht werden, verbinden sich und gehen in Resonanz, ähnlich wie es bestimmte Nervenzellen im Gehirn, die sogenannten Spiegelneurone, in solchen Situationen auch tun. Mitfühlen und Unterstützung ist also nicht nur Kopfsache, sondern auch eine Herzensangelegenheit. Die vielen wissenschaftlichen Studien zur Synchronisation von Herzen lassen den Schluss zu, Amplituden vieler Herzen könnten sich addieren zu einem kollektiven Herzen. Wir sind dann wie EIN Herz.

Lieben

Nach dem Besuch bei Michelangelo und dem Tod meines Vaters fiel mir die Rückkehr in den OP zuerst ein wenig schwer. Zu gern hätte ich mehr Zeit mit meinen Herzensangelegenheiten verbracht, als mir der Klinikalltag gewährte. Andererseits freute ich mich auch auf die vertraute Umgebung meiner täglichen Arbeit. Eines Vormittags betrat ich das Schwesternzimmer, wo intensiv diskutiert wurde. Ich hörte nicht, worüber meine Kolleginnen und Kollegen sprachen, doch als ich eintrat, wurde es still.

»Und?«, fragte ich.

Wie auf Kommando hatten nun alle etwas zu tun. Irmgard kramte in Papieren, Klaus bereitete Medikamente vor, Sarah tippte auf ihr Handy, und zwei andere strebten zum Ausgang. Allein Bettina grinste wie ein Honigkuchenpferd. Sie war seit Jahrzehnten das Herz der Intensivstation. Und breit grinsend ließ sie mich dann auch am Flurfunk teilhaben: »Yücksel und Huyen sind ein Paar!«, platzte sie mit der Neuigkeit heraus.

»Das weiß ich doch schon lange.«

»Du?«

»Ja natürlich.«

»Haben sie es dir gesagt? Woher weißt du das? Klaus hat sie gestern knutschen gesehen. Also das habe ich jetzt nicht gesagt. Oder hast du sie auch mal ertappt?«

»Nein«, lächelte ich. »Ich habe es an ihren Herzen diagnostiziert.«

Von Anbeginn der Zeit führen Menschen Liebesbeziehungen. 147 von 166 Bevölkerungsgruppen auf der Welt haben ein Wort für Liebe, und Wissenschaftler nehmen an, dass bei den verbleibenden 19 möglicherweise nur noch nicht die richtige Frage danach gestellt wurde ((105)). Während Adam und Eva im Paradies noch recht irdisch veranlagt waren, gerne mal verbotene Früchte naschten und Nachkommen zeugten, hielten es Maria und Josef mehr mit der »unbefleckten«, göttlichen Liebe. Theoretisch mag das ein Unterschied sein, praktisch war das Ergebnis das gleiche. Die Fortpflanzung sei der wahre Grund für die Evolution der Liebe, sagen Wissenschaftler. Beim Orgasmus schütten wir eine ganz besondere Essenz des Herzens aus: das Liebeshormon Oxytocin. Es zählt zu den ältesten Substanzen des Lebens, die wir heute kennen, und war schon vor über 600 Millionen Jahren auf der Erde aktiv ((135)). Liebe ist eine universelle, verbindende Kraft. Manche sagen, sie sei der Ursprung, der Anfang des Anfangs, sehr alt und immerwährend.

Vielleicht ist das der Grund, weshalb Lust und Liebe im höheren Lebensalter keineswegs enden. Der islamische Gelehrte Hamza Yusuf fragte seinen vierundachtzigjährigen Vater, ob im Alter die körperliche Lust aufhöre. Sein Vater antwortete ihm humorvoll, »Ja, ungefähr 30 Minuten, nachdem der Kadaver kalt ist« ((136)).

Das glaube ich auch, und aktuelle wissenschaftliche Untersuchungen bestätigen es. Liebe, körperliche Nähe und Sex sind nicht nur schön, sondern auch gesund.

In einer großen Studie wurde gezeigt, dass die Häufigkeit des Geschlechtsverkehrs ein wichtiger Faktor für die geistige und psychische Gesundheit von Mann und Frau ist ((137)). Daran beteiligt ist ein alter Bekannter aus diesem Buch, der vom Gehirn kommend auch das Herz besucht und weiter in die Genitalien wandert. Sein Name ist Nervus vagus, der Streuner und Vagant. Obwohl er ein Gehirnnerv ist, umhüllt er mit seinen sensiblen Fasern die Vagina und den Gebärmutterhals und trägt deren Botschaften auf direktem Wege zurück zum Herzen und ins Gehirn, ohne Umweg über das Rückenmark. Deshalb können auch Frauen mit Rückenmarksverletzungen Orgasmen erleben ((138, 139)). Auch beim Mann steuert der Nervus vagus die Entspannung. Er macht die Arterien weit und lässt Blut in den Penis einströmen, wodurch die Schwellkörper sich füllen und der Penis sich aufrichtet. ((140)). Hohe Oxytocinspiegel beeinflussen den Datenstrom zwischen Herz und Gehirn und machen den Nervus vagus geschmeidig ((102)).

Bei lustvollen Signalen fängt das Herz an zu tanzen, die Herzfrequenzvariabilität steigt, mit all den positiven Effekten auf unsere Gesundheit.

Bei 143 Männern und Frauen wurde die Herzfrequenzvariabilität gemessen, und sie wurden gefragt, wie oft sie im letzten Monat Sex hatten. Frauen und Männer mit hoher Herzfrequenzvariabilität hatten vermehrt Sex und häufiger Orgasmen. Umgekehrt erhöhen Orgasmen die Herzfrequenzvariabilität bei Mann und Frau. Der Koitus steigert die Aktivität des parasympathischen Systems, also des Nervus vagus, und je mehr Entspannung sie dadurch erfahren, desto häufiger kommt es zu weiteren Treffen von Penis und Vagina ((138)). Studien mit homosexuellen

Paaren sind mir zum Zeitpunkt der Manuskripterstellung leider nicht bekannt.

Die Stimme des Herzens, die ihren Ausdruck in der Herzfrequenzvariabilität findet, ist eine Stimme aus dem Inneren des Körpers. Und zwar desjenigen Teils, der keine andere Stimme hat. Sie drückt aus, was die Zunge nicht sagen kann, und ist das Ergebnis eines komplizierten Zusammenspiels verschiedenster Organsysteme. Genau genommen ist es deshalb auch nicht eine Stimme, sondern viele, ein polyphoner Kanon aller Zellen. Wir Menschen haben es bisher nicht geschafft, diese Stimmen vollständig zu decodieren. So unrealistisch es ist, aus einem EEG Gedanken herausfiltern zu wollen, so wenig entschlüsseln die Frequenzanalysen des Herzens seine Botschaften. Als Wissenschaftler staune ich über diesen oszillierenden Kanon an Frequenzspektren, dessen Töne so sehr in unsere Sexualität hineinwirken. Diese Klänge lassen sich nicht »on demand« abspielen, wir können sie nur fühlen. Sie entstehen aus sich selbst heraus, aus unserer ureigenen, biologischen Existenz. Und jeden Augenblick neu.

Die Vermessung der Liebe und die wiederentdeckte Beteiligung des Herzens sind wissenschaftlich sehr interessant, aber es ist nur eine Messung von etwas, das größer ist als Apparate: Lebendigkeit. Sexualität, Liebe und die Stimme des Herzens sind wandelbare Höhepunkte des Lebens und lassen sich nicht kategorisieren. Kommen sie uns dauerhaft abhanden, kann das zu Depressionen, Angststörungen, Essstörungen, Alkohol und Drogenkonsum und Persönlichkeitsstörungen führen. Zu viel Stress kann schon ausreichen, um das Erleben von Orgasmen zu erschweren ((137, 98)). So war es bei Rüdiger.

Die Mechanik der Liebe

Rüdiger war ein guter Freund und erfolgreicher Manager. Einmal im Jahr gingen wir im Gebirge wandern oder verbrachten ein Segelwochenende auf der Ostsee. Bei einem gemeinsamen Segeltörn, wir lagen vor Anker in einer Bucht, bekam er Herzschmerzen. Am Abend zuvor hatte er mir erzählt, dass seine Frau einen Liebhaber hatte. Sie waren fast zwanzig Jahre verheiratet und hatten drei Kinder, die noch zur Schule gingen. Rüdiger hatte große Angst, seine Frau zu verlieren, und strengte sich an, ihr Liebesleben voller Lust und Fantasie zu gestalten. Doch seine Frau begehrte ihn immer weniger, und je mehr er sich anstrengte, umso schlaffer blieb sein Penis.

Ich schaukelte gerade sacht in meiner Hängematte an Deck und beobachtete den Abendhimmel, auf dem sich spektakulär der angekündigte Sturm zusammenballte.

Plötzlich stand Rüdiger vor mir, beide Hände auf der Brust.

»Reinhard, mir geht es nicht gut. In der Herzgegend zieht es so komisch.«

Nach einer genauen Anamnese und Untersuchung mit einfachen Bordmitteln ergab sich ein diffuses klinisches Bild. Eine koronare Herzerkrankung, also eine Verengung der Herzkranzarterien, konnte ich nicht ausschließen. Aus meiner herzchirurgischen Bordapotheke verabreichte ich ihm eine Sprühladung Nitrolingual unter die Zunge. Nitroglyzerin weitet die Blutgefäße am Herzen. Während Rüdiger sich, noch immer sehr blass, in seine Koje legte, überdachte ich, wie gefährlich die Situation war. Wenn ich eines gelernt hatte in meiner zwanzigjährigen Zeit als Herzchirurg, dann das: Ein Herz darf man niemals unterschätzen. Aber Herzschmerzen konnten viele Ursachen haben. Ich studierte die Seekarten, den Wind und die Wetterlage und wie wir eventuell einen Hafen erreichen konnten. Leider sah es nicht gut aus, wir hatten uns tief in den schwedischen Schären in einer rundum geschützten Bucht verkrochen, weil für die nächsten Tage Starkwind aus wechselnden Richtungen angesagt war. Insgesamt erschien mir die Situation jedoch auch nicht eindeutig genug, einen Notruf auszulösen. Einer inneren Stimme folgend beschloss ich, erst mal abzuwarten. Nach zwei Stunden kroch Rüdiger aus der Koje »Mir geht es wieder prima«, grinste er.

»Das ist gut«, entgegnete ich erleichtert.

»Das Zeug ist ja der Hammer«, fügte er hinzu und deutete unzweifelhaft stolz zwischen seine Beine. »Mir ist immer noch ganz warm hier. So eine Erektion hatte ich schon lange nicht mehr. Was war denn da drin?«

Schmunzelnd erklärte ich es ihm.

»Ist Nitroglyzerin nicht auch ein explosiver Sprengstoff?«, fragte er mich. Er war wieder der Alte, keine Frage, aber ich teilte seine Euphorie noch nicht so ganz und beobachtete ihn aus Arztaugen. »Und dein Herz?«

»Nichts. Keine Schmerzen. Alles weg.«

Herz und Penis sind ein unzertrennliches Paar. Ihre

Arterien sind ähnlich groß, haben einen Durchmesser von zirka zwei bis drei Millimeter und reagieren auf die gleichen Substanzen. Auch der Penis füllt sich mit Blut und entleert sich wieder, nachdem er ejakuliert hat. Dabei folgt er seinem ganz eigenen Rhythmus der Gezeiten der Liebe und ist doch untrennbar mit seinem Herzen verbunden.

Viagra, Retter in der Not für die erschlaffte männliche Lust, wurde ursprünglich als Herzmedikament entwickelt, um die Blutgefäße am Herzen zu weiten. Eine »Nebenwirkung« war jedoch weitaus stärker. Viagra weitete auch die Blutgefäße im Penis und sorgte für stramme Erektionen. So erwuchs sein Ruhm als Potenzmittel, und es hilft weltweit vielen Männern aus der Notlage.

Je besser die Herzfrequenzvariabilität und je entspannter der Mann ist, umso stabiler ist seine Erektion. Denn dann ist der Nervus vagus aktiv und öffnet die Schleusen. Die Hydraulik der Erektion, maximaler Einstrom von Blut bei gleichzeitig minimalem Ausstrom kommt in Schussfahrt. Wenn Männer gestresst sind und glauben, sie müssen auch noch im Bett etwas leisten, wird der Herzschlag starr, der Vagusnerv hat keine Lust mehr, und sein bester Freund hängt durch.

Die biomechanischen Eigenschaften des Penis machen ihn auch zum begehrten Untersuchungsobjekt von Ingenieuren. Wie auch an die Tragflächen von Flugzeugen sind die Anforderungen immens: Er soll biegsam und elastisch sein, aber nicht knicken oder gar brechen ((141, 138)).

Wenn die Dämme brechen und alles fließt, sowohl beim Mann als auch bei der Frau, dann haben wir einen lustvollen Gipfel erreicht. Maximale Anspannung und gleichzeitige größtmögliche Entspannung sind vereint in einem himmlischen Empfinden. Die Herzen rasen, und die Gedanken stehen still. Für einen Augenblick, ist »Radio Non-StopDenken« ausgeschaltet ((142)). Das Ego schweigt, das Selbst hat in der Vereinigung aufgehört zu existieren, wir sind wieder reines Sein – Herzbewusstsein. Manche beschreiben es auch als einen Zustand tiefer Meditation, als transzendente Erfahrung. Buddhistische Traditionen vergleichen den Aufstieg zum orgiastischen Erleben mit den acht Phasen der Auflösung, wie man sie während des Sterbens durchläuft. Die Auflösung des Ich, die Aufgabe jeglicher Kontrolle wird manchmal auch als der kleine Tod bezeichnet.

Dabei ist es – rein statistisch – sehr unwahrscheinlich, dass wir tatsächlich sterben, wenn wir einen Orgasmus haben. In einer Studie wurden 536 Patienten mit Herzinfarkt untersucht, und lediglich drei von ihnen hatten Sex innerhalb der letzten Stunde vor einem Herzinfarkt ((143)). Auch eine Gruppe von Pathologen untersuchte den Liebestod und kam zu dem Schluss, körperliche Liebe ende selten tödlich. Bei 38.000 Leichenschauen fanden die Pathologen nur in 99 Fällen Hinweise auf einen natürlichen Tod beim Liebesspiel, also lediglich 0,26 Prozent ((144)), obwohl das Herz einiges leisten muss, wenn wir uns zum Höhepunkt lieben. Um das Vier- bis Zehnfache höher als der normale Blutdruck sind die Drucke, die für die Erektion des Mannes benötigt werden. Auch Frauen brauchen für das lustvolle Öffnen ihres Schoßes eine vermehrte Durchblutung aus dem Herzen.

Das Herz spendet Leben nicht nur in Form von Blut, sondern es sorgt auch für den physikalischen Lustdruck. Und der wächst mit dem Grad der Erregung. Sie mündet in die willenlose, ekstatische, rhythmische Kontraktion der Muskulatur im Genitalbereich, die wir als Orgasmus bezeichnen. Eine unwillentliche rhythmische Kontraktion vollführt auch das Herz. Jeder einzelne Herzschlag ist ein Orgasmus des Lebens! Und vielleicht, nach 22 Tagen, ertönt ein Klang, der aus der Stille kommt. BuBumm BuBumm BuBumm …

Herzkrank und lustlos

Ist das Herz dauerhaft krank, kann die Manneskraft in Sinkflug übergehen. Die Risikofaktoren für die koronare Herzkrankheit und Erektionsstörungen sind die gleichen, zum Beispiel hoher Blutdruck, Stress, Rauchen, Diabetes, wenig Bewegung und Übergewicht. Herz und Penis agieren im Duett, und mit zunehmender Erkrankung der Blutgefäße nimmt die Durchblutung bei beiden ab. Manchmal ist es aber auch genau anders herum, und die ausbleibende Erektion kann ein Vorbote für einen Schlaganfall oder Herzinfarkt sein. 2018 wurde eine Studie veröffentlicht, welche die erektile Dysfunktion als unabhängigen Risikofaktor für Herz-Kreislauf-Erkrankungen entlarvt. In der Studie (*Multi-Ethnic Study of Atherosclerosis; MESA*) ging es primär um das Risiko für Atherosklerose, also Arterienverkalkung bei über 6000 Männern und Frauen. 1914 Männer wurden zu möglichen Potenzstörungen interviewt, davon hatten 877 Erektionsstörungen – ihr mittleres Alter betrug 69 Jahre. In einer vierjährigen Beobachtungszeit hatten die Männer mit Potenzstörung ein zweieinhalbfach erhöhtes Risiko für einen Schlaganfall oder Herzinfarkt ((145)). Es scheint den Herzen der Männer sehr viel auszumachen, wenn ihr Penis versagt. Und umgekehrt. Sie werden dann offensichtlich krank. Leider viel weniger untersucht sind die Auswirkungen von Herzerkrankungen und Durchblutungsstörungen auf die Sexualität der Frau. Herzerkrankungen bei Frauen werden zudem noch immer seltener diagnostiziert als bei Männern, was auch an den unterschiedlichen Symptomen liegt. Inwiefern Risikofaktoren des Herzens auch Risikofaktoren für die Funktion weiblicher Sexualorgane beinhalten, ist derzeit nicht sicher zu beantworten. Erkrankungen wie Diabetes oder starkes Übergewicht scheinen sich jedoch auch auf die sexuelle Gesundheit bei Frauen auszuwirken ((146)). Ob eine Minderdurchblutung der Lustorgane wie beim Mann einen unabhängigen Risikofaktor für manifeste Herz- und Kreislauferkrankungen darstellt ist derzeit nicht zu beantworten, wenngleich es Hinweise darauf gibt.

Wir riechen mit dem Herzen

Düfte beeinflussen unsere Partnerwahl, und auch unsere Nase beteiligt sich gerne am Liebesspiel. Aber nicht nur die Nase! 2017 wurden Rezeptoren entdeckt, mit denen das Herz riechen kann ((147)). Es riecht allerdings nicht »Himbeere« oder »Zeder«, sondern Fette im Blut. Und wenn sie ihm nicht schmecken, verlangsamt es sein Tempo und schlägt weniger kraftvoll! Hätte jemand zu meiner

Studentenzeit spekuliert, das Herz könne riechen, er wäre nicht ernst genommen worden. Die Wissenschaftler, die nun die Nase des Herzens entdeckt haben, spekulieren, dass Duftmoleküle auch über die Haut in die Blutbahn gelangen und vom Herzen wahrgenommen werden könnten ((148)). Seit Jahrtausenden wissen wir, dass das Einreiben mit ätherischen Ölen unsere Sinne beruhigen und beleben kann. Ein paar Tropfen Öl auf die Brust, mit liebevollen Bewegungen verrieben, eine kleine Massage kann Balsam sein und die Herzen der Liebenden öffnen. Und nicht nur deren Herzen ...

Sichtbar ist das manchmal schon in den Augen. Sind sie geweitet und die Wangen gerötet, kann dies ein verräterisches und verheißungsvolles Zeichen sein. Dann tut das Adrenalin, das auch aus dem Herzen kommen kann, seine Wirkung. Um diesen »Look of Love« auf botanischem Wege zu imitieren, haben sich venezianische Frauen früher den Saft der giftigen Tollkirsche einverleibt. Damit waren sie für Männer angeblich unwiderstehlich, und das mag einer der Gründe sein, weshalb der botanische Name des giftigen Nachtschattengewächses Bella Donna, schöne Frau, lautet. Die Sehnsucht des Menschen, der Liebe mit Tränken auf die Sprünge zu helfen, ist uralt, und zu Ehren der Göttin der Liebe, Aphrodite, nennt man sie Aphrodisiaka.

Viele Aphrodisiaka wurden vornehmlich auf ihre neurobiologische Wirkung im Gehirn untersucht. Ob Austern, Haifischflossen, Ginseng oder eine ganz persönliche, »nur für dich mit Liebe gekochte Hühnersuppe«, die Ausschüttung von Dopamin, Serotonin, Oxytocin oder endogenen Opiaten fördern oder hemmen mögen, die Ergebnisse lassen keine allgemeingültige Schlussfolgerung zu. In einer interessanten wissenschaftlichen Analyse über die Pharmakologie der Liebe kommen die Autoren zu dem Schluss, es sei bei jedem Paar anders. Zu viele unbekannte Faktoren spielen eine Rolle. »Es ist unmöglich, den magischen Moment, wenn die Liebe eintritt, vorherzusehen und die Betroffenen dann im Rahmen einer vorbereiteten Studie sofort unter den Gehirnscanner zu legen« ((108)). Ich respektiere meine Kollegen zutiefst, aber eine Bemerkung sei mir gestattet: Vielleicht suchen sie an der falschen Stelle. Denn wenn erst 2017 bis dahin unbekannte Rezeptoren am Herzen gefunden wurden, zeigt das doch, dass das letzte Kapitel bei der Erforschung des Herzens noch lange nicht geschrieben ist!

Das einsame Herz

Kordula war eine zierliche Frau Mitte dreißig mit hellem Verstand und dunklen Locken. Erfolgreich führte sie ein Unternehmen und war ihren beiden kleinen Kindern eine zugewandte, liebevolle Mutter. Scheinbar mühelos integrierte sie Beruf und Familie; ihr Mann, ein Diplom-Ingenieur, unterstützte sie in dieser Doppelbelastung. Beide legten großen Wert auf Selbstverwirklichung und Freiraum. Kordula hatte nichts dagegen, dass Achim mit seinen Bergfreunden häufig zu mehrtägigen Klettertouren aufbrach. Sie war eher ein Meertyp und bevorzugte Tauchgänge und Strandspaziergänge. Achim zuliebe hatte sie das Klettern zwar versucht, doch es machte ihr Angst.

Obwohl die Kinder am Wochenende gern etwas mit ihrem Vater unternommen hätten, zog Achim es immer öfter vor, Gipfel zu erobern, bald nicht mehr nur in den Bergen. Kordula ahnte etwas, und in ihrem Herzen spürte sie manchmal eine Enge, eine Schwere, ein Ziehen. Als sich ihre Ahnungen bewahrheiteten und sie Beweise fand, dass Achim Affären hatte, war sie maßlos enttäuscht und wütend. Doch als Firmenchefin hatte sie gelernt, ihre Emotionen zu kontrollieren, vor allem wenn sie ein Ziel vor Augen hatte. Und das hatte sie: Sie wollte ihre Familie retten. Nach langen Überlegungen beschloss sie, die Ehe weiterzuführen, wenn auch vor allem für ihre Kinder.

Sicherlich würde sich ihr Mann eines Tages ändern, das war nur eine Phase, und bis dahin würde sie seine Eskapaden akzeptieren. Wie sie es in ihrem Unternehmen gewohnt war, traf sie eine vernünftige Entscheidung – zugunsten des Projektes Familie. Und dann widmete sie sich ihrem Alltag und gab sich Mühe, so zu tun, als sei nichts geschehen. Achim gab sich auch Mühe, doch Kordula bezweifelte, dass er ihr wieder treu war, wahrscheinlich passte er nur besser auf. Einmal überlegte sie, einen Detektiv zu engagieren. Aber das wäre sehr teuer gewesen. So beschloss sie, ihrem Entschluss treu zu bleiben, die Familie zusammenzuhalten und notfalls wegzusehen. Irgendwann hätte das sicher ein Ende. Achim würde zur Vernunft kommen, und außerdem liebte er seine Kinder über alles und würde sie sicher niemals aufs Spiel setzen.

Nach einigen Wochen begann Kordulas Herz zu rasen, anfangs nur in der Nacht. Da schlug es ihr bis zum Hals, hämmerte unregelmäßig gegen ihre Brust. Sie schlief schlecht, manchmal nur wenige Stunden. Aber diszipliniert blieb sie liegen. Ihr Körper musste sich erholen, sie hatte jeden Tag lange To-do-Listen abzuarbeiten. Ihre Strategie schien richtig zu sein, denn das Herzrasen beruhigte sich wieder oder währte kürzer. Doch dann klopfte ihr Herz auch am Tag an. Noch dazu in einer wichtigen Besprechung. Kordula musste den Raum verlassen, so sehr pochte es. Das konnte sie nun nicht mehr hinnehmen. In der Firma musste sie voll einsatzfähig sein. Am selben Abend vertraute sie sich einem befreundeten Arzt an. Also ein bisschen. Sie sprach von Stress und Schlafproblemen. Den wirklichen Auslöser, Achims Untreue, hielt sie in ihrem

Herzen verschlossen. Ihr EKG, der Blutdruck und die anderen Werte waren normal, und der Arzt riet ihr zu Entspannungstechniken und mehr Pausen im Alltag. Gewissenhaft hielt sie sich daran. Vor dem Einschlafen hörte sie Meditationsmusik, und das schien zu wirken: Das Herzwüten erfasste sie seltener.

Bis zum Ostersonntag, als ihr Herz sich nicht mehr beruhigen wollte, obwohl doch alles perfekt war. Gemeinsam mit Achim hatte sie im Garten Osternester für die Kinder versteckt. Lachend und balgend wurden sie gesucht. Die hellen Kinderstimmen mischten sich in das Schlagen der Kirchenglocke. Ein gewaltiger Klöppel fuhrwerkte in Kordulas Brust, die Herz-Schläge waren so heftig wie noch nie, das Atmen fiel ihr schwer. Du musst zur Ruhe kommen, befahl sie sich selbst, doch es klappte nicht.

»Mama, was ist mit dir?« »Es geht gleich wieder besser«, sagte sie. Doch das war eine Lüge, und sie wusste es. Fieberhaft überlegte sie, was sie tun sollte. Dann bestellte sie sich ein Taxi. Achim wollte mit. »Mach alles wie geplant«, bat sie ihn. »Die Kinder haben sich so darauf gefreut. Geht ohne mich in den Tierpark. Ich bin sicher bald wieder zurück.«

Die Alarmanlage

In der Klinik wurde Vorhofflimmern diagnostiziert, in der Fachsprache auch als absolute Arrhythmie bekannt. Dabei schlagen die beiden Vorhöfe nicht mehr im Takt mit dem übrigen Herzen, sondern sie flimmern und befördern kein Blut mehr in die Hauptkammern. Die Leistung des Herzens sinkt um fünfzehn Prozent. Die Patienten fühlen sich nicht mehr leistungsfähig, geraten schnell außer Atem. Häufig fängt das Herz auch an zu rasen, und es klopft wie wild, so wie bei Kordula. Wir wissen heute, dass starke emotionale Belastungen, Angst und Überforderung nicht selten zu Herzrhythmusstörungen führen ((24)). Wenn wir dauerhaft unsere Bedürfnisse vernachlässigen und nicht für Ausgleich sorgen, läutet das Herz irgendwann die Alarmglocken. Die Folgen können gravierend sein, denn in den flimmernden Vorhöfen bilden sich Blutgerinnsel, und diese können im Gehirn plötzlich Schlaganfälle verursachen.

In der Klinik wurde Kordula umfassend untersucht. Auch Herzklappenerkrankungen können die Ursache für Vorhofflimmern sein oder ein zu hoher Blutdruck, gelegentlich selbst zu viel Alkohol. Doch weder der Ultraschall des Herzens noch andere Untersuchungen zeigten Veränderungen am Herzen, die zu den Symptomen passten. Die Herzklappen und die Größe der Herzhöhlen waren ebenso unauffällig wie Kordulas Blutwerte und die inneren Organe. Und wenn jemand sie fragte, wie es ihr ging, antwortete sie stets wahrheitsgemäß. Doch sie blieb an der Oberfläche, beschrieb allein das Herzrasen, vergaß ihre Verletzungen, die Enttäuschung, Wut, Sorgen. Sie war hier schließlich in einem Krankenhaus. Außerdem – war es nicht die beste Strategie, Achims Seitensprüngen keine Aufmerksamkeit zu zollen? Sie wollte die Affären nicht überbewerten. Und bestimmt würden die Tabletten helfen, den Herzrhythmus zu normalisieren. Das taten sie aber nicht. Allein die Nebenwirkungen bekam Kordula sehr deutlich zu spüren. Sie fühlte sich noch müder, und ihr Allgemeinbefinden war miserabel.

Es gibt viele verschiedene Medikamente gegen Herzrhythmusstörungen, doch eines ist fast allen gemein: Sie blockieren bestimmte Kanäle am Herzen, zum Beispiel für Ionen wie Natrium und Kalium, oder sie blockieren Rezeptoren am Herzen und damit auch die Fähigkeit des Herzens, Körperzustände wahrzunehmen. In einem gesunden Herzen ist alles im Fluss und in einer sehr feinen Balance. Durch das Blockieren gewisser Fühler, zum Beispiel mit Betablockern, ist es manchmal möglich, den Herzschlag wieder in seinen richtigen Takt zu zwingen. Millionen von Menschen nehmen täglich und oft über Jahrzehnte Betablocker oder andere Substanzen dieser Art. Doch sie wirken nicht nur am Herzen, sondern überall, und können zu Müdigkeit, Antriebslosigkeit, depressiven Verstimmungen, Gedächtnisstörungen und dem Verlust der Libido führen.

Die Ärzte beschlossen, Kordulas Herzen einen Stromstoß zu erteilen, damit es endlich wieder gehorchen möge. In Narkose wurde die Patientin an diverse Herzmonitore angeschlossen. Handtellergroße Elektroden wurden rechts und links an ihrem Brustkorb aufgeklebt und über kräftige Kabel mit dem Defibrillator, so heißt das Blitzgerät, verbunden. Um ganz genau sehen zu können, was im Herzen vor sich geht, wurde mit einem Schlauch eine Ultraschallsonde über die Speiseröhre ganz nahe an ihr Herz gebracht. Und die Patientin wurde auf dem Tisch angeschnallt.

Wichtig ist, dass der Stromstoß synchronisiert ist und zu einem Zeitpunkt der Herzerregung abgegeben wird, an dem er kein tödliches Kammerflimmern erzeugt, sondern den richtigen Rhythmus. Dafür sorgt die Software des Gerätes. Der rote Knopf mit dem Blitzsymbol wurde gedrückt, Kordulas Körper zuckte heftig, ihr Gesicht grimassierte, ruckartig bewegte sich ihr Kopf. Der Monitor zeigte eine Nulllinie. Ich kenne diesen Augenblick sehr genau, bei vielen Herzoperationen oder auch danach muss das Herz defibrilliert werden. Nach dem Stromstoß ist es oft für ein oder zwei Sekunden still, im wahrsten Sinne des Wortes schockiert. Bis sich das Herz wieder fängt und der neue Rhythmus einsetzt. Ich habe diese Stille sehr oft erlebt und nach dem Defibrillieren immer wieder erstaunt festgestellt, wie lang eine Sekunde sein kann. Manchmal kam es mir so vor, als wäre mein eigenes Herz mit stehen geblieben.

Leider veränderte sich Kordulas Herzrhythmus auch nach zwei weiteren Versuchen mit höherer Stromstärke nicht. Allein ihr Körper zuckte immer heftiger, das Herz zeigte sich unbeeindruckt. Und so wurde sie mit Herzrhythmusstörungen, genauer gesagt Vorhofflimmern unbekannter Ursache, aus dem Krankenhaus entlassen, wie es häufig der Fall ist. Es wird ironischerweise auch als »lonely fibrillation« bezeichnet, einsames Vorhofflimmern, weil am Herzen keine Erkrankungen gefunden wurden. Kordula erhielt zusätzlich zu ihren Rhythmustabletten Medikamente zur Blutverdünnung, um die Gefahr eines Schlaganfalls zu bannen. Als sie wieder zu Hause war, fühlte sie sich wie um Jahre gealtert und sehr, sehr krank. Es kam ihr vor, als hätte die Welt Farbe verloren. Auf einmal war alles nur noch schwarzweiß. Schwermütige Gedanken plagten sie, und vieles, was sie früher mühelos erledigt hatte, empfand sie als kaum zu bewältigende Anstrengung. Sie erkannte sich selbst nicht wieder. Ihre Hausärztin verordnete ein leichtes Antidepressivum. Es wirkte insofern, dass ihr alles noch ein wenig mehr egal war. Hauptsache, sie funktionierte in der Firma und zu Hause. Mit äußerster Selbstdisziplin gelang es ihr, die Kinder zu versorgen und die Firma zu führen. Abends um neun fiel sie todmüde ins Bett, Achim blieb oft bis nach Mitternacht auf, er pokerte am Computer, sein neues Hobby, wie er berichtete. Oder chattete er? Kordula wollte es gar nicht wissen. Tief in ihrem Inneren spürte sie, dass etwas auf sehr grundsätzliche Weise aus dem Takt geraten war. Dann erfuhr sie von einer Methode, die bei fünfzig bis siebzig Prozent der Patienten mit ähnlichen Symptomen erfolgreich war, und vereinbarte hoffnungsvoll einen Termin in einem Herzzentrum ((149)). Dort wurde ihr zu dem Eingriff, einer sogenannten Katheter-Ablation, geraten. In örtlicher Betäubung und Durchleuchtung würde ein Katheter über die Blutgefäße der Leiste zum Herzen vorgeschoben. Kardiologen veröden mit dieser Methode fehlerhafte elektrische Signale in den herznahen Lungenvenen und Vorhöfen, kreisende Erregungen werden unterbrochen. Jedoch kann das Herz dabei auch erheblich geschädigt werden, zum Beispiel kann der Zustrom von Blut aus den Lungen behindert werden, oder es kann in seltenen Fällen zu lebensgefährlichen Blutungen kommen. Möglicherweise würde Kordula einen Herzschrittmacher benötigen. Denn die subtile Steuerung und permanente Anpassung der Herzgeschwindigkeit über das Nervensystem und die Kommunikation mit dem Gehirn und den anderen Organen konnte natürlich ebenfalls gestört werden ((23, 24)). Stellen Sie sich das so vor, als hätten wir ein Telefonkabel durchgeschnitten. Der Patient hat dann zwar mehr Ruhe, erhält aber auch keine Anrufe mehr.

»Ich überleg's mir«, sagte sie.

Das tat auch Achim. Er war in großer Sorge, und eine Stimme in ihm, vielleicht aus seinem Herzen, sagte ihm, dass er an diesen Rhythmusstörungen nicht ganz unschuldig war. Er wolle sich ändern und versicherte Kordula seine Unterstützung. Das waren gut gemeinte Worte, und sie glaubte ihm, aber ihr Herzschlag zeigte sich unbeeindruckt.

In den folgenden Tagen sprach sie mit vielen Menschen über die anstehende Entscheidung, und so lernte ich sie schließlich kennen. Ein Freund legte mir ihren Fall ans Herz und bat mich, sie telefonisch zu beraten.

»Sie kennen sich doch mit dem Herzen aus. Was soll ich tun?«, fragte sie mich um meine Meinung.

Im Verlauf des Gesprächs erfuhr ich, dass sie im Moment die allergrößten Hoffnungen in eine homöopathische Therapie setzte. Eine erfahrene Allgemeinärztin, die ihr empfohlen wurde und die sich seit Langem der Homöopathie verschrieben hatte, wollte es auf diese Weise versuchen. Und das sagte mir Frau Dr. Herbst dann auch selbst, mit der ich telefonierte, weil ihr die Befunde vorlagen. Die Ärztin machte einen seriösen und kompetenten Eindruck auf mich, und ich mochte ihren Dialekt: »Watt heilt, hat recht«, sagte sie mehrfach.

Frau Dr. Herbst hatte Kordula in ihrer Sprechstunde lang zugehört und vieles gefragt, was noch kein Arzt zuvor hatte wissen wollen. So erkundigte sie sich ausführlich, ob sich in letzter Zeit etwas Gravierendes in ihrem Leben verändert habe. Kordula brach in Tränen aus und erzählte von den Seitensprüngen ihres Mannes.

Die Diagnose Vorhofflimmern wird ähnlich oft gestellt wie Depression, und das Risiko, daran zu erkranken, steigt mit zunehmendem Alter. Häufig treten beide Erkrankungen zusammen auf, und sie werden sogar schon als Volkskrankheiten bezeichnet. Auf einem internationalen Herzkongress im letzten Jahr wurde intensiv darüber diskutiert, wie sehr die Gesundheit von Herz und Hirn miteinander verbunden sind. Denn nicht nur Vorhofflimmern führt zu Depressionen. Eine brandaktuelle Studie belegt, dass es auch umgekehrt sein kann: Bei depressiven Patienten steigt das Risiko für Vorhofflimmern um 30 Prozent an ((150, 151)). Frau Dr. Herbst sagte mir, dass sie überzeugt davon sei, Kordula helfen zu können. »Ich bin sicher, dass mein Mittel sitzt. Ich bin zuversichtlich, Herr Kollege, dieses Herz werden Sie nicht operieren müssen.«

Vor Jahren hätte ich bei so einer Behauptung wahrscheinlich den Kopf geschüttelt. Doch ich hatte viel gelernt in der letzten Zeit. »Watt heilt, hat recht«, verabschiedete sich die Ärztin.

Den Takt heilen

Ich finde, Heilung ist ein großes Wort und insgesamt eher selten in der Medizin. Gemeinhin versteht man darunter die Wiederherstellung der körperlichen und seelischen Gesundheit oder zumindest des Ausgangszustandes. Herzen heilen war mein Beruf, aber ich hinterließ doch ziemliche Narben, und natürlich kann eine Operation auch erhebliche Nebenwirkungen haben, so dass der Begriff Reparatur möglicherweise zutreffender wäre. Manchmal reparierte ich auch den Herzrhythmus. Denn Vorhofflimmern ist nicht immer einsam, sondern tritt auch zusammen mit einer defekten Herzklappe auf, die dann am offenen Herzen repariert werden muss. In solchen Fällen versuchte auch ich, den grob gestörten Herztakt wieder »in Ordnung« zu bringen. So wie bei Herrn Laschek.

Ich blickte in seinen geöffneten Brustkorb und direkt in sein Herz. Still lag es vor mir, die Herz-Lungen-Maschine summte leise. Ich hatte zunächst seine undichte Mitralklappe repariert. Von allen Klappen mag ich sie liebsten, weil sich ihre zwei Klappensegel halbmondförmig aneinanderlegen und ihr das Aussehen eines Smileys verleihen, rund mit einem Lächeln. Wenn die Mitralklappensegel nicht mehr richtig im Wind des Blutstromes stehen, weil sich ihre Geometrie verändert hat, wird die Klappe undicht, ihr Lächeln verschwindet. Mit mehreren Schnitten und Nähten hatte ich den Klappensegeln eine neue Form gegeben. Nun wurde noch ein Ring implantiert, und das Gesicht erhielt einen äußeren Rahmen, der zusätzlich Halt gibt. Natürlich ist es keine kosmetische Chirurgie, sondern eine lebensnotwendige, aber die Mitralklappe sah wieder freundlich aus. Um ihre Dichtigkeit zu überprüfen, füllte ich die linke Herzkammer mit steriler Kochsalzlösung und beobachtete, ob es in den Vorhof zurücklief. Dicht. Gut.

Jetzt konnte ich mich um das Vorhofflimmern kümmern, indem ich bestimmte Nervenleitungen veröden würde. Ich fühlte mich dabei immer wie ein Elektriker, denn beim Vorhofflimmern produziert das Herz sinngemäß Kurzschlüsse mit Fehlzündungen. Mit einem Gerät, das aussieht wie ein Stift, konnte ich auf Knopfdruck Radiowellen in hoher Frequenz aussenden. Mit der entstehenden Wärme werden auf subtile Weise Nervenbahnen durchtrennt. Sehen konnte ich sie nicht, sie sind verborgen in der Herzwand und sehr zart. Vor meinem geistigen Auge lag jedoch eine innere Landkarte des Herzens mit allen eingezeichneten Nervenbahnen. An den Stellen, wo ich die Leitungen visualisierte, setzte ich meinen Hitzestift an. Es sah ein bisschen aus, als ritzte ich Zeichen in einen alten Baum. Ich wünschte mir, die Wahrheit über das Herz würde heraussickern wie Harz, aber ich hinterließ bloß Narben, die das Herz elektrisch von den Lungenvenen isolierten. Dann nähte ich noch die Herzohren zu. Ja, das Herz hat Ohren. So werden die Ausstülpungen der Vorhöfe bezeichnet, die von außen betrachtet wie zwei große Lauscher aussehen. Sie machen das Herz erst herzförmig, und in ihnen wird das ANP (*Atrial Natriuretic Peptid*) gebildet, ein Hormon, das auch zu unserer Entspannung beiträgt. Bei der Operation des Vorhofflimmerns werden die Herzohren von innen mit Nähten verschlossen, weil sich sonst gefährliche Blutgerinnsel bilden können. Manchmal werden sie auch gleich abgeschnitten, weil wir annehmen, dass in den Ohren besonders viele Nervenbahnen laufen, die am Vorhofflimmern beteiligt sind. Das tut mir jedes Mal ein bisschen leid, ich mag die Herzohren. Vielleicht werden wir eines Tages feststellen, dass wir mit ihnen mehr hören, als wir heute nachweisen können. Wer weiß, vielleicht haben das auch die alten Anatomen gedacht, als sie den Herzohren ihren Namen verliehen. Nachdem ich sie verschlossen hatte, nähte ich auch den Vorhof zu und gab die Durchblutung zum Herzen frei. Nach ein paar Sekunden fing es wieder an zu schlagen, und zu meiner Freude pumpte das Herz des Herrn Laschek auch im richtigen Rhythmus.

Die meisten Herzerkrankungen führen früher oder später zu Herzrhythmusstörungen. Manchmal ist auch das Gehirn beteiligt, mit Stress, Angst und Depressionen. Was auch immer die Ursachen sind, am Ende steht eine Störung des energetischen Stromflusses durch das Herz. Sie kann auf recht unterschiedliche Art behandelt werden. Mit den feinsten Energien der Homöopathie bis hin zur chirurgischen Hochfrequenzisolation im OP. Beiden Verfahren gemeinsam ist, dass sie energetische Störungen des Herzens mit Energie behandeln. Ähnliches mit Ähnlichem zu behandeln ist auch das Urprinzip der Homöopathie. Vielleicht sind die Welten der Heilung des Herzens in der Medizin doch nicht so weit auseinander, wie es auf den ersten Blick scheint. »Wer als Werkzeug nur einen Hammer hat, sieht in jedem Problem einen Nagel«, sagt der bekannte Psychotherapeut und Wissenschaftler Paul Watzlawick. Deshalb halte ich es gerade als Herzchirurg für wichtig, ein großes Repertoire an Werkzeugen für das Herz zu kennen. Sicherlich, bei einer schwerkranken, anatomisch deformierten Herzklappe kann nur die Chirurgie helfen. Wenn Rhythmusstörungen jedoch mentaler und seelischer Natur sind, macht es weniger Sinn, sie am Herzen zu veröden. In solchen Fällen können wir mit subtileren Energien arbeiten, die den ganzen Menschen miteinbeziehen. Wir sollten den Mut haben, die Scheuklappen abzulegen, denn: Watt heilt, hat recht!

Vier Monate später erfuhr ich, dass Kordulas Rhythmusstörungen verschwunden waren. Neugierig rief ich Frau Dr. Herbst an und erkundigte mich nach dem Namen des verordneten homöopathischen Mittels. Es war ein Mineralsalz in einer Hochpotenz, also einer stark verdünnten, doch durch vielfaches Schütteln potenzierten Form. In der Homöopathie geht man davon aus, dass die gelöste Materie in eine immaterielle, energetische Information übergeht. Für viele Menschen ist das nicht nachvollziehbar. Mir fällt in dieser Glaubensfrage immer ein Professor für experimentelle Chirurgie ein, der mir in meinem letzten Studienjahr Folgendes mit auf den Weg gab: »Sie können kein guter Chirurg sein, wenn Sie das Wesen von Materie nicht verstanden haben. In ihrem Innersten ist Materie Energie, und beide können ineinander übergehen. Wenn ein Chirurg, der Sie eines Tages sein wollen, ein Chirurg, dem Patienten ihren Körper anvertrauen, das nicht begriffen hat, dann hat er auch das Wesen von Wunden und Heilung nicht verstanden.«

Im schwarzen Loch

Wann immer ich Zeit für meinen Sechszylinder-Boxermotor habe, freue ich mich. Ich liebe sein Röhren, sein Herz ist auch schon ein bisschen älter und luftgekühlt. An diesem lauen Sommerabend fuhr ich nicht nur durch die schöne Landschaft an der Ostsee, sondern auch durch meine eigene Vergangenheit. Ich konnte sogar die Stimme meines einstigen Professors hören. Seinerzeit war er ein Pionier in seinem Fach, der sich der Entwicklung neuer chirurgischer Techniken gewidmet hatte. In seiner freien Zeit organisierte er homöopathische Seminare, die in einem kleinen Hörsaal stattfanden. Diese Veranstaltungen waren in keinem Vorlesungsverzeichnis abgedruckt. Es war ein kurioser Haufen, der sich spätabends versammelte, fast wie zu einer konspirativen Sitzung. Landärzte, Tierärzte, Studenten, Philosophen und Professoren verschiedenster Fachgebiete. Ich erinnerte mich vor allem an einen Biochemiker mit langen weißen Haaren und Rauschebart, der die Homöopathie geradezu »logisch« fand und versuchte, uns alle für die Quantenphysik zu begeistern. Nach ein paar Monaten der Inspiration in diesem Kreis verlor ich das Interesse. Ich wollte ein »richtiger« Chirurg werden, Schneiden und Nähen, Bypässe legen und Ventile austauschen. Aber hatte ich das Wesen von Materie verstanden und die Energie des Herzens? Natürlich war mir die berühmteste Gleichung der Welt ein Begriff, die Relativitätstheorie Einsteins: $E = mc^2$. Aber was steckte dahinter? Nach der Relativitätstheorie können sehr kleine Mengen an Masse in sehr große Mengen an Energie umgewandelt werden und umgekehrt. Alles, was man dazu braucht, ist die zweite Potenz von Lichtgeschwindigkeit. Ein Tempo, das das Herz meines Porsches nicht hergab. Gemütlich röhrten »wir« nach Hause. Abends vertiefte ich mich in die Literatur. Es kam mir so vor, als würde ich manches auf eine neue Art begreifen. Ich war nicht mehr der Student, der junge Arzt von damals. Ich war ein Herzchirurg auf der Suche nach dem wahren Herzen. Materie und Energie sind die Essenz allen Seins, untrennbar verbunden, angefangen von den kleinsten Bauteilen der Atome bis hin zu gigantischen Galaxienhaufen ((152, 38)).

Lang saß ich in dieser Nacht über meinen Büchern und surfte im Internet, und als ich endlich einschlief, träumte ich wild. Auf Atomen ritt ich in Lichtgeschwindigkeit durch Galaxien, die sich immer weiter ausdehnten und schließlich von schwarzen Löchern gefressen wurden. In diesen schwarzen Löchern wurde das Licht gefangen gehalten, und ich auch. Am Morgen wachte ich auf, schweißnass und mit Herzklopfen. Ich war verwirrt. Wo sollte mich das alles hinführen?

Einige Wochen später machte ich Bekanntschaft mit britischem Humor, subtiler Exzentrik und exquisiter Gelehrtheit. Zwei weltbekannte Professoren aus Oxford, die Herzerforscher Denis Noble und David Paterson, unterhalten sich in Video-Interviews über die Zukunft der Herzmedizin ((153)). Paterson teilt meine Ansicht, dass die größte Herausforderung an die moderne Medizin darin besteht, die Fragmente des bis in genetische Details untersuchten Menschen wieder zusammenzubringen und in eine ganzheitliche Medizin zu integrieren. Dies sei Aufgabe einer interdisziplinären, transnationalen Medizin in der Mitte von Mathematik, Physik, Chemie, Informatik und Ingenieurwissenschaften, Sozialwissenschaften, Psychologie und Philosophie. Diese klugen Worte beeindruckten mich enorm, und ich beschloss, meine Suche nach den Geheimnissen des Herzens weiter auszudehnen und größer zu denken, als ich es gelernt hatte. In meiner Studentenzeit und vielerorts auch noch heute unterrichteten Kardiologen das Herz, Neurologen das Gehirn und Psychiater die Seele. Dieser Reduktionismus der modernen Medizin hat den Menschen in Organdisziplinen und Moleküle zerlegt. Einerseits ist das sinnvoll, um Funktionen im Detail zu verstehen. Andererseits werden dabei die Verbindungen und großen Zusammenhänge vernachlässigt. Das Ganze ist nun mal mehr als die Summe der Teile, und dieses »mehr« liegt in den komplexen Wechselwirkungen von Organsystemen, Leib, Psyche und natürlich der Umwelt. Aber welche Anteile des Ganzen konnte das Herz wahrnehmen? Obwohl wir es in uns fühlen, haben wir bisher am Herzen keine Sensoren für Mitgefühl oder Liebe gefunden. Sieht man ganz genau hin, so findet man in dem schönen Wort *wahrnehmen* einen sehr bedeutsamen ersten Teil, nämlich *wahr*. Bisher hatte ich mir diese Frage noch nie gestellt, aber ist das, was wir mit unseren Sinnen *wahrnehmen*, was wir hören, sehen, riechen, schmecken, tasten und fühlen, überhaupt die Wahrheit?

Das große Ganze

Wahr im philosophischen Sinne ist alles, was ist, und alles Sein kennzeichnet die Wirklichkeit. Dies kann erheblich mehr sein, als wir mit unseren Sinnen auf physiologisch messbare Weise objektivieren können. Und es kann auch weit über unsere Vorstellungkraft hinausreichen. Die Wirklichkeit unterscheidet sich begrifflich und inhaltlich signifikant von der Realität, die vom lateinischen Wort »res« abstammt und das Ding oder die Sache meint. Realität ist also die Dinglichkeit. Wir bezeichnen das als real, was wir mit unseren fünf klassischen Sinnen erfassen können. Objekte, die wir mit den Händen und der Haut betasten und mit unseren Augen sehen können. Gerne auch Speisen, die wir mit der Nase riechen und der Zunge schmecken. Und in jedem Fall Geräusche, die wir mit unseren Ohren hören. Unser Sinnesorgan Auge erlaubt es uns, bestimmte Wellenlängen von Licht zu sehen, die als innere Repräsentation der Realität als Farben dargestellt sind. Das, was wir Menschen mit unseren Sinnen erfassen können, ist nicht die Wahrheit, sondern die Realität, die nur ein hoch selektiver Ausschnitt der Wahrheit ist, der Existenz von allem. Es gibt erheblich mehr Wellenlängen von Licht, zum Beispiel Röntgenstrahlen oder Radiowellen, die wir nicht sehen können. Bestimmte Schallwellen können wir jedoch hören, und manche Tiere hören, sehen oder riechen sehr viel mehr oder auf eine ganz andere Art als wir Menschen. Zugvögel lassen sich vom Magnetfeld der Erde, das unseren Sinnen nicht zugänglich ist, nach Afrika leiten. Wale, die Säuger sind wie wir, leitet es durch die endlosen Ozeane. Fledermäuse verfügen über ein Echosystem, Radarsignale sind ihre Realität, und ein schwarzes Bild mit vielen weißen Punkten, die von Mücken reflektiert werden, bedeutet eine satte Nacht für sie. Hunde riechen die Wurst, lange bevor wir Menschen sie aus der Tasche holen. Ihr hochsensitiver Geruchssinn gestaltet ihre Realität anders, weil sie vornehmlich in einer Welt von Gerüchen leben.

Wir wissen all das, und auf der wissenschaftlichen Suche nach Wahrheit erweitern wir die Realität um Phänomene, die wir nachweisen, jedoch nicht mit unseren fünf Sinnen wahrnehmen können. Zum Beispiel gab es lange Zeit einen wissenschaftlichen Konsens darüber, dass wir aus kleinsten Teilchen, aus Atomen, bestehen. Mit dem Modell der Atome und ihren Interaktionen und Verknüpfungen zu Molekülen lässt sich unsere reale Welt recht gut erklären, wenngleich niemand jemals ein einzelnes Atom gesehen hat. »Solchen Modellen billigen wir dann den Status der Wirklichkeit oder absoluten Wahrheit zu«, schrieb Stephen Hawking ((154)). Das Modell der atomaren Wirklichkeit wurde vor fast einhundert Jahren von der Quantenphysik abgelöst, die besagt, dass alles aus Elementarteilchen besteht. Elementarteilchen kann man sich aber nicht vorstellen wie einen Mini-Legostein oder ein Atom. Sie sind sehr viel kleiner und führen eine Zwitterexistenz, denn sie können sowohl ein Teilchen als auch eine Lichtwelle sein. Elementarteilchen können sich an unterschiedlichen Orten, die Millionen von Lichtjahren voneinander entfernt sind, gleichzeitig aufhalten und benehmen sich auf vielfältige Art und Weise »spukhaft«, wie Albert Einstein es nannte. Sie synchronisieren sich ebenso gerne wie Pendeluhren, scheinen es aber kurioserweise zu bemerken, wenn sie beobachtet werden. Dann legen sie sich fest, ob sie Teilchen oder Welle sind. Wie aus dieser kuriosen Mischung makroskopische Materie entsteht, also auch ein menschlicher Organismus, ist nach wie vor Gegenstand vieler Wirklichkeitsmodelle, Theorien und Diskussionen.

Das Higgs des Herzens

In jedem Fall braucht es dazu aber das Higgs. Im Juli 2012 wurde die Existenz des Higgs-Teilchens, auch »Gottesteilchen« genannt, im Kernforschungszentrum Cern messbar nachgewiesen. Der britische Physiker Peter Higgs vermutete schon seit 1964, dass es dieses Teilchen geben muss, sonst hätte die ganze Quantentheorie ein Loch. Er erntete viel Skepsis, und anfangs wollte diese Theorie niemand publizieren. 2013 erhielt Peter Higgs den Nobelpreis für Physik. Das Higgs ist für Physiker ein Schwergewicht, denn es ist *das Teilchen*, oder vielmehr ein Feld, das im Baukastenmodell der Teilchenphysik noch gefehlt hat und das allen anderen Elementarteilchen Masse verleiht.

Quantenphysikalisch ist alles, was existiert, miteinander verbunden und in steter Wechselwirkung, in stetem Austausch. Deshalb vertritt der Quantenphysiker und Träger des alternativen Nobelpreises Hans-Peter Dürr die Auffassung: »Im Grunde gibt es Materie gar nicht. Jedenfalls nicht im geläufigen Sinne. Es gibt nur ein Beziehungsgefüge, ständigen Wandel, Lebendigkeit. Wir tun uns schwer, uns dies vorzustellen. Primär existiert nur Zusammenhang, das Verbindende ohne materielle Grundlage. Wir könnten es auch Geist nennen. Etwas, was wir nur spontan erleben und nicht greifen können. Materie und Energie treten erst sekundär in Erscheinung – gewissermaßen als geronnener, erstarrter Geist. Nach Albert Einstein ist Materie nur eine verdünnte Form der Energie. Ihr Untergrund jedoch ist nicht eine noch verfeinerte Energie, sondern etwas ganz Andersartiges, eben Lebendigkeit« ((155)). Liegen diese Einsichten wirklich komplett außerhalb unseres Vorstellungs- und Wahrnehmungsvermögens? Oder fühlen wir intuitiv, dass es stimmen könnte? Eines Tages kam mir der Gedanke, dass auch das Herz ein Higgs ist. Es verleiht allen anderen Teilchen Leben. Oder war noch mehr Higgs im Herzen? Ein Feld, das allen anderen Liebe verleiht und Wahrhaftigkeit und all die anderen Eigenschaften, die wir intuitiv dem Herzen zuschreiben? Das Higgs des Herzens könnte ein elementarer Baustein in der Teilchenphysik der Menschlichkeit sein.

Der Big Bang des Herzens

Am anderen Ende der Größenskala der noch kleineren Teilchen als Atome, der Quanten, befindet sich das Universum, und wir betrachten es als Realität, dass es vor 13,7 Milliarden Jahren aus dem Urknall geboren wurde und wir im weiteren Sinne aus Sternenstaub – aus Elementarteilchen – bestehen.

Vor dem Big Bang war alles eins, alle Existenz an einem einzigen winzigen Punkt zusammengedrängt. Dieser Zustand wird auch als Singularität bezeichnet. Seit dem Urknall dehnt sich das Universum aus. Die wohl bekannteste Theorie dazu ist Einsteins allgemeine Relativitätstheorie, die sich mit Raum, Zeit und Gravitation auseinandersetzt. Es gibt auch Theorien, nach denen der Urknall nicht der Anfang von allem war, sondern dass bereits vor dem Urknall ein Universum existierte, das sich zu einem einzigen Punkt kontrahierte und seit dem Urknall erneut ausdehnt. So sieht die Theorie der »Schleifen-Quantengravitation« des deutschen Physikers Martin Bojowald den Urknall nur als eine Kontraktionsphase des Universums zwischen Perioden der Ausdehnung ((156)). In seiner Theorie gibt es nicht nur kleinste Teilchen, aus denen sich Materie zusammensetzt, sondern auch kleinste, nicht weiter teilbare Raumatome. In der Summe und sehr vereinfacht entsteht daraus ein Raum-Zeit-Geflecht, das sich ausdehnt und wieder zusammenzieht. Wie ein ewiger Herzschlag des Universums. Unser kleines menschliches Herz, das zeitlebens »BuBumm« macht, hätte demnach einen großen Bruder: den Big Bang. Alles Sein folgt einem ewigen oszillierenden Rhythmus aus Anspannung und Entspannung, dem Takt des Herzens und des Lebens.

Seifenblasen?

In der Welt des Allerkleinsten, der Elementarteilchen und

Quantenphysik, kommt die Gravitation nicht vor. In beiden Theorien vom Urknall spielt die Schwerkraft entweder eine sehr bedeutende Rolle oder gar keine. Das heißt, sie »sind nicht miteinander in Einklang zu bringen und können nicht beide richtig sein«, wie Stephen Hawking in seinem Buch *Eine kurze Geschichte der Zeit* darlegte ((157)).

Wenn wir in den Bereich des Urknalls zurückrechnen, erreichen wir einen Punkt, an dem die Relativitätstheorie und alle physikalischen Gesetze ihre Gültigkeit verlieren. Mit anderen Worten, wir haben zwei Modelle oder Theorien der Wirklichkeit, mit denen sich vieles sehr gut erklären lässt, die sich jedoch letzten Endes widersprechen. Und so verwendet die aktuelle Physik sehr viel Energie auf die Entwicklung einer Theorie, welche die Relativitätstheorie und die Gesetze der Quantenmechanik in Einklang bringt und auch im Angesicht des Urknalls oder davor noch gültig sein könnte.

Die bekannteste Variante, Relativitätstheorie und Quantenphysik zusammenzubringen, ist die Stringtheorie. Danach sind die Elementarteilchen keine Teilchen mehr, sondern eindimensionale Energiefäden (Strings), die ebenfalls Materie bilden können. Auf dieser Grundlage können unendlich viele Universen existieren. Dieses Modell bezeichnet man als Multiversum-Theorie (M-Theorie). Wenn schon das Universum unendlich ist, muss es das Multiversum erst recht sein. Wir können uns das eher nicht vorstellen. Es kann theoretisch sein, dass sich unser Universum nicht nur neben anderen Universen, sondern auch innerhalb anderer Universen befindet, wie eine Seifenblase in einer anderen Seifenblase. Oder dass sich andere Universen innerhalb unseres Universums befinden und Parallelwelten existieren. Das Ganze – oder die Wahrheit, wir wissen es nicht – würde sich, entsprechend der M-Theorie, in einem 11-dimensionalen Raum abspielen ((158)).

Die Biologie und die Medizin beschäftigen sich mit der Materie und der Natur des Lebendigen. Ihre Modelle objektiver Wahrheit basieren immer noch auf der Vorstellung von Atomen und Molekülen. Damit kann man viele sogenannte Stoffwechselvorgänge erklären, die sich auf das Stoffliche, Materielle, Dingliche in unserem Inneren beziehen. Doch auch hier gibt uns das Herz Rätsel auf, gerade wenn es um die Zellen geht, aus denen das Herz entsteht. Das Wachstumsverhalten dieser kardialen Stammzellen liefert in unterschiedlichen Laboren unterschiedliche Ergebnisse. Um derart diskrepante Erkenntnisse in einer Theorie zusammenzufassen, wurde 2015 – in Analogie zum Universum – eine String-Theorie für Herzzellen in *Circulation Research* vorgestellt, einem renommierten wissenschaftlichen Journal für das Herz ((159)).

Die Molekularbiologie und die Genetik werden als die postmoderne Ultima Ratio der medizinischen Forschung betrachtet. Das ist schon so unendlich kompliziert, dass eine der Wirklichkeit möglicherweise näherkommende quantenphysikalische Betrachtung des menschlichen Organismus und seine darauf basierende Verbindung mit allem, was existiert, in seiner Komplexität für unseren menschlichen Geist kaum mehr erfassbar ist. Hans-Peter Dürr sagte dazu in einem seiner Vorträge kurz und knapp: »Die neue Wirklichkeit ist ganz anders, als wir sie uns vorgestellt haben« ((160)).

Die Uhr des Lebens

Auch wenn wir in unserem Innersten nicht materiell sind, verbinden sich die Elementarteilchen, aus denen unser Körper besteht, doch zu der stofflichen Substanz, die unseren Leib bildet. Er ist es, was wir sind, was atmet, spricht, fühlt, denkt und liebt. So ähnlich wie wir Menschen besteht auch die Erde in ihrem Inneren aus glühender Energie und gerinnt an ihrer Oberfläche zu einem lebendigen Organ aus Erde, Feuer, Wasser und Luft. Auf ihr leben Bakterien und Pflanzen, und sie zaubern aus den Lichtquanten des Sonnenlichts biologische Materie und den Sauerstoff in die Luft. Diesen Prozess nennt man Photosynthese, viele von uns haben das einmal in der Schule gelernt. Heute wissen wir, dass Photosynthese und die Umwandlung von Sonnenenergie in den Salat, den wir essen, reine Quantenphysik ist. Wie unsere Erde hat jedes rote Blutkörperchen einen innersten Kern aus Eisen, nur dass er nicht mehr glüht. Dieses einzelne Eisenatom bindet den Sauerstoff, und dann wechselt Blut in unseren Lungen die Farbe von Dunkelrot zu Hellrot, und das bedeutet Leben. Soweit wir wissen, ist die Erde der einzige Ort im Weltall, an dem solche Dinge passieren. Allerdings wissen wir nicht genau, wo er sich befindet. In einem Raum, der in alle Richtungen unendlich ist, können wir unsere absolute Position nicht berechnen. Wir kennen nur den Abstand zu den benachbarten Planeten und die Bahnen, auf denen diese Planeten sich umeinander bewegen. Und so entstand auch das, was wir Zeit nennen. Die Erde dreht sich um sich selbst, der Mond dreht sich um die Erde und beide zusammen um die Sonne. Die der Sonne zugewandte Seite der Erde ändert sich also durch die Drehung. Steht man an einem Punkt auf der Erde, gibt es einen Augenblick, in dem die Sonne aufgeht, und am Abend einen, in dem sie untergeht. Die Beobachtung dieses Phänomens, die Summe der Augenblicke, man könnte auch sagen Herzschläge, zwischen Sonnenauf- und -untergang, den Wechsel zwischen Hell und Dunkel bezeichnen wir als Tag. Er wurde von astronomischen Gelehrten und Physikern in Zeiteinheiten zerlegt. Die Zeit ist aber keine existierende, tatsächlich messbare Größe wie zum Beispiel die Stromstärke, der Magnetismus, die Schwerkraft oder die Temperatur. Ihre Existenz wird daher von vielen Physikern und Philosophen als Illusion angesehen. Wenn wir beobachten, wie Dinge sich verändern, sagen wir, das geschehe innerhalb einer bestimmten Zeit. In der Physik wurde die Zeit als eine Größe eingeführt, die dazu dient, die Dauer von Vorgängen zu beschreiben, wie die Geschwindigkeit und die Reihenfolge von Ereignissen. Zum Beispiel: Es wird Tag und dann wieder Nacht, eine Blume blüht und verblüht, wir werden geboren und sterben. Tag und Nacht sind aber selbst relative Konzepte der Zeit und eine Frage des Standpunktes. Als ich in Neuseeland war, frühstückte mein Sohn Josef, wenn ich zu Bett ging. Bei ihm wurde es Morgen, wenn sich bei mir der Abend näherte.

Was lernen wir daraus? Wir kennen unsere absoluten Koordinaten innerhalb des Universums nicht. Wir befinden uns irgendwo in der Unendlichkeit. Unser Navigationsgerät zeigt uns lediglich die benachbarten Sterne und Galaxien an. Mit anderen Worten: Wir wissen nicht, wo wir sind und wie spät es ist.

Aber Sie können Ihre Hand auf Ihr Herz legen und Ihren Herzschlag und Atem spüren. Das Herz schlägt in seinem lebenslangen Rhythmus des Augenblicks. Sie können ihn bei jedem Herzschlag empfinden: jetzt ... jetzt ... jetzt. Jedes Jetzt ist Gegenwart. Ihre Gegenwart. Der Herzschlag ist die Uhr des Lebens, Ihre Uhr des Universums, von Augenblick zu Augenblick. Allein die Gegenwart können Sie erleben. Die Vergangenheit ist vergangen und die Zukunft noch nicht da. Sie können diese Uhr willentlich nicht anhalten. Sie können nur zur Ruhe kommen, atmen und Ihren Herzschlag und damit Ihr Leben – in Ihrer ganz eigenen Relativitätstheorie – langsamer werden lassen.

Das Universum zieht sich zusammen und dehnt sich aus, Einatmung und Ausatmung, Tag und Nacht, Leben und Tod. Jeder Herzschlag ist ein Schöpfungsprozess und schafft unmittelbar Leben. Jedes Mal, wenn das Herz entspannt, füllt es sich mit Blut, und jedes Mal, wenn es kontrahiert, wird dieses Blut durch den Körper gepumpt. Dies ist ein absolut lebensnotwendiger Prozess, und wenn er nur wenige Minuten unterbrochen wird, hat dies den biologischen Tod zur Folge.

Dann stehen unser Herz und unsere Zeit still.

Die einzig reale Zeit, die Echtzeit, Real Time, ist der Herzschlag. Wenn mein BuBumm aufhört, ist meine Zeit abgelaufen, jedenfalls als organische Existenz.

Herzbewusstsein

Manche Menschen können ihren Herzschlag sehr bewusst fühlen und in ihrem Inneren sogar ganz genau zählen. Für sie interessiert sich die Wissenschaft brennend, denn die Herzfrequenz ist eine messbare, überprüfbare Zahl und kein nicht messbares Gefühl. Forscher erhoffen sich von der Untersuchung jener Menschen, die ihre Herzfrequenz ganz genau *fühlen* können, neue Erkenntnisse über das Bewusstsein des Herzens, und sie berichten interessante Ergebnisse. In einer Studie wurden gesunden Studenten verschiedene Filmszenen gezeigt. Gute Herzschlagzähler empfanden Emotionen wie Angst und Zorn, aber auch Freude deutlich intensiver als jene, die ihr Herzpochen weniger gut fühlen konnten ((161)). Die bewusste Wahrnehmung unseres Herzens intensiviert aber nicht nur die eigenen Emotionen, sondern auch das Einfühlungsvermögen in andere. Studenten, welche die Frequenz ihres Herzschlages genauer fühlten, konnten auch zutreffender unterscheiden, ob Gesichter auf Bildern glücklich oder traurig waren ((163)). Eine 2017 veröffentlichte Studie beschreibt, dass jene, die ihren Herzschlag akkurater fühlen können, sich in Geldsachen uneigennütziger verhalten und nicht nur auf ihren Vorteil aus sind ((164)). Auch wenn die finanzielle Großzügigkeit nur in einem Spiel gemessen wurde, weisen die Daten auf eine erhöhte Sensibilität guter Herzschlagzähler gegenüber sich selbst und Mitmenschen hin. Andererseits geraten die sensiblen Herzwahrnehmer auch leichter unter Stress. In Prüfungssituationen schnitten sie schlechter ab und wurden mehr von negativen Emotionen gequält.

Falls Sie Ihren Herzschlag im Moment nicht spüren, ist das kein Grund zur Beunruhigung. Dann gehören Sie zu der Mehrheit von 65 Prozent, die ihren Herzschlag in Ruhe nicht fühlen, und ich nehme an, dass Sie in entspannter Haltung und nicht beim Joggen lesen. Zahlreiche Faktoren können bei der Herzwahrnehmung im Ruhezustand eine Rolle spielen, sie hängt auch vom Körperbau ab. Ein häufiger Mechanismus der Herzwahrnehmung ist das Pochen des Herzens gegen die linke Innenseite des Brustkorbs. Diesen sogenannten Herzspitzenstoß verspüren schlanke Menschen, Männer und Sportler mit großen Herzen häufiger. Auch das Pulsieren unserer Arterien in unserem Inneren, im Kopf, im Bauch oder am Hals sind Möglichkeiten, wie wir den Herzrhythmus wahrnehmen. Manche Menschen schaffen es aber auch einfach so, ohne Pulsationen, lediglich über Nervensignale oder weil sie ein besonders ausgeprägtes Körpergefühl haben ((165)). Ich glaube nicht, dass diese Wahrnehmung sie zu einem besseren Menschen macht. Aber ich erkenne in den Forschungsarbeiten ein zunehmendes Interesse der aktuellen Bewusstseinsforschung an unseren Herzen als einem Ort, an dem es vielleicht mehr zu finden gibt, als bisher angenommen wurde.

Panik wegen der Pumpe

Nicht alle Menschen freuen sich über ihren Herzschlag.

Viele leiden darunter, wenn sie ihr Herz häufig intensiv fühlen, weil sie das sehr beunruhigt. Vor allem, wenn sie ihren Herzrhythmus nicht nur heftig empfinden, sondern mitunter unregelmäßig und sogar in Verbindung mit Schmerzen, Engegefühl und Luftnot. Häufig ergibt die Diagnostik mit Apparaten keinerlei krankhafte Befunde. Hält die Panik wegen der Pumpe an, sprechen Ärzte von Herzangstattacken oder einer Herzneurose. Die Ursachen liegen oft tief verborgen. Als Chirurg weiß ich, dass Wunden besser heilen, wenn sie gepflegt werden. Der tägliche Verbandswechsel und die Wundkontrolle sind in jeder chirurgischen Abteilung Pflicht. Auch Wunden der Seele müssen gesehen werden, um heilen zu können. Ignorieren wir sie dauerhaft, macht sich irgendwann das Herz bemerkbar.

Ich finde, ganz laut ist die Stimme des Herzens in unserer Kindheit. Es weiß, was uns glücklich macht, es weiß, was uns traurig macht, es weiß, was uns stark macht. Die Herzen junger Menschen sind noch sehr sensibel und berührbar. Je mehr wir anfangen zu denken und denken müssen, umso mehr wir erzogen und geformt werden, unser Herz wieder und wieder verletzt wird, desto leiser wird diese Stimme, bis manche von uns sie eines Tages gar nicht mehr hören. Allein die Erinnerung an diese Verletzungen in unseren Herzen tut noch sehr weh, und viele von uns möchten ihr Herz daher am liebsten gar nicht mehr spüren. Denn heißt Spüren nicht auch Schmerz empfinden? So werden sie immer unempfindlicher in Herzensdingen. Ich habe nicht wenige Patienten kennengelernt, die sich sogar für ihre Verletzungen im Herzen schämten und sie auf gar keinen Fall offenbaren wollten. Über die Jahre verlieren sie dann selbst den Zugang, und der vormals schützende Panzer wird hart und fest und starr. Aber die Stimme des Herzens ist noch da. Sie lebt, solange wir leben. Wird sie jedoch dauerhaft ignoriert, fängt unser Herz eines Tages an zu klopfen und zu rasen, was uns sehr beunruhigt. Und es macht uns Angst, weil wir die Ursache längst vergessen haben. Nicht immer ist der zeitliche Zusammenhang so nah wie bei Kordula, die von ihrem Mann betrogen wurde. Beruhigungsmittel und Betablocker sind keine dauerhafte Lösung, sondern machen uns herztaub. Besser ist es, dieser Stimme endlich Gehör zu schenken und vom Herzen aus den Weg zurückzugehen, an die Wurzel der Wunde. Am besten in Begleitung eines erfahrenen Arztes, der nicht nur die Seele, sondern auch das Herz ganz genau kennt. Solche Patienten brauchen Mut, sich auf ihr fast vergessenes Herz einzulassen, und Vertrauen, seiner Stimme zu folgen, und schließlich Mitgefühl mit sich selbst und Liebe.

Verblüffende Forschungsergebnisse zeigen, wie allein die pure Mechanik des Herzens mit Kontraktion und Entspannung über Nervenleitungen tief in unsere Wahrnehmung hineinwirkt. Gesichter werden intensiver und bedrohlicher wahrgenommen, wenn Probanden sie während der Kontraktionsphase des Herzens sehen und die Fühler für die Drucke in den Herzkammern aktiviert sind. Gleichzeitig wird auch die Amygdala, unser Zentrum für Angst und Wut im Gehirn, aktiv und stärker durchblutet. Als weniger bedrohlich werden Bilder eingeschätzt, wenn das Herz gerade entspannt und gefüllt wird ((166)). Da sich unser Herz permanent kontrahiert und wieder entspannt, in Abhängigkeit von der Belastung auch stärker und schwächer, kommt es also auf den Nettoeffekt an, das Gleichgewicht von Anspannung und Entspannung über einen längeren Zeitraum. Ob wir die Welt als freundlich oder feindselig empfinden, hängt also auch mit der Pumpfunktion unseres Herzens zusammen, den Drucken in seinen Höhlen und seinen Signalen an das Gehirn. Schon deshalb ist es wichtig, im Herzen balanciert zu sein und seine Stimme zu fühlen. Der Mensch denkt, das Herz lenkt ...

Kardiokognitives Bewusstsein: Schlägst du noch oder fühlst du schon?

Allmählich rutschen Wissenschaftler bei der Frage nach dem grundlegenden Entstehen von Bewusstsein, vom Großhirn ausgehend über das Stammhirn, tiefer zu den Organen. Denn dort sind seine Wurzeln, von dort wächst es gehirnwärts. Ich möchte das an einfachen Beispielen erklären: Wenn wir Hunger haben, so ist das ein Gefühl, das einen bestimmten Körperzustand beschreibt – einen abfallenden Blutzuckerspiegel. Wenn unser Herz schlecht durchblutet wird oder seine Zellen entzündet sind, können dort Schmerzen entstehen. Auch Schmerz ist ein Gefühl und informiert uns darüber, dass unser Körper geschädigt wird. Weitere Beispiele für einfache Gefühle sind das Empfinden von Durst, Wärme oder unserer Atmung. Ein Gefühl ist also zunächst einmal das lebensnotwendige Empfinden unseres Körpers. Es informiert uns darüber, wie es ihm geht und was er braucht. Den eigenen Körper zu fühlen ist die einfachste, grundlegendste Form von Bewusstsein. Ohnehin gibt es dafür keine gültige Definition, aber Bewusstsein bedeutet nicht, intelligent oder kreativ zu sein. Es ist das Wahrnehmen der eigenen körperlichen Existenz ((167)). Und die wiederum ist ohne Herz nicht möglich.

Was wir mit unserem Herzen fühlen können, geht jedoch über das Wahrnehmen des eigenen Herzklopfens bei Weitem hinaus. Wenn ich manchmal eine vielversprechende wissenschaftliche Spur verfolge und sie mir logisch erscheint, geht auch mein Herz in Resonanz. Ich spüre in meinem Herzen, dass etwas stimmig ist. Oder eben nicht, auch wenn eine Argumentation geradezu bestechend sein kann. Wenn ich meine Kinder sehe, spüre ich, wie mein Herz von Liebe geradezu überläuft. Für mich sind das keine bloßen Gefühle, sondern komplexe Qualitäten von Herzbewusstsein, was ich auch als kardiokognitives Bewusstsein bezeichne. Und nachdem wir alle dann und wann »etwas« im Herzen wahrnehmen, müssen diese Empfindungen dort ihren organischen Ursprung haben. Aber wie kommt Herzbewusstsein in das Herz? Wäre es biologisch überhaupt denkbar, dass direkt im Herzen dieses spezielle Herzbewusstsein transformiert wird, also nicht im Gehirn, sondern dort, wo wir es auch fühlen?

Was du suchst, sucht dich

Während einer Urlaubsreise schlenderte ich über den bekannten Benh Tan Markt in Saigon und betrachtete das

Warenangebot eines Schlachters. Und auf einmal sah ich sie. Sie lagen nebeneinander in zwei Schalen. Das Herz und das Gehirn eines frisch geschlachteten Schafes, die in ihrer grundsätzlichen Anatomie denen eines Menschen durchaus ähnlich sind. Ich blieb stehen und betrachtete sie lange.

Ich fragte den Verkäufer auf Englisch, ob ich sie berühren dürfte. Er verstand mich nicht. Ich zeigte, was ich wollte. Da lachte er breit, und ich sah, dass er nur noch zwei Zähne hatte. Einen oben, einen unten. In diesem Moment erschien mir das absolut folgerichtig. Ich weiß nicht, ob die Rezepte, die er mir gestenreich empfahl, leicht zu beißen gewesen wären. Jedenfalls durfte ich die beiden, Herz und Hirn, berühren oder ... berührten sie mich? Behutsam hielt ich sie in Händen.

Es gibt diese Momente im Leben, da sieht man plötzlich etwas, was man zuvor nicht erkennen konnte. Ich blickte auf das Gehirn in meiner rechten und das Herz in meiner linken Hand. Beide lieben die Freiheit über alles. Ein freies Herz und die Freiheit des Willens sind essenzielle Bestandteile des Lebens. Diese beiden Organe, die auf den ersten Blick so unterschiedlich wirken, sind es gar nicht wirklich! Sie sind wesensverwandt. Worte des persischen Dichters und Sufi-Mystikers Rumi kamen mir in den Sinn. »Was du suchst, sucht dich.« Wenn wir die Antwort auf eine Frage von ganzem Herzen suchen, kommt uns manchmal die Antwort auf halbem Wege entgegen.

»Ten Dollars«, sagte der Verkäufer. Ich hätte ihm hundert gegeben. Aber was sollte ich mit einem Hirn und einem Herz in meinen Händen? Ich kaufte dem Mann stattdessen einen Beutel Gewürze ab und handelte nicht, als er five Dollars sagte, wenngleich das Wucher war. Er hatte mir unvergleichlich mehr geschenkt. Herz und Hirn haben zahlreiche verblüffende Gemeinsamkeiten.

Selbsterregung

Gehirn und Herz sind autonom und können sich jeweils elektrisch selbst erregen. Diese Selbsterregung entsteht an bestimmten Ionenkanälen in Zellwänden: den sogenannten Funny Channels. Sie kommen überwiegend in Herz und Gehirn vor ((168)). Im Gehirn finden wir sie in einem Bereich, den man Thalamus nennt und der als Tor zu höherem Bewusstsein gilt. Aber auch das Herz hat seinen eigenen Schrittmacher, mit dem es sich ein Leben lang selbst erregt, den sogenannten Sinusknoten. Der Sinusknoten besteht aus Herzmuskelzellen, die sich jedoch wie Nervenzellen verhalten und in deren Wand Funny Channels zur Selbsterregung eingebaut sind. Sie sorgen unter anderem dafür, dass unser Herz fortlaufend schlägt. Man nimmt an, der Prozess der autonomen Selbsterregung spielt eine Rolle beim Generieren unseres ganz eigenen inneren Erlebens mit Gedanken und Gefühlen.

Reizleitung

Sowohl das Herz als auch das Gehirn haben ein eigenes Reizleitungssystem, in dem sich die Erregung ausbreitet. Im Gehirn über die vielfältigen Verzweigungen der Nervenzellen, die sich zu einem dreidimensionalen neuronalen Netz zusammenfinden, im Herzen über die Herzmuskelzellen.

Herzmuskelzellen sind etwas sehr Besonderes. Im Gegensatz zu den Muskelzellen der Skelettmuskeln verzweigen sich Herzmuskelzellen ebenfalls zu einem komplexen dreidimensionalen Netz. Dieses dreidimensionale Muskelfasernetz bildet die Organstruktur des Herzens mit den Herzhöhlen. Herzmuskelzellen können, genauso wie Nervenzellen, elektrische Erregung weiterleiten. Die Erregungsübertragung läuft dabei über sogenannte Gap Junctions, superschnelle Zellverbindungen, die auch bei den Nervenzellen des Gehirns vorkommen. Im Gegensatz zu den viel langsameren Synapsen ist damit eine Erregungsübertragung in beide Richtungen möglich. Die lebenslange Anpassung unseres Gehirns, seiner Verbindungen und Synapsen an neue Anforderungen bezeichnen wir als Neuroplastizität. Auch das Nervensystem des Herzens und seine Muskulatur passen sich neuen Anforderungen ein Leben lang an. Naturwissenschaftler sprechen vom muskulären und neuronalen Remodelling des Herzens ((26, 31)).

Steuerung und Kommunikation

Beide Organe verfügen sowohl über eine komplexe biophysikalische Wahrnehmungsfunktion (Sensorik) als auch Bewegungssteuerung (Motorik) und können das, was sie fühlen, auch selbst beantworten. Das bezeichnet man als autonome Informationsverarbeitung, und auch das Herz hat dafür ein eigenes Nervensystem. So kann es seine

Funktion auf überaus subtile Art und Weise steuern, gibt seine Messdaten aber auch permanent an das Gehirn weiter, das Informationen aus dem Blut aufgrund der Blut-Hirn-Schranke nur in sehr eingeschränktem Maße wahrnehmen kann. Man könnte sagen, das Herz fühlt für das Gehirn. Sie mögen es, sich wechselseitig über Nervenbahnen zu erregen, und die Möglichkeit zur Verständigung sehen wir auch an der Synthese und Ausschüttung identischer Hormone und in der Kommunikation über biomagnetische Felder.

Elektromagnetische Felder

Das Herz generiert das weitaus stärkste elektromagnetische Feld im Körper, das hundert Mal stärker ist als das des Gehirns. Elektromagnetische Felder können unendlich viel Information speichern. Ohne sie wäre die moderne Nachrichtentechnologie mit weltweiter Kommunikation durch Mobiltelefone und Internet nicht denkbar. Schon sehr viel länger sind biomagnetische Felder an der Kommunikation zwischen Menschen, ihren Gehirnen und Herzen beteiligt. Deren elektromagnetische Wellen können sich synchronisieren und werden wiederum durch das Magnetfeld der Erde beeinflusst. Auf diese Weise ist Kommunikation verschiedener Lebewesen innerhalb eines Ökosystems möglich, und ein wesentlicher Taktgeber ist das Herz ((41, 169, 170)). Meine bisherigen Erkenntnisse des Herzens haben mir gezeigt, dass das Herz für alle Nachrichten, die es aussenden kann, seien es Hormone, Drucksignale oder Nervenimpulse, auch Antennen zum

Empfangen hat. Es würde mich sehr wundern, wenn das bei elektromagnetischen Wellen anders wäre und wir darüber nicht auch Herzinformationen erhalten könnten. Zum Beispiel, ob es jemand ehrlich mit uns meint. Selbst Einflüssen aus dem Universum können wir uns nicht entziehen. Eine aktuelle Langzeitstudie, die 2018 in *Nature Scientific Reports* publiziert wurde, weist den Einfluss kosmischer Strahlung auf unser autonomes Nervensystem und die Herzfrequenzvariabilität nach ((185)). Welche konkrete Bedeutung das für uns haben könnte, darüber kann man im Augenblick nur spekulieren.

Therapie

Beide Organe arbeiten nicht ohne elektrische Erregung, und die hat ihre jeweils eigene Rhythmik. Nicht nur das Herz kommt manchmal aus dem Takt, auch das Gehirn kann Rhythmusstörungen zeigen. Ist das Herz dauerhaft zu langsam, werden kabelförmige Stimulationselektroden in seinen Höhlen befestigt und an einen implantierbaren Herzschrittmacher angeschlossen. Und was für das Herz gut ist, hilft nicht selten auch im Gehirn. Nicht damit wir schneller denken, sondern um die Übererregbarkeit des Gehirns bei Krampfanfällen (Epilepsie) zu beruhigen. Dazu wird der Entspannungsnerv Vagus mit einem kleinen Stimulator elektrisch aktiviert, der am Hals eingepflanzt ist. Schrittmacher am Herzen drücken also aufs Gaspedal, Schrittmacher am Hirn auf die Bremse, und beide arbeiten mit eher sanften Energiestärken.

Das reicht nicht immer – manchmal braucht es auch deutlich mehr Strom. In fast allen öffentlichen Einrichtungen finden wir heute AED-Geräte (automatischer elektrischer Defibrillator), denn Energiestörungen am Herzen sind zu einer Art Volkskrankheit geworden. AEDs sind erkennbar an dem Symbol mit dem Blitz, denn genau dazu sind sie da. Sie geben einen Schockstrom ab, um tödliche Herzrhythmusstörungen zu korrigieren. Auch Laien können damit Leben retten. Sie müssen nur daran denken! Wenn ein Mensch plötzlich zusammenbricht, rufen Sie zuerst um Hilfe. Dann fassen Sie sich ein Herz, laufen los oder schicken jemanden, um das AED-Gerät zu holen. Sie brauchen keine Angst davor zu haben, es spricht mit Ihnen und macht alles alleine. Sie müssen nur die Elektroden aufkleben. Es ist ganz einfach! Und Sie können ein Menschenleben retten. Die Wahrscheinlichkeit zu überleben verdoppelt sich für den Betroffenen, wenn Sie handeln ((162)).

Auch eine andere Hochstrom-Methode wurde in den letzten Jahren wiederbelebt, nachdem sie für einige Jahrzehnte in der Rumpelkammer der Neurowissenschaften in Vergessenheit geraten war: Elektroschocks. Sie wurden früher bei Straftätern und in der Psychiatrie am Gehirn angewandt. Man erhoffte sich, es in eine »normale« Funktion überführen zu können. Bei schwersten Depressionen kommen Elektroschocks heute wieder zur Anwendung. Die Methode ist verfeinert: Die Patienten sind in Narkose, und die Muskulatur wird medikamentös blockiert, um das Zucken des ganzen Körpers zu verhindern. Diverse Studien berichten von Erfolgen, wie genau die Wirkung erzielt wird, ist bei Weitem nicht vollständig geklärt. Fest steht, nicht nur Herzen, sondern auch Gehirne werden durch Elektroschocks behandelt.

Verpackung und Vernetzung

Mutter Natur hat die beiden *Global Player* unserer Körper subtil verpackt, gut geschützt und extrem gut vernetzt. Das Gehirn schwimmt in Flüssigkeit, man könnte auch sagen, in einem Tank aus Gehirnflüssigkeit, der von Knochen ummantelt ist. Das schützt es vor Stößen und gibt ihm Auftrieb. Das Herz ist von den Lungen umgeben und sozusagen in eine Luftpolsterfolie eingewickelt. Wasser und Luft sind sehr durchlässige Medien für Wellen und Teilchen, mit denen wir quantenphysikalisch und energetisch auf multiple Art mit der Umwelt verbunden sind. Pro Sekunde regnen 60 Milliarden Neutrinos durch jeden Quadratzentimeter unseres Körpers. Sie kommen von entfernten Galaxien mit schwarzen Löchern, der Sonne, ja sogar vom Urknall persönlich, und sie durchdringen uns, ohne dass es uns bewusst wäre oder es zu spürbaren Interaktionen käme. Lange Zeit dachte man daher, diese »Geisterteilchen« hätten keine Masse. Haben sie aber doch, und für diese Entdeckung gab es 2015 den Nobelpreis. In gigantischen Wassertanks mit reinstem glasklarem Wasser gelang der Nachweis. In ganz seltenen Fällen trifft ein Neutrino auf einen Atomkern oder Elektron des Wassers, und dann entsteht ein »blauer Blitz« aus elektromagnetischer Strahlung ((171)). Ich frage mich, was passiert, wenn ein Neutrino auf die Flüssigkeitstanks um das Gehirn oder im Herzen trifft? Wird der blaue Blitz dann weitergeleitet über unsere 800.000 Kilometer Nervenbahnen oder 100.000 Kilometer Blutgefäße, und welche Auswirkungen hätte das auf unser Befinden? Angesichts der puren Masse dieser Teilchen halte ich diese Frage für legitim und hoffe, dass sie eines Tages beantwortet werden kann.

Bewusstsein

Wenn elektrische Erregung in den Nervenzellen des Großhirns an der Transformation von Bewusstsein beteiligt ist, muss auch die elektrische Erregung in den raumbildenden, kardioplastischen Netzen der Herzzellen zu Bewusstseinsanteilen führen. Es gibt zahlreiche Theorien, wie das Erleben unseres Selbst und der Welt aus unseren Körperzellen transformieren kann. Der bekannte Quantenphysiker Roger Penrose und der kanadische Biologe und Anästhesist Stuart Hameroff gehen davon aus, dass unsere Gehirnleistung auf quantenphysikalischen Prozessen basiert ((172, 173)). In einer subatomaren Wirklichkeit, deren Existenz heute niemand mehr anzweifelt, die wir mit unseren klassischen Naturgesetzen aber bei Weitem nicht mehr beschreiben können. In der alles denkbar ist und die Raum gibt für Fantasie und Kreativität. Eine Wirklichkeit, in der Lyrik und Logik ineinander verflochten sind wie Herz und Hirn. Mit dem Herzen können wir nicht berechnen, was die Welt im Innersten zusammenhält. Aber wir brauchen ein Herz, das den Drang hat, solche Berechnungen anzustellen und das ihre mathematische Schönheit wahrnehmen kann. Das, was wir im Herzen fühlen, wird auch im Herzen bewusst, denn Quantenphysik hört nicht im Gehirn auf.

Willkommen in der Realität

Der Herzschlag der Zeit hatte ausgesetzt. Mit den Gewürzen in der Hand stand ich noch immer in der Freiluftmetzgerei des Organhändlers in Saigon. Ich störte mich nicht an den hunderten von Fliegen, die mich umschwirrten. Und schon gar nicht fühlte ich die Milliarden Neutrinos, die mich durchdrangen. Neutrinos gibt es übrigens in drei verschiedenen »Geschmacksrichtungen«: myon, tau und electron. So nennen Physiker ihre verschiedenen Zustände, die ineinander oszillieren können. Davon ahnte der berühmte Quantenphysiker Wolfgang Pauli nichts, als er 1930 die Existenz der Neutrinos postulierte. Er war für seine lebenslustige Art bekannt, mit den Neutrinos jedoch haderte er: »Ich habe etwas Schreckliches getan: Ich habe ein Teilchen postuliert, das man nicht nachweisen kann« ((174)). Ich konnte das gut nachfühlen, denn wagte ich nicht etwas Ähnliches? Aber ich bin mir sicher, mit meinem Hirn, meinem Herz, meinem kardiokognitiven Bewusstsein, mit meinem ganzen Menschsein: Das Herz ist ein Organ von Bewusstsein.

»Mister! Mister!« Jemand drückte mir einen Geldschein in die Hand. Ich hatte nicht bemerkt, dass er mir beim Bezahlen der Gewürze aus der Tasche geglitten war. »Thank you«, sagte ich, »thank you so much«, und kehrte vollständig zurück in die Realität des Marktes in Vietnam, in ein Land, in dem es zehn Worte für Herz gibt.

Herzensbegegnung

Unzählige Male hatte mein Herz geschlagen, seit ich mich aufgemacht hatte, das ganze Herz zu suchen. Diese Reise hatte mich verändert, und manchmal fragte ich mich, ob ich wirklich immer weiter »nur« Herzen operieren wollte. Ich wusste nicht, wie ich meine neuen Erkenntnisse mit meinem alten Beruf als Herzchirurg verbinden sollte. Es war schließlich meine Profession, zu operieren. Ich konnte einem herzschwerhörigen Patienten kein Rezept für mehr Achtsamkeit mit sich selbst und Herzmathematik ausstellen. Aber es schmerzte mich zunehmend, wenn ich den Eindruck hatte, ein krankes Herz sei durch eine wenig rücksichtsvolle Lebensweise wie ein Auto »zuschanden gefahren« worden. Um die Werkstatt, den OP, zu vermeiden, braucht das Herz als der Motor unseres Lebens hin und wieder Wartung. Außerdem wird es idealerweise liebevoll und achtsam gefahren. Da es immer schlägt und nie ausruht, könnte die Wartung so aussehen, dass wir selbst mal warten: entschleunigen! Einen Gang runterschalten und in uns hineinhorchen. Wenn ich bei einer OP manchmal in das Antlitz eines erschöpften Herzens blickte, wünschte ich mir, dieser Motor wäre schonender behandelt worden, und sein Fahrer hätte besser auf die Stimme seines Herzens gehört. Doch derartige Therapieanweisungen hätten aus dem Munde eines Herzchirurgen im Klinikalltag Befremden hervorgerufen. Dabei können wir mit Meditation und Atemtechniken nachweislich nicht nur unser Gemüt beruhigen, sondern auch das Herz. Die Effekte auf den Blutdruck, die Herzfrequenz und Gehirnwellen sind selbst bei Anfängern und bereits am ersten Tag messbar. In einer aktuellen wissenschaftlichen Stellungnahme unterstützt die amerikanische Herzassoziation ausdrücklich Meditation, weil sie das Risiko für Herz- und Kreislauf-Erkrankungen senken kann. Mit Technologie alleine lassen sich Herz-Kreislauf-Erkrankungen nicht in den Griff bekommen. Obwohl weltweit jährlich viele hundert Milliarden Dollar dafür ausgegeben werden, bleiben Herz-Kreislauf-Erkrankungen die Hauptursache für Todesfälle und Krankheiten ((175, 176)).

Wenn das eigene Herz von uns selbst und der Gesellschaft, in der wir leben, nur mehr als Pumpe wahrgenommen wird anstatt als unser wichtigstes Sinnesorgan, wird es krank. Und das Gehirn auch. Depressionen sind der weltweit häufigste Grund für Lebensbeeinträchtigung, und 2020 werden sie die zweithäufigste Todesursache sein ((177)). Die Ursache liegt auch darin, dass diese beiden Organe, die untrennbar zusammengehören, so oft isoliert therapiert werden. Dabei bräuchten sie eine Paartherapie, welche die Störungen in ihrer gegenseitigen Wahrnehmung und Kommunikation aufdeckt.

Ich schätzte meinen Beruf nach wie vor, doch er erschien mir – in einer großen Klinik ausgeübt – nun oft als zu einseitig. Ich wollte auch mal raus aus meiner grünen OP-Uniform, und vor allem wollte ich einen Menschen nicht auf das kleine Viereck begrenzt behandeln, das sich mir zwischen den sterilen grünen Tüchern darbot. Mein Leben hatte sich sehr verändert, seitdem ich mehr auf mein Herz hörte, meine Hobbys hatten sich verändert und auch der Umgang mit meiner Familie, mit Freunden und mit meinen Patienten. Doch manchmal kostete es viel Kraft, die Stimme des Herzens im Klinikalltag zu hören. Wenn ich nach einem verlängerten Wochenende in einem Kloster vom Meditieren zurückkehrte oder von einem Achtsamkeitstraining und ab Montagmorgen in einer reinweißen Hightech-Umgebung vor allem Funktionieren und Gefühle Abschalten auf dem Programm standen, passte das nicht zusammen. Immer deutlicher wurde es mir, dass ich als Herzchirurg wirklich das ganze Herz behandeln wollte, gerade auch jenen Teil, den ich auf meiner Reise gefunden hatte. Ich wollte nicht nur den Ausschnitt unter dem grünen Tuch, ich wünschte mir mehr Zeit für meine Patienten. Nicht bloß ihre Symptome wollte ich abfragen, sondern auch etwas über ihre Lebensumstände erfahren, wie sie in ihrem Alltag zurechtkamen, welche Sorgen sie quälten, kurz: was sie auf dem Herzen hatten … weil das eine fundamental wichtige Rolle für das Herz und seine Gesundheit spielt. Ich bin überzeugt, dass wir in den nächsten Jahren und Jahrzehnten noch weitere Beweise dafür finden werden, dass das Herz seiner symbolischen Bedeutung auch medizinisch gerecht wird. Es fühldenkt oder denkfühlt. Ich wollte die Herzen meiner Patienten nicht nur abhören, ich wollte ihnen aktiv zuhören. Und auch mein eigenes wollte ich gern noch ein bisschen besser kennenlernen.

Der Ruf des Herzens

Schon lange spürte ich die Sehnsucht in meinem Herzen, über das große Meer zu segeln. Als kleiner Junge konnte ich mich nicht sattsehen an den herrlichen Segelbooten auf dem Bodensee, an den ich mit meinen Eltern am Sonntagnachmittag auf der Rückbank eines VW Käfers seltene Ausflüge machte. Ohne Sicherheitsgurt und MaxiCosi. Aber ein exklusives Hobby wie Segeln war damals unerreichbar für mich. Stattdessen schenkte mir meine Mutter einen Globus, den ich heute noch besitze. Mit meinem Freund Jimmie unternahm ich damals abenteuerliche Reisen rund um die Welt. Wir waren frei, wir waren reich, wir drehten die Kugel und setzten unsere Finger und fuhren, flogen und segelten in unserer Fantasie in ferne Länder.

Ich war lange Jahre Herzchirurg, als ich endlich Segeln lernte und es genauso liebte, wie ich es als Kind gespürt hatte. Es gibt ja auch Träume, die erweisen sich in der Realität als wenig erfüllend. Doch das Wasser war mein Element, und wenn der Wind die Segel blähte, weitete sich mein Herz. Eine neue Sehnsucht erwuchs. Meine Familie bestätigte mich darin, mir diesen großen Traum zu erfüllen: über den Atlantik zu segeln. Nach langer Wartezeit konnte ich meinen Jahresurlaub und aufgesparten Resturlaub an einem Stück nehmen, insgesamt zwei Monate. Meine drei Mitsegler auf der gecharterten Segelyacht lernte ich einige Wochen davor kennen. Mit allen kam ich gut klar, am sympathischsten war mir der Skipper Harald, ein Taxifahrer in Rente. Des Weiteren gab es noch einen

Informatiker und einen Ingenieur. Wir starteten im Februar von der kleinen Insel San Lucia in der Karibik und kamen nur bis Antigua. Dort ging der Motor kaputt. Der Motor? Nein, der herbeigerufene Chirurg im ölverschmierten Overall diagnostizierte ein Pumpenproblem. Die Einspritzpumpe hatte es leider unheilbar erwischt. Wir benötigten eine Transplantation. So begann das Warten auf die neue Pumpe. Täglich liefen wir zum UPS-Tracking, um die Route der Pumpe, die aus Europa geliefert wurde, zu verfolgen. Die Stimmung in der Crew war angespannt, alle bis auf den Skipper in Rente hatten Urlaub für den Törn genommen, und der Zeitdruck stresste enorm. Am dritten Tag begann ich einen Tauchkurs. Die Unterwasserwelt begeisterte mich so sehr, dass mir die Wartezeit nichts mehr ausmachte, was jedoch dem Ingenieur und dem Informatiker etwas ausmachte, die meine gute Laune nicht teilten. Letzterer verkündete nach sieben Tagen, dass er es nicht mehr aushalte und sofort nach Hause wollte. Wir versuchten ihn zu überreden, merkten aber, dass es keinen Sinn hatte. Jetzt erst vertraute er uns an, dass er an Panikattacken litt. Er hatte geglaubt, der Aufenthalt auf dem Boot würde ihn kurieren. Er hatte sich getäuscht, es ging ihm beschissen. Und so waren wir nur noch zu dritt. Was dem Ingenieur überhaupt nicht gefiel. Er regte sich maßlos über den »fiesen, falschen, verlogenen« Informatiker auf, der uns in die Irre geführt hätte, das sei verantwortungslos, und außerdem sei er schuld daran, dass unsere Lebensträume ins Wasser fielen. Ich konnte dem Ingenieur nicht begreiflich machen, dass Panikattacken eine Krankheit sind. Er wollte recht haben. Was sich auch zu einer Krankheit auswachsen kann. Oder brauchte er nur einen

Grund, um ebenfalls zu kneifen? Am nächsten Morgen teilte er dem Skipper und mir mit, dass ihm der Törn zu dritt zu gefährlich sei, er würde die Segel streichen. Wir könnten ja zu zweit in See stechen.

Zu diesem Zeitpunkt war unser Boot bereits komplett proviantiert. Äpfel und Kartoffeln wurden schrumpelig und faulig; die Bananenstaude, die wir an den Mast gehängt hatten, warf ihre mittlerweile reifen Früchte ab. Und nun? Ich wollte diesen Törn um jeden Preis. Der Skipper hielt es zu zweit für machbar, zumal auch ich ein erfahrener Segler war, aber so richtig wohl war ihm nicht bei der Sache, und so hängten wir im Hafen einen Zettel aus: Free Sail to Europe.

In Antigua, wo die Superyachten der Superreichen ankerten, gehörten wir eher in die Abteilung Sozialbau sprich -boot. Es gab aber auch junge Leute, die als Crew auf den Yachten arbeiteten, und viele Traveller. Einer von ihnen war Salomon aus Israel, Anfang dreißig. Und schließlich stieß noch John aus New York zu uns, der irgendwann einmal in der Karibik gestrandet war, pleite und ohne Perspektive. Bei uns würde er sich während der nächsten Wochen wenigstens keine Sorgen um seine Mahlzeiten machen müssen. Ein kleines bisschen Segelerfahrung hatte er. Salomon war noch nie im Leben auf einem Schiff gewesen, wie er freimütig gestand. »Nur einmal mit meinem Vater in einem Tretboot.«

Als die Einspritzpumpe eingebaut war, liefen wir aus, beziehungsweise wir wollten es. Doch unsere Ankerkette war von den Ketten der Superyachten blockiert, und es dauerte einen halben Tag, bis deren Taucher uns von der Leine ließen. Allmählich begann ich mich zu fragen, warum wir im Hafen bleiben sollten. Hatte das einen höheren Sinn? So was denkt man schon mal, wenn man mehrfach aufgehalten wird. Und das Unternehmen war ja auch nicht ungefährlich. Das Meer verzeiht keine Fehler, das sagen alle, die es kennen, und eine Transatlantikpassage mit über 2000 Seemeilen in einem 15-Meter-Boot gegen die vorherrschende Windrichtung schon gar nicht. Der Atlantik ist wilde, endlose Natur mit gewaltigen Distanzen. Über lange Zeit befindet man sich weit außerhalb der Erreichbarkeit durch Rettungsmittel der Zivilisation – ein richtiges Abenteuer, gefährlicher als meine Reisen mit Jimmie um den Globus. Aber für mich sah das Abenteuer zuerst einmal ganz anders aus als erhofft. Kaum erreichten wir die offene See, wurde ich seekrank. Grünblass im Gesicht hing ich in den Seilen, es ging mir elend, und ich war der Crew keine Hilfe. Zu allem Übel fiel mir auch noch ein, wie ungeduldig und uneinfühlsam ich selbst reagieren konnte, wenn meine Kinder oder meine Frau beim Segeln auf unseren Urlaubstörns im Mittelmeer blass um die Nase wurden. Nach drei Tagen ging es mir endlich besser, auch die See beruhigte sich. Dafür tickte John aus. Man sah ihn eigentlich nur mit einer Blechtasse in der Hand herumlaufen. Irgendwann beobachtete ich, dass er sich Campari in die Tasse goss. Morgens um acht.

»Was trinkst du da?«, fragte ich ihn.

»Hagebuttentee«, sagte er.

»Das riecht aber anders.«

»Ja, okay. Rotwein.«

Einige Stunden später rastete er völlig aus, torkelte

brüllend über Deck, ging fast von Bord, schlug um sich, beschimpfte uns.

»Der ist voll bis oben«, diagnostizierte Harald. Er inspizierte die Alkoholvorräte und stellte fest, dass John in einer knappen Woche zwei Drittel unseres Vorrates vernichtet hatte. Wir hatten einen Alkoholiker an Bord. Und jetzt? Harald und Salomon schauten mich an. Für sie war es klar, dass das ein Fall für den Doc war. So führte ich ein Patientengespräch mit John. Er räumte ohne Ausflüchte ein, Alkoholiker zu sein.

»Sonst noch was?«, fragte ich ihn und rechnete mit dem Schlimmsten.

»Nein, nur saufen.«

Ich unterhielt mich eine Weile mit ihm und merkte irgendwann in diesem Gespräch, dass ich mein Mitgefühl nicht vorgab, um ihn zu besänftigen. Ich war mit dem Herzen ganz bei John und versuchte, eine Lösung für uns alle zu finden. John war kein bisschen aggressiv, sondern eher zerknirscht, was wohl daran lag, dass ich mich aufrichtig um ihn bemühte und ihm helfen wollte. Meinen Plan akzeptierte er sofort. Er sollte weiterhin trinken dürfen, jedoch nur, wenn alle Alkohol tranken, also beim Essen. Damit er nicht in Versuchung geriet, würde ich die restlichen Alkoholvorräte unter meiner Koje bunkern. »Du bist ein Seemann, John, du weißt, was das bedeutet. Eine Seemannskoje ist heilig. Da gehst du nicht ran.«

»Aye, aye, Sir«, grinste er schief und legte seine rechte Hand auf sein Herz. Ein Wort ist unter Seeleuten etwas wert, denn man ist auf Gedeih und Verderb aufeinander angewiesen. Sicherlich war es nicht einfach für ihn, aber er schaffte es. Unser Großsegel nicht, es franste aus und musste genäht werden. Ein Job für einen Spezialisten – mich. John assistierte mir kameradschaftlich.

Zwei Tage später machte der eher wortkarge Harald mir ein Kompliment, das mich sehr freute: »Bin verdammt froh, dich an Bord zu haben, Doc. Es würde nicht so gut laufen jetzt, wenn wir keinen Schiffsarzt dabeihätten. Und wie du die Segel genäht hast – Haute Couture!«

Nun ja. Wenn ich es mit meinen feinen Nähten im OP verglich, war das eher quick and dirty. Harald war ein erfahrener Skipper und verfügte über eine gute Menschenkenntnis. Aber mich als Schiffsarzt zu bezeichnen? Das amüsierte mich ein wenig, denn ich wollte doch eigentlich aufs Schiff, um Abstand zum Arzt zu gewinnen. Doch das Wort ließ mich nicht mehr los. Schiffsarzt … Das hatte was, zumal ich das Meer so sehr liebte. Und auch das Tauchen wollte ich vertiefen.

Wellen

Nachts saß ich allein an Deck, über mir der gigantische Sternenhimmel. Immer wieder blickte ich nach oben und suchte unseren Leitstern. Den einen, der uns die Richtung wies, unter den 6000 Sternen, die wir mit bloßem Auge erkennen können. Es gibt 100 Milliarden Galaxien, und 100 Milliarden beträgt auch die durchschnittliche Anzahl der Gehirnzellen eines Menschen. Konnte das ein Zufall sein, oder ist das Gehirn nicht vielmehr auch ein Universum mit unendlichen Möglichkeiten und Räumen? Nachts in der Unendlichkeit der See wurden meine Gedanken frei und die Fragen größer. Wie klein ich war und wie verletzlich. Endlos Wasser. Endlose Tiefe, endlose Weite, endlose Wellen, endloses Blau, endloser Himmel. Ich fühlte mich geborgen in dieser Unendlichkeit, in den Armen des Windes. Wir waren auf ihn angewiesen, er war der einzige Antrieb, der uns nach Hause bringen konnte. Die Dieseltanks von Segelyachten dieser Größe sind klein und für kurze Strecken ausgelegt, nicht um den Ozean mit vielen tausend Seemeilen zu überqueren. Mit der Zeit konnte ich hören, aus welcher Richtung der Wind blies und ob die Segel richtig standen. Ich konnte ihn hören, weil die Erde, wie das Herz, in ein Kissen aus Luft gebettet ist. Töne sind Luftwellen, ohne die ich das Rauschen der gewaltigen Atlantikwellen, die an das Boot brandeten, und den Herzton meiner Patienten nicht wahrnehmen würde.

Ohne Kompass und Steuermann wären wir verloren, genauso wie ohne Gehirn und ohne Herz. Es bebt wie eine Kompassnadel in uns, und wenn wir darauf achten, lotst es uns sicher durch unser Leben, und zwar mit dem Wind. Man kann viele Kurse zum Wind segeln, mit den Wellen, mit den Sternen. Da lässt das Herz durchaus Freiheitsgrade. Aber man kann nicht gegen den Wind segeln. Es wäre töricht, es zu versuchen. Man würde nirgendwo ankommen. Wie Odysseus, ein Mann, der ein ganzes Leben lang seinen Weg nach Hause suchte.

Wenn ich aus solchen Gedanken auftauchte, überprüfte ich akribisch unseren Kurs, der uns auf die andere Seite des Atlantiks bringen sollte. Manchmal kam eine Welle über, und Wassertropfen klatschten mir salzig ins Gesicht. Ich leckte sie von meinen Lippen und nahm sie in mir auf. Der Salzgehalt der Ozeane ist fast identisch mit dem unseres Blutes. Wir kommen aus dem Meer, und ich fühlte mich in Resonanz in diesem Meer aus Wellen. Ich. Winzig wie ein Wassertropfen. Wo wollte ich vor Anker gehen? Wer ich? Ich Wassertropfen. Was ist meine Aufgabe im Leben?

Bewusstsein ist für mich ein kondensierter Wassertropfen. An einem Ort herrschen bestimmte physikalische Bedingungen, und auf einmal hängt ein Wassertropfen an einem Blatt oder an einer Fensterscheibe, wo auch immer. Luftfeuchtigkeit ist meistens nicht zu erkennen. Erst wenn sie kondensiert, sehen wir den Wassertropfen. Auf die gleiche Weise kondensiert aus kosmischen Elementen in einem Akt biologischer Schöpfung unser Leben. Wir sind ein sichtbarer Tropfen im Ozean des Seins. Ich bin ein Wassertropfen, der sich bewegt, und innen pulsiert ein Herz. Jeder Wassertropfen findet irgendwann seinen Weg zurück ins Meer. Und irgendwann begann auf dem Atlantik ein neues kleines Herz in mir zu schlagen ... für den Schiffsarzt.

Auf den Azoren endete meine Reise, denn mein Urlaub war aufgebraucht. Gerne wäre ich einfach weitergesegelt. Doch das ist nicht meine Art. Meine Kollegen warteten auf mich, ich würde sie nicht im Stich lassen. Außerdem war ich angekommen. Zwar nicht in Südspanien, doch an einem viel wichtigeren Ort: bei mir selbst. Ich wusste jetzt, wohin mein Herz mich rief. Und dass meine Zeit in der Klinik abgelaufen war. Ich würde jetzt zwar zurückkehren, doch nicht mehr für immer als Herzchirurg tätig sein. Die Zeit war reif, für das ganze Herz tätig zu sein, im Sinne von Franz Werfel, wie er es einem seiner Protagonisten in dem Roman »Die vierzig Tage des Musa Dagh« in den Mund legt: »Es gibt ein zwiefaches Herz. Das fleischliche und das geheime himmlische Herz, das jenes umschließt, so wie der Duft die Rose einhüllt. Dieses zweite Herz verbindet uns mit Gott und mit den Menschen.« ((178)).

Und außerdem wollte ich in Erfahrung bringen, was ich brauchte, um als Schiffsarzt anzuheuern. Denn so könnte ich alles miteinander verbinden. Das Meer und den Himmel, das Herz und meine Patienten und mich selbst.

In neuem Fahrwasser

Es dauerte noch eine Weile, bis ich die Gelegenheit fand, neue Fahrwasser anzusteuern. Alles war anders von dem Moment an, als ich wusste, dass ich mich beruflich verändern würde. Von da an machte ich mir keine Gedanken mehr darüber, was andere über mich denken könnten, meine Entscheidung war mit Herz und Verstand getroffen, reiflich überlegt.

In meinem OP-Team legte ich noch mehr Wert auf Respekt den Patienten gegenüber, auch wenn sie uns nicht hören und sehen konnten. Ich empfand mich als Wächter dieses Raums, schon immer hatte mich die andächtige Stille im OP an eine Kirche erinnert, nun übernahm ich auch die Verantwortung für die Schwingung, nicht nur für die Schwingsäge. Ich bemerkte, dass meine innere Einstellung auf mein Team abfärbte. So wunderbar wie in meinen letzten Monaten war die Zusammenarbeit nie gewesen. Ich erzählte keinem von meinem Entschluss, ich befand mich noch in der Findungsphase und musste vieles bedenken. Eines Tages las ich von einem Herzchirurgen aus der Schweiz, der sich mit Mitte fünfzig, auf dem Höhepunkt seiner Karriere, seinen Kindheitstraum erfüllte und zum Trucker umschulte. In einem Interview mit der Ärztezeitung sagt er: »Ich wollte nicht zu lange operieren – das ist nicht gut, weder für den Arzt noch für die Patienten. Gerade in der Chirurgie sollten Ärzte mit Mitte/Ende 50 das Skalpell aus der Hand legen« ((179)). Ich finde auch, dass das ein gutes Alter ist, dem Navi des vergessenen Herzens zu folgen.

Die Zusatzausbildung zum Schiffsarzt war kein Problem. Aber ein zweites Herz schlug in meiner Brust, und das wollte auch gehört werden. Schon länger trug ich das Konzept einer Herzmedizin des ganzen Herzens in mir. Das könnte ich nur in einer eigenen Praxis für ganzheitliche und operative Herzchirurgie umsetzen. Ich wollte weiterhin Herzchirurg sein, aber auf der gesamten Klaviatur der Herzmedizin spielen. Vor allem wollte ich mir viel Zeit nehmen und herausfinden, was die wahren Ursachen der Herzleiden meiner Patienten sind. Jene, die man auf den ersten Blick nicht sieht. Ich war mir sicher, manche invasiven Eingriffe wären dann nicht mehr notwendig. Der Preis, den ich für diese Veränderung zu entrichten hatte, sah so aus, dass ich bestimmte Operationen als freier Herzchirurg wahrscheinlich nicht mehr durchführen würde, zum Beispiel die Implantation eines Kunstherzens, mein Spezialgebiet. Und so waren diese letzten Monate in der Klinik in gewisser Weise auch ein Abschied für mich. Ich begann die Zeit im OP zu genießen, wie ich sie als junger Assistenzarzt genossen hatte, als alles noch ganz neu war.

Und ganz neu war es auch noch einmal für mich, weil alles, was wir mit einem offenen Herzen wahrnehmen, einzigartig ist.

Abschied vom Kunstherz

Das vor mir liegende Herz blickte himmelwärts. Es war das letzte, an das ich voraussichtlich eine Kunstherzpumpe anschließen würde. Mit mehreren OP-Tüchern hatte ich es so platziert, dass seine Spitze sich mir nach oben gerichtet präsentierte. Es war an die Herz-Lungen-Maschine angeschlossen, schlug aber noch. Im Bereich der Herzspitze hatte ich einen Metallring aufgenäht, und in dessen Mitte stanzte ich nun ein Loch in der Größe eines 20-Cent-Stücks in die linke Herzkammer.

Zehn Tage zuvor war der Patient mit einem schweren Herzinfarkt in die Klinik eingeliefert worden, und Kardiologen hatten mehrere Metallröhrchen, sogenannte Stents, in die verstopften Arterien seines Herzens implantiert. Zweimal flimmerte sein Herz, und zweimal wurde er wiederbelebt. Es gelang, sein Leben zu retten, aber sein Herz blieb schwach. Zu schwach, um die Durchblutung seiner Organe dauerhaft zu gewährleisten. Diesen Zustand bezeichnen wir als Herz-Schock, er ist kritisch und lebensbedrohlich. Dem Körper muss Energie von außen zugeführt werden. Eine inzwischen etablierte Methode ist es, den Patienten zunächst an eine ECMO (extrakorporale Membranoxygenation) anzuschließen, eine Notfallpumpe, die das Herz unterstützt und das Blut mit Sauerstoff anreichert. Zwei Schläuche, fast mit dem Durchmesser eines Gartenschlauches, hatte ich in einer ersten Operation mit dem herznahen Blutgefäßsystem verbunden und an ein Pumpensystem außerhalb des Körpers angeschlossen. Zweimal am Tag hatte sich ein Team von Herzchirurgen, Anästhesisten, Kardiologen und den betreuenden Pflegekräften am Bett des Patienten versammelt und den Zustand des Herrn Rubella und seines Herzens diskutiert. Mehrfach hatten wir versucht, die Unterstützung durch die ECMO zu reduzieren. Manchmal erholen sich Herzen nach einigen Tagen, und die ECMO kann wieder ausgebaut werden. Bei diesem Patienten war es nicht so. Je mehr der Pumpenfluss reduziert wurde, desto schwächer schlug sein Herz. Das konnten alle Beteiligten durch die Echokardiografie, den Ultraschall des Herzens, live miterleben. Ärzte sagen dann, die Entwöhnung verlaufe »frustran«. Mit Pumpe war der Zustand des Patienten »stabil«. Er war aufgrund eines Nierenversagens an ein Dialysegerät angeschlossen, die übrigen Organe verrichteten ihre Aufgabe jedoch relativ unbeeindruckt, und auch das Gehirn schien keinen Schaden zu nehmen.

Es gab nun zwei Möglichkeiten. Den Patienten sterben zu lassen oder ihm eine Kunstherzpumpe aus Metall zu implantieren. Beides sind gleichermaßen vertretbare Optionen, die Frage war, was hätte sich Herr Rubella gewünscht? Ich führte Gespräche mit seiner Frau und seinen Kindern. Erwägt man die Implantation einer dauerhaften Herzturbine, muss man wissen, dass sie bei diesem schwerstkranken Patienten ein deutlich erhöhtes Operationsrisiko barg. Falls es jedoch gelänge, wäre sein Leben danach ein völlig anderes. Ein Kabel, die sogenannte *Driveline*, würde an seiner linken Seite unterhalb der Rippen aus ihm austreten, und er würde den Rest seines Lebens mit Akkus an seinem Gürtel verbringen. Ich hatte mal einen Kollegen, der sagte, mit diesen Patienten ist der Chirurg »verheiratet, bis der Tod euch scheidet«. Das ist derber Herzchirurgenhumor, aber es ist etwas Wahres dran: Denn wenn alles gut verläuft und der Patient die Klinik verlässt, muss sie in Notfällen Tag und Nacht für ihn erreichbar sein. Meine Fragen an die Kinder und Frau waren nun: Hätte ihr Mann und Vater das Leben mit einer implantierten Herz-Maschine gewollt und würde er damit zurechtkommen? Würde er die Technik akzeptieren und die Akkus täglich wechseln können? Würde er die Medikamente zur Blutverdünnung zuverlässig einnehmen, würde er damit leben können, dass ein Kabel aus ihm kommt, und wer würde sich um die Wunde an dieser Stelle kümmern? Aller Erfahrung nach schaffen das Patienten nicht alleine, sie brauchen helfende Hände und viel, wirklich sehr viel liebende Unterstützung. Dann jedoch können sie ein fast normales Leben führen, manche machen sogar noch Kreuzfahrten. Herr Rubella stand eher vor seiner letzten Fahrt, das Leben auf Messers Schneide. Seine Frau und die Kinder glaubten jedoch, er wolle leben um jeden Preis, und sie wünschten sich, den schweren Weg mit ihm gemeinsam gehen zu dürfen.

Abermals trat das Ärzteteam zusammen, und wir beschlossen, es zu wagen. Der Zeitpunkt war günstig, und das ist ein entscheidender Faktor bei diesem Unterfangen. Man darf nicht zu lange warten. Wenn der Sterbeprozess eingesetzt hat, ist es zu spät. Wann das ist, kann man nicht in Tabellen nachlesen, aber es gibt dafür Anzeichen, und erfahrene Ärzte kennen die vielen Gesichter des herantretenden Todes. Und natürlich sollte das System auch nicht zu früh eingesetzt werden, solange es noch andere Optionen gibt. Allein das zu entscheiden kann eine große Herausforderung sein. Nachdem alles geklärt war, wurde die Operation für den nächsten Tag vorbereitet.

Ein Herzstillstand ist bei diesen Eingriffen nicht immer notwendig, und nun blickte ich durch das ausgestanzte Loch in das schlagende Herz des Patienten. Die Stelle muss deshalb »perfekt« sein, weil das Ansaugrohr für optimalen Fluss frei und mittig im Herzen liegen muss. Ob das tatsächlich geklappt hat, stellt sich erst gegen Ende der Operation heraus, aber im Augenblick sah es gut aus. Im Inneren des Herzens fand ich nichts, was den Blutfluss des metallenen Ansaugrohres hätte stören können. Den eigentlichen Bluttransport übernimmt ein Propeller in einem chromglänzenden Gehäuse, das rund und etwas kleiner als eine Handfläche ist. Von dort wird das Blut mit einer flexiblen Rohrprothese zur großen Körperschlagader weitergeleitet. Der Fachbegriff ist linksventrikuläres Assist Device (LVAD), eine Unterstützungspumpe der linken Herzkammer, die auf das Herz aufgesteckt wird. Jahrzehntelang hat man versucht, künstliche Herzen zu bauen, die das ganze Herz ersetzen. Apparate, die Klappen und Kammern haben und eine Pulswelle erzeugen, wie das echte Herz. Doch dessen Naturtechnologie ist unerreicht, und das von Menschen gebaute »total artificial heart«, das totale Kunstherz, führt häufig zu schweren Komplikationen. So besannen sich Ingenieure und Herzchirurgen und konstruierten etwas sehr Simples, das aber besser funktioniert. Das alte Herz bleibt, wo es ist, die Patienten überleben länger, und es gibt weniger Komplikationen. Vielleicht liegen die Vorteile gegenüber dem totalen Kunstherz auch darin, dass die Verbindungen zum Körper und die Selbstwahrnehmung erhalten bleiben können ((180)). Sogar bei transplantierten Herzen ist es möglich, dass sich getrennte Nervenbahnen wieder verbinden. Und je mehr sie das tun, desto besser arbeitet das transplantierte Herz ((26, 181)).

Ich versenkte das Ansaugrohr im Herzen, überprüfte nochmals, ob das Gehäuse plan auf dem Haltering auflag, und fixierte es mit einer einzigen kleinen Klemmschraube und einem Drehmomentschlüssel. Es folgten ausführliche Entlüftungsmanöver, denn natürlich darf keine Luft sein, wo Blut hingehört. Diese Routine dauerte mindestens zehn Minuten. Währenddessen erinnerte ich mich wie so manches Mal an mein NSU-Moped, Typ »Quickly«, das ich als Schüler besaß und dessen Motor ich so oft reparieren musste. Es war immer wichtig, den Vergaser sorgfältig zu entlüften, und nachdem ich eine Schraube »überdreht« hatte, kaufte ich mir von meinem Taschengeld einen Drehmomentschlüssel. Nicht ahnend, dass mir dieses Werkzeug bei Herzoperationen einmal gute Dienste leisten würde.

Es gibt Patienten, die nach der Operation enorme psychische Probleme haben, mit einer Maschine in ihrer Brust zu leben. Manche durchtrennen sogar das Kabel zu den Batterien, denn den Stecker ziehen können sie aus Sicherheitsgründen nicht. Eine ältere Dame ist mir besonders gut in Erinnerung. Sie empfand »die Blechkiste« in ihrer Brust als Fremdkörper und wünschte nichts sehnlicher, als sie wieder loszuwerden. Für ihre vierjährige Enkelin war die Kiste jedoch der »Liebling«. Er sorgte dafür, dass ihre Oma lebte. Und da sie Oma immer wieder nach ihrem »Liebling« fragte und ob er noch richtig summe, wurde aus dem Eisenherzen in ihrer Mitte auch Omas Liebling. Das sonore Summen ist im Übrigen ein beruhigendes Indiz für die Patienten. Wenn es anfängt zu rumpeln und zu knarren, weist das auf eine Pumpenthrombose hin – eine schwerwiegende Komplikation. Eins habe ich damals schon bei meiner Quickly gelernt: Bevor der Motor stehen blieb und ich kilometerweit schieben musste, kündigte er das an, und wenn ich gut aufpasste, konnte ich es hören.

Erfreulicherweise hatte die Turbine im Herzen des Herrn Rubella inzwischen flotte Fahrt aufgenommen, und alle Luft aus dem Herzen war entfernt. Sein Herz wurde befüllt, die Länge der Schlauchprothese abgemessen und in die Aorta, die große Körperschlagader, implantiert. Was nun folgt, ist ein subtiler Prozess, in dem der LVAD-Fluss immer mehr gesteigert und gleichzeitig derjenige der Herz-Lungen-Maschine reduziert wird. Dazu ist die richtige Dosis der richtigen Medikamente erforderlich und viel Fingerspitzengefühl und Geduld. Man muss dem Herzen Zeit lassen, sich an die neue Situation zu gewöhnen.

Die Umstellung des Kreislaufes auf ein Leben ohne Puls gelang problemlos. Das Herz schlägt zwar noch, aber den Bluttransport in den Körper übernimmt die Turbine mit ihrem gleichförmigen Fluss. Mit Unterstützung des Herz-

und Liebes- und Lebenshormons Adrenalin sowie zahlreicher weiterer Medikamente wurde der Patient auf die Intensivstation gebracht. Tagelang hatte er hohe Blutverluste, und zweimal wurde sein Brustkorb wiedereröffnet, um Blutungsursachen zu suchen. Nicht, weil schlampig operiert wurde, sondern weil die Blutgerinnung dieser Patienten im wahrsten Sinne des Wortes »im Eimer« ist. Das verlorene Blut wird in speziellen Behältnissen aufgefangen und dem Patienten wieder infundiert. Es ist eine Materialschlacht gegen den Tod, in der die moderne Medizin aus allen Rohren donnert. Zwei Wochen lang währte das Bangen und Hoffen, dann erreichte Herr Rubella ruhigeres Fahrwasser, und wir konnten die Narkose reduzieren und ihn aufwachen lassen. Sein Gehirn hatte keine Schäden erlitten. Er erkannte uns. Das sind großartige Momente für den Patienten, die Familie, alle Beteiligten des Teams. Nach über einem Monat konnte der Patient erste kleine Spaziergänge in sein neues Leben unternehmen.

Segel setzen

Und für mich wurde es Zeit, Segel zu setzen. Um Schiffsarzt zu sein, musste ich wie gesagt noch einmal zurück auf die Schulbank. Gemeinsam mit angehenden Lehrlingen für Schiffsbau, fertigen Ingenieuren und Ärzten absolvierte ich diverse Sicherheitsausbildungen. Da ich in der Karibik schon tauchen gelernt hatte, hängte ich auch noch die Ausbildung zum Taucherarzt dran. Mein Abenteuerherz freute sich immer, wenn wir in Überlebensanzügen im winterlichen Wasser trieben oder den Tiefenrausch in der Druckkammer am eigenen Leib erleben durften.

Ab dem Moment, in dem ich begonnen hatte, meinem Herzen zu folgen, waren viele wunderbare Dinge geschehen. Aber in manchen schweren Stunden zweifelte ich an meinem Entschluss. War es wirklich richtig, das Fahrwasser zu wechseln? Hin und wieder plagten mich Existenzängste. Wie würde es weitergehen, wenn ich den sicheren Hafen der Klinik verließ? In solchen Momenten musste ich meinem Herzen einen Stoß geben, oder mein Herz gab mir einen … sehr heilsamen. Immer wieder erlebte ich es, dass es am schönsten ist, wenn ich mich in Resonanz mit meiner Umwelt und den Menschen um mich herum befinde und vertraue. Und so vertraute ich auch während meiner Ausbildung zum Schiffsarzt und als ich mich mit meiner Praxis als Herzchirurg selbständig machte, denn ich wusste weder, ob ich als Schiffsarzt gebraucht wurde noch ob mich Patienten finden würden. Beide fanden mich, Schiff und Patienten. Und es passierten weitere wunderbare Dinge. Bei einer medizinischen Fortbildung erzählte ich einer Kollegin von meiner Herzensangelegenheit. Kurz darauf flatterte mir die Einladung zu einem Vortrag zum Thema Herz und Hirn ins Haus. Dies war mein erster Auftritt in der Öffentlichkeit mit meinem Herzensthema.

Für meine Praxis gab ich eine Website in Auftrag. Der Webdesigner erzählte einem befreundeten Journalisten von meiner Mission »ganzes Herz«. Bald darauf wurde ich für eine medizinische Veröffentlichung in der ZEIT interviewt. Der Artikel schlug hohe Wellen, ich bekam viele Zuschriften, eine Zeitschrift bat mich um einen Essay. Und hier schloss sich wieder ein Kreis. Vor vielen Jahren hatte mir ein Patient das Buch »Das weise Herz« von Jack Kornfield geschenkt und damit sehr viel in Bewegung gebracht. Und nun befand ich mich sozusagen Seit' an Seit' mit diesem Weisheitslehrer – mein Essay und ein Interview mit Jack Kornfield in der Zeitschrift *moment by moment*. Welche Ehre! Diese Veröffentlichung weckte das Interesse von mehreren Verlagen, die mich fragten, ob ich mir vorstellen könnte, ein Buch zu schreiben. Und jetzt lesen Sie es. Was machen Sie damit? Welche Kreise schließen sich für Sie, oder welche eröffnen Sie – und wohin trägt Sie die Stimme Ihres Herzens?

Mich hat sie aufs Meer gerufen, an meinen Sehnsuchtsort.

Das hungrige Herz

Wer zur See fährt, braucht einen Anker. Der ist meine Praxis für mich. Hier habe ich die Zeit und die Muße, mich um die Herzen von Hilfesuchenden zu kümmern, die zuweilen verloren im Meer der Hightech-Herzmedizin treiben.

Eines Tages erhielt ich eine E-Mail von Astrid, einer jungen Frau aus Österreich. Ihr Herz pumpe nicht mehr ausreichend, und sie müsse vielleicht transplantiert werden. Den eingescannten Befunden einiger Universitätskliniken entnahm ich, dass Astrid bereits mehrfach eine Herzmuskelentzündung gehabt hatte. In den feingeweblichen Untersuchungen des Herzens fanden sich Narben. Die rechte Seite des Herzens war besonders betroffen, die Herzkammer erweitert und die Trikuspidalklappe zwischen rechter Kammer und Vorhof undicht. Sämtliche Untersuchungen, die an einem Herzen machbar sind, waren erfolgt. Die Patientin nahm zahlreiche Medikamente, doch es ging ihr immer schlechter. Sie bekam keine Luft, und ihre Beine wurden dick. Daher wurde ihr nach dem letzten Klinikaufenthalt kurzerhand empfohlen, sich in einem Transplantationszentrum vorzustellen. Das Gespräch mit dem Chefarzt dort sei sehr sachlich gewesen und habe nur ein paar Minuten gedauert. Danach habe sie tagelang geweint, sie fühlte sich vollständig im Stich gelassen, ob ich ihr helfen könnte.

Eine Woche später kam sie in meine Praxis. Wir unterhielten uns lange, und sie erzählte mir das, was in keinem Arztbrief stand. Astrid litt seit ihrer späten Kindheit und weit in ihre Jugendzeit hinein fast zehn Jahre lang an einer Ess-Brech-Sucht, Bulimie. Ihre Mutter war bei der Geburt gestorben, und sie wurde von einer Tante großgezogen, die ihr nicht die Liebe und Zuwendung schenken konnte, die sie gebraucht hätte. In der Familie war es üblich, Zuneigung und Herzenswärme durch kulinarische Köstlichkeiten zu ersetzen. Irgendwann fing das Mädchen an zu kotzen, und nach ein paar Jahren hatte sich ihr Herz entzündet. Bis heute bekam sie häufig Herzrasen nach dem Essen, wenngleich sie die Bulimie überwunden hatte.

Ich untersuchte ihr Herz mit Ultraschall, und gemeinsam betrachteten wir die Filme. Ich fragte sie, was sie dabei empfinde. »Ich hasse mein Herz«, war die Antwort. »Ich hasse es, weil es nicht funktioniert, ich funktioniere doch auch.« Ich bat sie, ihr Herz zu fühlen. Sie weigerte sich. »Ich will es gerade nicht fühlen, ich will, dass es mich in Ruhe lässt.« Auf meine Frage, was ihr Herz denn brauchen würde, schwieg sie lange. Dann begann sie zu weinen.

Meine erste Messung der Herzfrequenzvariabilität bestätigte auf physiologischer Ebene, dass Astrid und ihr Herz kein Team mehr waren. Sie blieb mehrere Tage, und ich bat sie, während ihrer Ostseespaziergänge gerade auch ihren Herzhass zu fühlen. Nur wahrnehmen, nicht urteilen. Sie vertraute mir und ließ sich darauf ein. Am nächsten Tag sagte sie: »Ich glaube, ich weiß jetzt, was mein Herz will.«

»Ja?«

»Es möchte geliebt werden«, schluchzte sie.

»Ja«, sagte ich.

In den nächsten Tagen begannen wir mit der Therapie, und es zeigte sich, dass Astrid mit einer bewussten, liebevollen Atmung die Pumpfunktion ihres Herzens unterstützen konnte. Sie nannte es »Ich umarme mein Herz.«

Innerhalb eines Jahres kam Astrid zweimal zur »Herzzeit an die Ostsee«, wie sie es ausdrückte. Es ging ihr nun sehr viel besser. Sie konnte wieder Yoga machen, die Luftnot nahm ab, sie wollte sogar wieder anfangen zu arbeiten. Der positive Verlauf bestätigte sich auch in den Kontrolluntersuchungen im Kernspin des Herzens. Die Pumpfunktion steigerte sich im Lauf der Zeit sogar.

Mit Patienten wie Astrid beschäftigt sich auch die Psychoneuroimmunologie, die nachweist, wie sehr unser inneres

Erleben auf unser Immunsystem wirken kann. Ich bin der Meinung, der Schlüssel zur Heilung von Astrids Herz lag in ihrer Bereitschaft, sich selbst und ihr Herz zu fühlen.

Die größten Gesundheitsprobleme unserer Zeit, Depressionen, Süchte aller Art und unheilbare Schmerzzustände, sind auf Störungen im Bereich des Fühlens zurückzuführen ((167)). Ich bin überzeugt, dass es bei vielen Herzerkrankungen auch so ist und dass wir alle unser Herz hin und wieder umarmen sollten, um uns selbst näherzukommen, uns selbst zu fühlen und dadurch auch unsere Mitmenschen.

Homo Herz

Sich selbst zu fühlen wird in der Geschichte der Evolution als der Beginn unseres Bewusstseins angesehen ((167, 100)). Der werdende Mensch hat in seiner Geschichte und der Geschichte der Welt eines Tages seinen eigenen Herzschlag gefühlt und wie »etwas« in ihm lebte. Seither sind ein paar Millionen Jahre vergangen, das Gehirn ist gewachsen, und wir nennen uns Homo sapiens, der wissende Mensch. Eines jedoch wissen wir nicht, es gibt eine völlig ungelöste Kernfrage: Wie wird in unserem Körper subjektives Erleben kreiert, und woher kommt das Bewusstsein? Alle bisherigen Theorien sind metaphysisch und empirisch nicht zu überprüfen ((182)).

Die Erkenntnisse der Quantenphysik lassen den Schluss zu, dass unsere Grenzen nicht an der Oberfläche unserer Haut enden, sondern dass wir mit allem Existierenden verbunden sind. Viele Menschen kennen dieses Gefühl, »verbunden« zu sein, mit der Natur, dem Universum, einem geliebten Menschen oder Tier, vielleicht sogar einer besonderen Lebensaufgabe. Die Ergebnisse der Multiversum-Theorie, die Astrophysik und Quantenmechanik vereint, legen nahe, dass es viele Universen mit vielen verschiedenen Versionen physikalischer Gesetze gibt ((154)). Des Weiteren leben wir, so die amtlichen Theorien der

Physik, in einem 11-dimensionalen Gebilde, dessen direkt erfahrbare Dimensionen der dreidimensionale Raum und die Zeit sind. Hawking und Mlodinow fragen in ihrem Buch »Der große Entwurf« zu recht: »Warum bemerken wir diese Zusatzdimensionen nicht, wenn es sie gibt?« und können diese Frage auch gleich beantworten. Sie seien so eng aufgewickelt, so eng zusammengerollt, dass wir sie nicht bemerken ((154)). Ist das wirklich so?

Das Leben auf der Erde ist 3,8 Milliarden Jahre alt, und der erste Urmensch lebte vor sieben Millionen Jahren. Ich halte es für sehr unwahrscheinlich, dass es nach dieser langen Zeit der menschlichen Evolution und einem Leben mit der Natur Dimensionen gibt, die wir nicht *wahrnehmen* können. Die Natur hatte viel Zeit, uns mit multiplen Wahrnehmungsmöglichkeiten auszustatten. Ich bin daher der Überzeugung, dass wir die Dimensionen der M-Theorie sehr wohl wahrnehmen. Liebe und Mitgefühl, Wahrheit, Weisheit, Stärke, Freude und Dankbarkeit können zu diesen Dimensionen gehören. In der Summe: das Bewusstsein des Herzens. Nicht jede dieser Qualitäten ist für die meisten von uns spontan verfügbar, jedoch, wenn sie fühlbar oder »fühlwahr« werden, wenn sie sich abwickeln und entfalten, öffnen sie einen Raum, eine Dimension, ein eigenes Universum. Es sind eben nicht nur »Gefühle«, es sind in ihrer vollen Ausdehnung Dimensionen der Menschlichkeit. Und der Mensch ist nicht Mensch, weil er ausschließlich kognitiv tätig und in seinem Gehirn brillant ist, sondern auch, weil er das Herz am rechten Fleck hat. Wir haben uns zum Homo sapiens entwickelt, gerade weil wir die Dimensionen des Herzens fühlen.

Dann sind wir nicht nur ein wissender Mensch, sondern auch ein Homo Herz.

Die Natur hat den kreativen, forschenden und fühlenden Menschen so komplex gestaltet wie das Universum selbst. Und an dem dürfte man keinen einzigen Stern weglassen, sonst hätten wir auf der Erde nicht die Bedingungen, die wir zum Leben brauchen. Bei uns Menschen dürfen wir das fühlende Herz nicht weglassen, sonst vegetieren wir auf intellektuellem Niveau. Das ist nicht, was ich als Lebendigkeit bezeichne. Das Leben schafft auch nur *Sinn*, wenn wir unsere *Sinnes*organe vollumfänglich nutzen. Ohne Herz hätten wir keine großartigen Kunstwerke geschaffen, keine Visionen von Menschlichkeit entwickelt und auch keine wissenschaftlichen Entdeckungen gemacht. Als unvollständige Beweiskette dafür dienen mir die Symphonien Beethovens, AC/DC, die Höhlenmalereien der Steinzeit, Picasso, Gandhi, Anne Frank, Einstein, meine Kinder, Yin und Yang, Marie Curie, Schopenhauer, Pan Tau, Freud und Porsche. Und wie sieht Ihre Beweiskette aus?

Mit ganzem Herzen ist nicht ohne Hirn

In den letzten Jahren ist viel die Rede vom Homo Deus, dem göttlichen Menschen, der aufgrund seiner Technologie gottähnliche Fähigkeiten erlangt ((183)). Aber wohin hat uns das geführt? Wir können uns jederzeit selbst zerstören und unsere Erde unwiderruflich vergiften. Mit unserem brillanten Verstand alleine sind wir kein Homo

Deus, eher das Gegenteil. Das Göttliche in uns kann nur zur Entfaltung kommen, wenn wir das Herz in unsere Verstandesleistung integrieren. Kritiker mögen einwenden, dessen Stimme habe noch keiner gemessen. Aber das Zeitalter der Naturwissenschaften und Technisierung, von der Dampfmaschine zur Raumstation, vom Buchdruck zu Facebook, dauert gerade einmal ein paar hundert Jahre. Verglichen mit den Millionen Jahren an Evolution ist das verschwindend gering. Es ist doch nachvollziehbar, dass wir in dieser kurzen Zeit noch keine Messinstrumente für alle Dimensionen entwickeln konnten, die wir Menschen wahrnehmen können. Es ist überhaupt nicht verwunderlich, dass wir die komplette Sensorik dafür an unserem Körper noch nicht messen können. Vielleicht ist sie auch schlicht *unermesslich*, wie die Ausdehnungen des Universums. Aber wir sollten uns davor hüten zu behaupten, dass es solche Sensoren nicht gibt und dass Liebe, Weisheit, Mitgefühl und die vielen essenziellen wahrnehmbaren Qualitäten des Herzens »nur« Gefühle seien. Betrachtet man sie in all ihren Möglichkeiten und Facetten, in ihren Bedeutungen und wie sie unser Leben beeinflussen, so haben sie die Ausdehnung von sinnlich erfahrbaren Dimensionen, die im Herzen bewusst werden. Die theoretische Physik hat die Existenz solcher Dimensionen nun berechnet. Kann man also das, was wir wahrnehmen, in Zahlen ausdrücken? Im Grunde lässt es sich an einem Beispiel ganz einfach erklären: Wir können einen dreidimensionalen Raum unmittelbar mit unseren Sinnen wahrnehmen, oder wir können diesen Raum mathematisch darstellen. Beides ist richtig, aber nicht das Gleiche. Es ist ein gewaltiger Unterschied, ob wir die Wassertemperatur in der Badewanne mit einem Thermometer messen oder vollständig in einer warmen Badewanne liegen und mit allen Sinnen fühlen. Es sind unterschiedliche Repräsentationen der gleichen Wahrheit.

Das Herz ist nicht der Speicherort für das, was wir mit dem Herzen fühlen können, denn Herzen kann man transplantieren, und dies beeinflusst nicht oder nur in sehr geringem Ausmaß die Liebe zu bestimmten Personen. Wenn an Ihrem Fernseher ein Bauteil gewechselt wird, empfangen Sie hinterher meistens auch keine anderen Programme, aber Sie haben wieder ein Bild. Das Herz ist ein biologischer Prozessor von Liebe, nicht der Container. Ebenso wenig ist das Gehirn der Container von Bewusstseinsanteilen wie Intelligenz oder Kreativität, sondern ein wesentliches organisches Glied im Entstehungsprozess dieser Dimensionen. Die Topografie des Bewusstseins ist in jeder unserer Körperzellen und auch außerhalb unseres Körpers lebendig. Wir sind permanent von Bewusstsein umgeben. Niemand weiß, ob wir seine Entstehung jemals entschlüsseln werden. Ich bin mir jedoch sicher, der Code liegt im wissenschaftlichen Begreifen des Körpers als Einheit und keinesfalls nur im Gehirn. Körperzentrierte Therapien und spirituelle Schulen wissen schon lange, dass man gerade über den Körper Zugang zum Bewusstsein erlangen kann, und arbeiten damit. Mit technischem Instrumentarium ist Menschlichkeit als ein Akt von liebevoller Zuwendung und Empathie nicht messbar. An dieser Stelle ist das Leben der Technologie um ein paar Millionen Jahre evolutionärer Entwicklung voraus. Es braucht ein Herz und ein Gehirn, um das zu verstehen.

Im Trend liegt jedoch das Gehirn alleine. Lächerlich scheint sich im vorherrschenden Menschbild zu machen, wer noch auf das Herz setzt. Alle Macht geht vom Gehirn aus, das sei die Schaltzentrale, unser Supercomputer. Wir haben nicht verstanden, wie es funktioniert, aber den uralten Wunsch, es zu verbessern. Und so wird intensiv daran geforscht, uns mit Medikamenten, virtuellen Realitäten und Hirnelektroden aller Art leistungsfähiger zu machen. Es gibt eine ganze Industrie für sogenannte Neuro-Gadgets, Werkzeuge und Prothesen, die unsere Gedanken, Gefühle und unser Gedächtnis optimieren wollen. Deren Produzenten sind der Meinung, wir seien weit davon entfernt, das volle Potenzial des Gehirns zu nutzen. An einem digitalen Nürnberger Trichter der Neuzeit bastelt auch der Autobauer Tesla. Er will mit seiner Firma Neuralink einen digitalen Data-Highway ins Gehirn legen, um es mit künstlicher Intelligenz zu vernetzen. Ich halte das für einen dreisten Versuch, in überraschender Offenheit die Kontrolle über unser Denken erlangen zu wollen, um uns endgültig zu manipulierten Biorobotern zu degradieren. Wäre es nicht sehr viel weiser, unser Hirn mit echter Intelligenz zu vernetzen, die auch aus dem Herzen kommt? Biologische Probleme brauchen biologische Lösungen, und ein Herz kann man nicht »hacken«. Künstliche Intelligenz ist herzlos, und deshalb kann sie aus meiner Sicht überhaupt nicht intelligent sein. Sie kann Herzintelligenz nicht ersetzen, mit der wir wunderbarerweise bereits ausgestattet sind. Dazu müssen wir uns keiner OP unterziehen, keine Hirnleistungspillen, sogenannte Neuro-Enhancer, schlucken und uns keine digitalen Hüte mit transkranieller Magnetstimulation aufsetzen. Ohnehin sind diese

Technologien, verglichen mit dem intelligentesten Organ des Universums, unserem Gehirn, geradezu primitiv. Der Mensch erschuf den Computer nicht nach seinem Bilde. Weil er es nicht kann, das wäre viel zu kompliziert. Ein völlig ungelöstes Problem ist daher auch die Schnittstelle, wo Nerven auf Platinen treffen, Bewusstsein auf Software, Gedankenklang auf Transistoren. Dagegen sind die Verbindungen vom Herzen zum Hirn von Mutter Natur schon multipel gelegt, die Sensoren online. Gehen wir auf Empfang und fühlen? In Anbetracht der eindeutigen physiologischen Signale des Herzens an das Gehirn und dessen messbarer Antworten wäre es eine zutiefst rationale Entscheidung und Zeichen von wahrer Intelligenz, dieses Fühlen, mit dem uns die Natur ausgestattet hat, zu nutzen. Es wäre eine strategisch kluge Entscheidung, das Potenzial voll auszuschöpfen, anstatt auf fragwürdige Gehirnoptimierer zu setzen. Auf das Herz zu hören ist kein »Gefühl«, im Sinne einer nebulösen, emotionalen Unklarheit. Im Gegenteil: Es schafft Klarheit.

Das No-Heart-Syndrom

Leider beobachte ich eine weltweit grassierende Epidemie, das No-Heart-Syndrom, Herzlosigkeit. Ein flexibles Herz, Mitgefühl und Menschlichkeit sind den Betroffenen abhandengekommen. Sie leiden an einer starren Fixierung auf das Gehirn und defizitärem Fühlen. Selbstliebe und emotionale Regulierung fehlen, Manipulation und Lügen dominieren. Ein sensibles Instrument, mit dem wir das Wahre vom Falschen unterscheiden können, ist unser

Herz. Auf das Herz zu hören bedeutet gerade nicht, dümmlich und in blindem Vertrauen in jede Falle zu tappen oder uns von kitschigen Emotionen leiten zu lassen. Das Herz ist nicht die Abteilung Friede, Freude, Eierkuchen in unserer Brust. Vom Herz geführte Entscheidungen sind klar, lebensbejahend und keinesfalls populistisch. Sie umzusetzen kann deshalb sehr viel Mut erfordern. Ohne sein Kämpferherz hätte David den haushoch überlegenen Goliath niemals besiegt. Einen Kampf können wir nur gewinnen, wenn unser Herz jede einzelne Zelle unseres Körpers mobilisiert. Das Herz liebt Abenteuer, die das Gehirn alleine zum Fürchten bringen. Aber zusammen sind sie ein unschlagbares Team. Der Verstand, auf sich alleine gestellt, denkt und denkt, aber er kennt die Wahrheit nicht. Er hat keinen Zugang zum Geheimnis des Lebens. Sein Code wird erst sichtbar, wenn Herz und Gehirn zusammenkommen, wenn die beiden richtigen Hälften einer Schatzkarte zusammenpassen. Dann öffnet sich das Tor zur Erkenntnis.

Viele Führungspersönlichkeiten haben erkannt, dass sie nicht auf die Ressourcen des Herzens verzichten können, um erfolgreich zu sein, um nachhaltig zu wirtschaften und zufriedene, motivierte Mitarbeiter zu gewinnen. Erst wenn sich Intelligenz mit Fühlen paart, wird aus Wissen Weisheit, aus dem High-Performer der Heart Performer. Er übernimmt organische Verantwortung für die Schöpfung und ist nicht nur von Gier getrieben. Wir alle sollten Verantwortung im Herzen übernehmen. Für das, was wir tun, und auch für das, was wir lassen.

Wie geht Herz fühlen?

Die meisten von uns fühlen es: Ohne Herz sind wir nicht komplett. Aber wie geht das jetzt, mit dem Herzen fühlen? Wie handelt man aus dem Herzen heraus? Im Grunde ist es ganz einfach, es ist uns angeboren und Teil unserer wahren Natur. Falls Sie neugierig sind und in die Tiefe vordringen möchten, empfehle ich Ihnen zwei Fragen.

Was braucht Ihr Herz wirklich? Möglicherweise haben Sie sich diese Frage schon lange nicht mehr gestellt. Lassen Sie alle Gefühle zu, die aufsteigen. Was auch immer Sie fühlen, es ist das Richtige, denn es kommt aus Ihrem Herzen.

Doch seien Sie achtsam: Denken ist nicht fühlen! Ich habe nach vielen Umwegen gelernt, dass Wahrnehmen nicht die gedankliche Repräsentation von Fühlen ist, sondern die direkte, unmittelbare Erfahrung.

So können Sie jemandem wortreich erklären, wie es ist, verliebt zu sein, dieses himmlische Gefühl zu genießen. Wenn er es nicht selbst erlebt hat, bleibt es ein gedanklicher Prozess. Dieser kann durchaus so intensiv sein, dass das Gegenüber denkt: Aha, jetzt weiß ich, was verliebt sein bedeutet. Aber das ist ein Trugschluss, denn das süße, verschmelzende Erleben, das einen überkommt, wenn man mit dem oder der Liebsten zusammen ist, findet in einer anderen Dimension statt. Sie spielt sich nicht nur im Gehirn ab, sondern im ganzen Körper.

Es sind nicht nur angenehme Themen, die im Herzen zum Vorschein kommen können. Möglicherweise gibt es etwas zu bereuen, und wir wünschen, wir hätten in manchen Situationen anders gehandelt. Sich im Nachhinein zu verurteilen würde die Prinzipien des Herzens missverstehen. Mitgefühl mit sich selbst und den eigenen Unzulänglichkeiten ist angebrachter. Mitfühlen mit sich selbst ist die Grundlage für Mitgefühl mit anderen. Es ist die humanitäre Hilfe des Herzens. Wir alle sind nicht perfekt, und es ist wundervoll zu lernen, sich selbst zu akzeptieren, anstatt permanent optimieren zu wollen. Die Wahrnehmung des Herzens ist heilsam und ebnet den Weg zu mehr Klarheit und Selbstliebe. Und dann wird sich eine Lebensstiländerung, mehr Bewegung, weniger Essen, was auch immer, mit der Zeit einfach einstellen, weil wir es uns wert sind.

Die zweite Frage lautet: Was hat mein Herz heute zu geben? Ein Lächeln, ein gutes Wort, eine zärtliche Berührung, einen wohlgesinnten Wunsch? Was es auch sei, tun Sie es! Täglich eine Minute Herzjogging ist ein Anfang. Und gut für die Pumpe ist es auch.

Herzzeit

Vor langer Zeit hat Nikolaus Kopernikus entdeckt, dass nicht die Erde der Mittelpunkt unseres Sonnensystems ist, sondern die Sonne. Dies markierte das Ende des geozentrischen Weltbildes mit zahlreichen Auswirkungen auf Philosophie und Naturwissenschaften. Die Neuzeit brach an. Für mich ist das Herz die Sonne im Planetensystem unseres Körpers. Sie geht am Morgen unseres Lebens auf, wenn ein paar Tropfen Liebeshormon auf undifferenzierte Stammzellen treffen. Sie spendet uns Herzenswärme, auch wenn wir alleine sind, und ohne die wir nicht leben könnten. Ich glaube, es ist Zeit für eine kopernikanische Wende des Herzens und eine neue Zeit. Die Herzzeit. Sie markiert das Ende des vorherrschenden Neurozentralismus. Eine Zeit, in der die Menschen erkennen, dass Bewusstsein eine Symphonie ist, die im ganzen Körper und im Universum orchestriert wird. Unser Gehirn und unser Herz umkreisen sich darin untrennbar in ihren eigenen kosmischen Bahnen.

Eine Frage ließ mich sehr lange nicht los. Alle Organe brauchen irgendwann eine Pause. Sogar das Gehirn will mal schlafen. Nebenbei bemerkt arbeitet es am liebsten, wenn es Lust dazu hat und Aussicht auf Belohnung besteht. Jedenfalls ist es bei mir so, und es gibt zahlreiche Studien, die das auch so sehen ((184)). Aber das Herz hat niemals Pause. Wie ist das möglich? Wieso ist das Herz zu dieser unvorstellbaren Leistung fähig, ein Leben lang zu pumpen? Ich bin für dieses Buch in die tiefsten Tiefen der wissenschaftlichen Literatur vorgedrungen, aber nirgendwo habe ich eine Antwort auf diese Frage erhalten. Wen ich auch gefragt habe, und es waren großartige Mediziner darunter, keiner konnte mir eine schlüssige Antwort geben. Ich habe sehr lange darüber nachgedacht und meditiert. Je mehr ich entspannte, umso näher kam ich der Lösung des Rätsels: Das Herz entspannt immer! Nach jedem einzelnen Herzschlag entspannt das Herz. Die Zeit, die es sich für die Erholung nimmt, dauert ungefähr in Ruhe doppelt so lange wie die Zeit für die Kontraktion. Wenn unser Herz schneller schlagen muss, werden seine

Pausen kürzer. Aber es macht auf jeden Fall eine Pause ... bis der nächste Herzschlag einsetzt. Das Herz kontrahiert also nicht nur drei Milliarden Mal in siebzig Jahren, sondern es entspannt auch genauso oft. Rechnet man alle Zeiten zusammen, entspannt es wesentlich länger, als es arbeitet. Und davon, so meine ich, könnten wir uns etwas abschauen. Ruhe ist nicht nur positiv und Arbeit nicht nur negativ. Das eine existiert nicht ohne das andere, und sie sind untrennbar verbunden, wie das Yin und das Yang, wie der Anfang des Lebens und sein Ende. Ich glaube, das ist eines der ganz großen Geheimnisse. Alles Sein, vom Big Bang bis zum Blinzeln Ihrer nun vielleicht müden Augen, folgt einem ewigen Rhythmus aus Anspannung und Entspannung, dem Prinzip des Herzens und des Lebens.

Ich möchte mich von Ihnen verabschieden mit einem uralten Brauch des Herz-Kontaktes, einem Zitat aus bereits genanntem Roman »Die vierzig Tage des Musa Dagh« von Franz Werfel ((178)). Und als Arzt möchte ich noch hinzufügen: Diese Art der Begrüßung ist auch hygienischer als Händeschütteln.

»Mit seiner kleinen Hand holte der Alte langsam, feierlich zum Gruße aus, berührte Herz, Mund und Stirn. Ebenso feierlich erwiderte Gabriel den Gruß, als bedränge keine Ungeduld seine Nerven. Daraufhin trat der Agha näher und streckte seine Rechte gegen das Herz des Gastes aus, so daß er mit den Fingerspitzen Gabriels Brust leicht berührte. Damit war der »Herz-Kontakt« angedeutet, die innigste Form persönlicher Fühlungnahme.«

BuBumm BuBumm BuBumm
Herzzeit ist Gegenwart. Jetzt.

Ahoi!

Danksagung

Ich danke Regina König und Hellwig Schinko für ihre liebevolle Begleitung bei der Suche nach meinem Herzen. Olivia für das Lesen des Manuskriptes und ihr Herz für das Wort. Josef für seine Herzmusik, die mich immer gehalten hat. Heiko Köppke für seine Unterstützung in schwierigen Zeiten. Doreen Kuempel für ihre Ideen zum Elektromagnetismus des Herzens auf Stahlschiffen. Dr. Markus Peters, der mir die spirituelle Medizin des Herzens nähergebracht hat. Dr. Detlef Reinbek für seine Einsichten zu Sinneserfahrung und Lebenssinn. Bernd Engler, für die Betrachtung des Herzens als kinetisches Kunstwerk, das zwischen Fühlen, Gefühlt werden und Mitfühlen oszilliert. Klaus Marsiske schließlich, weil seine Bilder das Dimensionslose erfahrbar machen. Shirley Michaela Seul, für ihre Freundschaft und Hingabe an dieses Buch.

Literatur

1. Bishopric NH. Evolution of the heart from bacteria to man. Ann N Y Acad Sci. 2005 Jun; 1047: 13–29.

2. Alexander E. https://www.randomhouse.de/Eben-Alexander-im-Interview-zu-Vermessung-der-Ewigkeit/Interview-mit-Eben-Alexander/aid66622_13041.rhd [accessed 7.12.2018].

3. Merker B. Consciousness without a cerebral cortex: A challenge for neuroscience and medicine. Behav Brain Sci. 2007 Feb; 30(1): 63–81; discussion 81–134.

4. Craige E. Should auscultation be rehabilitated? N Engl J Med. 1988 Jun 16; 318(24): 1611–3.

5. Heinemann MK. Heart Murmurs. Thorac Cardiovasc Surg. 2018 Aug; 66(5): 359. doi: 10.1055/s-0038-1667351. Epub 2018 Aug 9.

6. Buckberg G. et al. Structure and function relationships of the helical ventricular myocardial band. J Thorac Cardiovasc Surg. 2008 Sep; 136(3): 578–89.

7. Song Ch. et al. Cardiac Scan: A Non-Contact and Continuous Heart-Based User Authentication System. https://sctracy.github.io/chensong.github.io/pdf/mobicom17.pdf [accessed 7.12.2018].

8. Goddemeier Ch. Wiliam Harvey (1587–1657). Die Entdeckung des Blutkreislaufs. Deutsches Ärzteblatt Jg. 104_Heft 20_18. Mai 2007

9. McCraty R. et al. The Coherent Heart. Heart-Brain Interactions, Psychophysiological Coherence, and the Emergence of System-Wide Order. Vol. 5, No. 2 HeartMath Institute 2009

10. Meng L. et al. Cardiac Output and Cerebral Blood Flow: The Integrated Regulation of Brain Perfusion in Adult Humans. Anesthesiology. 2015 Nov; 123(5): 1198–208.

11. Jones LK et al. Ethological observations of social behavior in the operating room. Proc Natl Acad Sci USA. 2018 Jul 17; 115(29): 7575–7580. doi: 10.1073/pnas.17168831 15. Epub 2018 Jul 2.

12. Garcia M. et al. Cardiovascular Disease in Women: Clinical Perspectives. Circ Res. 2016 Apr 15; 118(8): 1273–93. doi: 10.1161/CIRCRESAHA.116.307547. Review.

13. Santoro G. et al. The anatomic location of the soul from the heart, through the brain, to the whole body, and beyond: a journey through Western history, science, and philosophy. Neurosurgery. 2009 Oct; 65(4): 633–43; discussion 643. doi: 10.1227/01.NEU.0000349750.22332. 6A.

14. Ian McEwan. Saturday. Diogenes 2007

15. Schnabel U. Hirnforschung: Die große Neuro-Show. https://www.zeit.de/2014/09/hirnforschung-memoran dum-reflexible-neurowissenschaft [accessed 7.12.2018]

16. Loizzo JJ. The subtle body: an interoceptive map of cen-

tral nervous system function and meditative mind-brain-body integration. Ann N Y Acad Sci. 2016 Jun; 1373(1): 78–95. doi: 10.1111/nyas.13065. Epub 2016 May 10.

17. Fuchs T. Kopf oder Körper? Dem ich auf der Spur. Draußen & Drinnen. Nr. 5 (2014): https://heiup.uni-heidelberg.de/journals/index.php/rupertocarola/article/view/17268/11083 [accessed 7.12.2018]

18. Fuchs T. Verkörperte Emotionen. Wie Gefühl und Leib zusammenhängen. Psychologische Medizin. 25. Jahrgang 2014, Nummer 1

19. Hummel P. Hirnforschung im »Human Brain Project »Dicke Schädel, falsche Versprechen. Süddeutsche Zeitung 1 Mai 2015. https://www.sueddeutsche.de/wissen/hirnforschung-im-human-brain-project-dicke-schaedel-falsche-versprechen-1.2457950. 2015a [accessed 7.12.2018].

20. Eddington Arthur https://en.wikiquote.org/wiki/Arthur_Eddington [accessed 7.12.2018].

21. Fetterman AK, Robinson MD. Do you use your head or follow your heart? Self-location predicts personality, emotion, decision making, and performance. J Pers Soc Psychol. 2013 Aug; 105(2): 316–34. doi: 10.1037/a0033374. Epub 2013 Jun 17.

22. Justin BN et al. Heart disease as a risk factor for dementia. Clin Epidemiol. 2013; 5: 135–145.

23. Taggart P. et al. Heart-brain interactions in cardiac arrhythmia. Heart. 2011 May; 97(9): 698–708. doi: 10.1136/hrt.2010.209304. Epub 2011 Mar 1. Review.

24. Taggart P. et al. Significance of neuro-cardiac control

mechanisms governed by higher regions of the brain. Auton Neurosci. 2016 Aug; 199: 54–65. doi: 10.1016/j.autneu.2016.08.013. Epub 2016 Aug 24. Review.

25. Samuels MA. The Brain-Heart Connection. Circulation. 2007; 116: 77–84.

26. Shivkumar K. et al. Clinical neurocardiology defining the value of neuroscience-based cardiovascular therapeutics. J Physiol. 2016 Jul 15; 594(14): 3911–54. doi: 10.1113/JP271870. Epub 2016 Jun 14.

27. Daemen MJ. The heart and the brain: an intimate and underestimated relation. Neth Heart J (2013) 21: 53–54.

28. Ceylan ME. et al. The Soul, as an Uninhibited Mental Activity, is Reduced into Consciousness by Rules of Quantum Physics. Integr Psychol Behav Sci. 2017 Dec; 51(4): 582–597. doi: 10.1007/s12124-017-9395-5. Review.

29. Shaffer F. et al. A healthy heart is not a metronome: an integrative review of the heart's anatomy and heart rate variability. Sep 30; 5. Front Psychol. 2014.

30. McCraty R, Zayas MA. Cardiac coherence, self-regulation, autonomic stability, and psychosocial well-being. Front Psychol. 2014 Sep 29;5:1090. doi: 10.3389/fpsyg.2014.01090. eCollection 2014.

31. Ardell JL. et al. Translational neurocardiology: preclinical and cardioneural integrative aspects. J Physiol. 2016 Jul 15; 594(14): 3877–909. doi: 10.1113/JP271869. Epub 2016 Jun 17.

32. Parzuchowski M. et al. From the heart: hand over heart

as an embodiment of honesty. Cogn Process. 2014 Aug; 15(3): 237–44. doi: 10.1007/s10339-014-0606-4. Epub 2014 Mar 13.

33. Doty JR. Into the Magic Shop: A Neurosurgeon's Quest to Discover the Mysteries of the Brain and the Secrets of the Heart. Avery Verl. 2016

34. Ingber DE. et al. Tensegrity, cellular biophysics, and the mechanics of living systems. Rep Prog Phys. 2014 Apr; 77(4): 046603.

35. Chien S. Mechanotransduction and endothelial cell homeostasis: the wisdom of the cell. Am J Physiol Heart Circ Physiol. 2007 Mar; 292(3): H1209-24. Epub 2006 Nov 10.

36. Shokri-Kojori E et al. An Autonomic Network: Synchrony Between Slow Rhythms of Pulse and Brain Resting State Is Associated with Personality and Emotions. Cereb Cortex. 2019 Apr 1; 29(4): 1702. doi: 10.1093/cercor/bhy230

37. Chan GS et al. Contribution of arterial Windkessel in low-frequency cerebral hemodynamics during transient changes in blood pressure. J Appl Physiol. 2011; 110(4): 917–925. doi: 10.1152/japplphysiol.01407.2010.

38. Zamzuri I. Searching for the Origin through Central Nervous System: A Review and Thought which Related to Microgravity, Evolution, Big Bang Theory and Universes, Soul and Brainwaves, Greater Limbic System and Seat of the Soul. Malays J Med Sci. 2014 Jul; 21(4): 4–11.

39. Gordan R et al. Autonomic and endocrine control of cardiovascular function. World J Cardiol. 2015, 7(4): 204–14.

40. Romanenko S. et al. The interaction between electromagnetic fields at megahertz, gigahertz and terahertz frequencies with cells, tissues and organisms: risks and potential. J R Soc Interface. 2017 Dec; 14(137). pii: 20170585. doi: 10.1098/rsif.2017.0585. Review.

41. McCraty R. New Frontiers in Heart Rate Variability and Social Coherence Research: Techniques, Technologies, and Implications for Improving Group Dynamics and Outcomes. Front Public Health. 2017 Oct 12;5:267. doi: 10.3389/fpubh.2017.00267. eCollection

42. Herring N, Paterson DJ. Neuromodulators of peripheral cardiac sympatho-vagal balance. Exp Physiol. 2009 Jan; 94(1): 46–53. doi: 10.1113/expphysiol.2008.044776. Epub 2008 Oct 22. Review.

43. Vickhoff B et al. Music structure determines heart rate variability of singers. Front Psychol. 2013 Jul 9; 4: 334. doi: 10.3389/fpsyg.2013.00334. eCollection 2013. Erratum in: Front Psychol.

44. Lombardi F. Chaos theory, heart rate variability, and arrhythmic mortality. Circulation. 2000 Jan 4 11; 101(1): 8–10. Review.

45. Ivanov PC et al. Multifractality in human heartbeat dynamics. Nature. 1999 Jun 3; 399(6735): 461–5.

46. Lin DC, Sharif A. Common multifractality in the heart rate variability and brain activity of healthy humans. Chaos. 2010 Jun; 20(2): 023121. doi: 10.1063/1.3427639.

47. Kemp AH et al. From psychological moments to mortality: A multidisciplinary synthesis on heart rate variability spanning the continuum of time. Neurosci Biobehav Rev.

2017 Dec; 83:547-567. doi: 10.1016/j.neubiorev.2017.09.006. Epub 2017 Sep 6.

48. Thayer JF et al. The relationship of autonomic imbalance, heart rate variability and cardiovascular disease risk factors. Int J Cardiol. 2010 May 28;141(2): 122–31. doi: 10.1016/j.ijcard.2009.09.543. Epub 2009 Nov 11. Review.

49. Xhyheri B et al. Heart rate variability today. Prog Cardiovasc Dis. 2012 Nov–Dec; 55(3):321-31. Review.

50. Hafiz, Ladinsky D. A year with Hafiz. Daily Contemplations. Penguin Books 2011.

51. Hansen AL. et al. Vagal influence on working memory and attention. Int. J. Psychophysiol. 48, 263–274. doi: 10.1016/s0167–8760(03)00073–4. 2003.

52. Grossmann I et al. A Heart and A Mind: Self distancing Facilitates the Association Between Heart Rate Variability, and Wise Reasoning. Front Behav Neurosci. 2016 Apr 8; 10: 68. doi: 10.3389/fnbeh.2016.00068. eCollection 2016.

53. Lischke A, Interindividual Differences in Heart Rate Variability Are Associated with Interindividual Differences in Empathy and Alexithymia. Front Psychol. 2018 Feb 27; 9:229. doi: 10.3389/fpsyg.2018.00229. eCollection 2018.

54. Maier SU, Hare TA. Higher Heart-Rate Variability Is Associated with Ventromedial Prefrontal Cortex Activity and Increased Resistance to Temptation in Dietary Self-Control Challenges. J Neurosci. 2017 Jan 11; 37(2): 446–455. doi: 10.1523/JNEUROSCI.2815-16.2016.

55. Sinnecker D et al. Expiration-Triggered Sinus Arrhythmia

Predicts Outcome in Survivors of Acute Myocardial Infarction. J Am Coll Cardiol. 2016 May 17; 67(19): 2213–2220. doi: 10.1016/j.jacc.2016.03.484.

56. Hillebrand S. et al. Heart rate variability and first cardiovascular event in populations without known cardiovascular disease: meta-analysis and dose-response meta-regression. Europace. 2013 May; 15(5): 742–9. doi: 10.1093/europace/eus341. Epub 2013 Jan 30.

57. Tawakol A et al. Relation between resting amygdalar activity and cardiovascular events: a longitudinal and cohort study. Lancet. 2017 Feb 25; 389(10071): 834–845. doi: 10.1016/S0140-6736(16)31714-7. Epub 2017 Jan 12.

58. Kemp AH et al. Effects of depression, anxiety, comorbidity, and antidepressants on resting- state heart rate and its variability: an ELSA-Brasil cohort baseline study. American Journal of Psychiatry, 2014, 171(12), 1328–1334. http://doi.org/10.1176/appi.ajp.2014.13121605

59. Friedman B. H. (2007). An autonomic flexibility-neurovisceral integration model of anxiety and cardiac vagal tone. Biol. Psychol. 74, 185–199. doi: 10.1016/j.biopsycho.2005.08.009

60. Kumar U et al. Neuro-cognitive aspects of »OM« sound/syllable perception: A functional neuroimaging study. Cogn Emot. 2015; 29(3):432-41. doi: 10.1080/02699931.2014.917609. Epub 2014 May 21.

61. Allen B et al. Resting high-frequency heart rate variability is related to resting brain perfusion. Psychophysiology 2015; 52(2), 277–87

62. Danalache BA et al. Oxytocin-Gly-Lys Arg stimulates cardiomyogenesis by targeting cardiac side population cells J Endocrinol. 2014 Jan 30; 220(3): 277–89. doi: 10.1530/JOE-13-0305. Print 2014 Mar.

63. Oyama T et al. Cardiac side population cells have a potential to migrate and differentiate into cardiomyocytes in vitro and in vivo. Journal of Cell Biology 2007, 176 329–341. (doi: 10.1083/jcb. 200603014)

64. Paquin J et al. Oxytocin induces differentiation of P19 embryonic stem cells_to cardiomyocytes. PNAS 2002, 99 9550–9555. (doi:10.1073/pnas. 152302499)

65. Müller T. Ethikrat bekennt sich zur bestehenden Hirntod-Praxis Ärzte Zeitung, 24.02.2015 https://www.aerztezeitung.de/politik_gesellschaft/organspende/article/880051/organspende-ethikrat-bekennt-bestehenden-hirntod-praxis.html [accessed 7.12.2018]

66. Dipietro JA et al. (2006) Prenatal development of intrafetal and maternal-fetal synchrony. Behav Neurosci 120: 687–701.

67. Patrick J, et al. Influence of maternal heart rate and gross fetal body movements on the daily pattern of fetal heart rate near term. Am J Obstet Gynecol 1982, 144: 533–538.

68. Lunshof S et al. Fetal and maternal diurnal rhythms during the third trimester of normal pregnancy: Outcomes of computerized analysis of continuous twenty-four-hour fetal heart rate recordings. Am J Obstet Gynecol 1998 178: 247–254.

69. Van Leeuwen P et al. Influence of paced maternal brea-

thing on fetal-maternal heart rate coordination Proc Natl Acad Sci USA. 2009 Aug 18; 106(33): 13661–13666.

70. Ivanov PCh et al. Maternal-fetal heartbeat phase synchronization. Proc Natl Acad Sci USA. 2009 Aug 18; 106(33): 13641-2. doi: 10.1073/pnas.0906987106. Epub 2009 Aug 12.

71. Bavelas JB et al. Listener Responses as a Collaborative Process: The Role of Gaze. J. Commun. 2002, 52, 941–580

72. Pikovsky AS et al. Synchronization-A Universal Concept in Nonlinear Sciences Cambridge Univ Press, Cambridge, UK. 2001

73. Ostborn P et al. Phase transitions towards frequency entrainment in large oscillator lattices. Phys. Rev. 2003, E 68: 015104. doi: 10.1103/PhysRevE.68.015104

74. Van Leeuwen P et al. Aerobic exercise during pregnancy and presence of fetal-maternal heart rate synchronization. PLoS One. 2014 Aug 27; 9(8): e106036. doi: 10.1371/journal.pone.0106036. eCollection 2014.

75. Porcaro C et al. Fetal auditory responses to external sounds and mother's heart beat: detection improved by Independent Component Analysis. Brain Res 2006, 1101: 51–58.

76. Gutkowska J. et al. The role of oxytocin in cardiovascular regulation Brazilian Journal of Medical and Biological Research (2014) 47(3): 206–214, http://dx.doi.org/10.1590/1414-431X20133309

77. Jankowski M et al. Oxytocin in cardiac ontogeny. Proc

Natl Acad Sci USA. 2004 Aug 31; 101(35): 13074–9. Epub 2004 Aug 17.

78. DiPietro JA. Psychological and psychophysiological considerations regarding the maternal-fetal relationship Infant Child Dev. 2010, 19(1): 27–38. doi: 10.1002/icd.651.

79. McCraty R. Science of the Heart. Exploring the Role of the Heart in Human Performance. Vol. 2 HeartMath Institute 2015

80. Cong X et al. Parental oxytocin responses during skin to skin contact with preterm infants. Early Human Development 2015, 91, 401–406. doi: 10.1016/j.earlhumdev.2015.04.012

81. Vittner D et al. Increase in Oxytocin From Skin-to-Skin Contact Enhances Development of Parent-Infant Relationship. Biol Res Nurs. 2018 Jan; 20(1): 54–62. doi: 10.1177/1099800417735633. Epub 2017 Oct 11.

82. Kadic AS, Kurjak A. Cognitive Functions of the Fetus. Ultraschall Med. 2018 Apr; 39(2):181-189. doi: 10.1055/s-0043-123469. Epub 2018 Apr 5.

83. Sowell ER et al. Longitudinal mapping of cortical thickness and brain growth in normal children. The Journal of Neuroscience 2004, 24(38), 8223–8231.

84. Brusseau R. Developmental perspectives: is the fetus conscious? Int Anesthesiol Clin. 2008 Summer; 46(3): 11–23. doi: 10.1097/AIA.0b013e318181a88e.

85. Tau GZ, Peterson BS. Normal Development of Brain Circuits. Neuropsychopharmacology 2010; 35 (1): 147–168

86. Porcaro C et al. Fetal auditory responses to external sounds and mother's heart beat: detection improved by Independent Component Analysis. Brain Res. 2006 Jul 26; 1101(1): 51–8. Epub 2006 Jun 19.

87. Draganova R. et al. Sound frequency change detection in fetuses and newborns, a magnetoencephalographic study. NeuroImage 2005, 28, 354–361.

88. Dunn K et al. The functional foetal brain: A systematic preview of methodological factors in reporting foetalvisual and auditory capacity. Dev Cogn Neurosci. 2015 Jun; 13: 43–52. doi: 10.1016/j.dcn.2015.04.002. Epub 2015 Apr 15.

89. Hemakom A et al. Quantifying team cooperation through intrinsic multi-scale measures: respiratory and cardiac synchronization in choir singers and surgical teams. R Soc Open Sci. 2017 Nov 6; 4(12): 170853. doi: 10.1098/rsos.170853. eCollection 2017 Dec.

90. Lehrer PM, Gevirtz R. Heart rate variability biofeedback: How and why does it work? Front Psychol. 2014; 5: 756. http://doi.org/10.3389/fpsyg.2014.00756

91. Bernardi L, et al. Effect of rosary prayer and yoga mantras on autonomic cardiovascular rhythms: Comparative study. BMJ 2001, 323:1446–1449.

92. Mathieu JE et al. The influence of shared mental models on team process and performance. J. Appl. Psychol. 2000, 85, 273–283. (doi:10.1037/0021–9010.85.2.273)

93. Cannon-Bowers JA, Salas E. Reflections on shared cognition. J. Organ. Behav. 2001, 22, 195–202. (doi: 10.1002/job.82)

94. Childre D, Martin H, Rozman D, McCraty R. Heart Intelligence. San Franscisco: Waterfront Press (2016).

95. Helm JL et al. Assessing cross-partner associations in physiological responses via coupled oscillator models. Emotion. 2012 Aug; 12(4):748-62. doi: 10.1037/a0025036. Epub 2011 Sep 12.

96. Gutkowska J et al. Oxytocin releases atrial natriuretic peptide by combining with oxytocin receptors in the heart. Proc Natl Acad Sci USA. 1997 Oct 14;94(21): 11704–9.

97. Light, KC et al. More frequent partner hugs and higher oxytocin levels are linked to lower blood pressure and heart rate in premenopausal women. Biol. Psychol. 2005, 69: 5–21

98. Schneiderman I et al. Love alters autonomic reactivity to emotions. Emotion. 2011 Dec; 11(6):1314-21. doi: 10. 1037/a0024090.

99. Chatel-Goldman J et al. Touch increases autonomic coupling between romantic partners. Front Behav Neurosci. 2014 Mar 27; 8: 95. doi: 10.3389/fnbeh.2014.00095. eCollection 2014.

100. Goldstein P et al. The role of touch in regulating inter-partner physiological coupling during empathy for pain. Sci Rep. 2017 Jun 12; 7(1): 3252. doi: 10.1038/s41598-017-03627-7.

101. Walker SC et al. C-tactile afferents: Cutaneous mediators of oxytocin release during affiliative tactile interactions? Neuropeptides. 2017 Aug; 64:27-38. doi: 10. 1016/j.npep.2017.01.001. Epub 2017 Jan 19. Review.

102. Uvnäs-Moberg K et al. Selfsoothing behaviors with particular reference to oxytocin release induced by non-noxioussensory stimulation. Front Psychol. 2015 Jan 12; 5:1529. doi: 10.3389/fpsyg.2014.01529. eCollection 2014.

103. Huang MH et al. An intrinsic adrenergic system in mammalian heart. J Clin Invest. 1996 Sep 15; 98(6): 1298–1303.

104. Huang MH et al. Neuroendocrine properties of intrinsic cardiac adrenergic cells in fetal rat heart. Am J Physiol Heart Circ Physiol. 2005 Feb; 288(2): H497-503. Epub 2004 Sep 30.

105. Tarlacı S. The Brain in Love: Has Neuroscience Stolen the Secret of Love? NeuroQuantology, 2012, 10, Issue 4, 744–753

106. Maurice T, Su TP. The pharmacology of sigma-1 receptors. Pharmacol Ther. 2009 Nov; 124(2): 195–206. doi: 10.1016/j.pharmthera.2009.07.001. Epub 2009 Jul 18. Review.

107. Beaulieu JM, Gainetdinov RR. The physiology, signaling, and pharmacology of dopamine receptors. Pharmacol Rev. 2011 Mar; 63(1): 182–217. doi: 10.1124/pr.110.002642. Epub 2011 Feb 8.

108. Leonti M, Casu L. Ethnopharmacology of Love. Front Pharmacol. 2018 Jul 3; 9: 567. doi: 10.3389/fphar.2018.00567. eCollection 2018. Review.

109. Van Lommel P. Near Death Experience, Consciousness and the Brain: a new Concept about the Continuity of our Consciousness Based on Recent Scientific Research

on Near Death Experience in Survivors in Cardiac Arrest. World Futures, 62: 134–151, 2006

110. Van Lommel P, et al. Near-Death Experience in Survivors of Cardiac Arrest: A prospective Study in the Netherlands. Lancet. 2001 Dec 15; 358(9298): 2039–45, doi: 10.1016/S0140-6736(01)07100-8.

111. Van Lommel P. Endloses Bewusstsein. Neue medizinische Fakten zur Nahtoderfahrung. Knaur 2013

112. Alexander E. Blick in die Ewigkeit: Die faszinierende Nahtoderfahrung eines Neurochirurgen. Ansata 2013

113. Dharma University. Wenn sich der Geist vom Körper löst. https://www.dharma-university-press.org/component/k2/item/33-wenn-sich-der-geist-vom-koerper-loest.html [accessed 7.12.2018].

114. Truog RD et al. The 50-Year Legacy of the Harvard Report on Brain Death. JAMA. 2018 Jul 24; 320(4): 335–336. doi: 10.1001/jama.2018.6990.

115. Iltis AS, Cherry MJ. Death revisited: rethinking death and the dead donor rule. J Med Philos. 2010 Jun; 35(3): 223–41. doi: 10.1093/jmp/jhq017. Epub 2010 May 9.

116. Luce JM. The uncommon case of Jahi McMath. Chest. 2015 Apr; 147(4):1144–1151. doi: 10.1378/chest. 14-2227.

117. Nayhauss N. Hirntote Mutter aus Berlin bringt Kind zur Welt und stirbt. Berliner Morgenpost Online 27.02.2018. https://www.morgenpost.de/berlin/article213565437/Wie-eine-Berliner-Mutter-ihr-Kind-bekam-und-starb.html [accessed 7.12.2018].

118. Stolp H. Organspende: Übertragen Organe Bewusstsein? Crotana 2016

119. Deutsche Stiftung Organtransplantation https://www.dso.de [accessed 7.12.2018].

120. Shewmon D et al. The use of anencephalic infants as organ sources. A critique. JAMA 1989 261:1773-81

121. Citerio G, Murphy PG. Brain death: the European perspective. Semin Neurol. 2015 Apr; 35(2): 139–44. doi: 10.1055/s-0035-1547533. Epub 2015 Apr 3. Review.

122. Wijdicks EF. The transatlantic divide over brain death determination and the debate. Brain. 2012 Apr; 135 (Pt 4):1321–31. doi: 10.1093/brain/awr282. Epub 2011 Dec 24.

123. Jones DG. The problematic symmetry between brain birth and brain death. J Med Ethics. 1998 Aug; 24(4): 237–42.

124. Riepertinger A. Mein Leben mit dem Tod. Heyne 2012

125. Park HD, Correia S, Ducorps A, Tallon-Baudry C. Spontaneous fluctuations in neural responses to heartbeats predict visual detection. 17(4): 612–8. Nat Neurosci. 2014

126. Ryan R. I Thought About It in My Head and I Felt It in My Heart but I Made It with My Hands. Rizzoli 2018

127. Fukushima H, Terasawa Y, Umeda S. Association between interoception and empathy: evidence from heartbeat-evoked brain potential. 79 (2): 259–65 Int J Psychophysiol. 2011

128. Luft CDB, Bhattacharya J. Aroused with heart: Modulation of heartbeat evoked potential by arousal induction and its oscillatory correlates. Oct 27; 5. Sci Rep. 2015

129. Gray, M. A. et al. A cortical potential reflecting cardiac function. PNAS 2007, 104, 6818–6823_

130. Terhaar J et al. Heartbeat evoked potentials mirror altered body perception in depressed patients. Clinical neurophysiol 2012, 123, 1950–1957

131. Winston JS, Rees G. Following your heart. Nat Neurosci. 2014 Apr; 17(4): 482–3. doi: 10.1038/nn.3677.

132. Zöllner F (Hrsg) Michelangelo: Das Gesamtwerk – Skulptur, Malerei, Architektur, Zeichnungen. Taschen 2007

133. Konvalinka I et al. Synchronized arousal between performers and related spectators in a fire-walking ritual. PNAS 2011, 108, 20. 8514–8519 www.pnas.org/cgi/doi/10.1073/pnas.1016955108

134. Dunbar R et al. Evolutionary Psychology: A Beginner's Guide. One World Press, Oxford. 2005

135. Feldman R et al. Oxytocin Pathway Genes: Evolutionary Ancient System Impacting on Human Affiliation, Sociality, and Psychopathology. Biol Psychiatry. 2016 Feb 1; 79(3): 174–84. doi: 10.1016/j.biopsych.2015.08.008. Epub 2015 Aug 18.

136. Hamza Y. Talks about Lust & Desire 2011.https://www.youtube.com/watch?v=7HxDWhPpU-Q [accessed 7. 12. 2018].

137. Brody S. The relative health benefits of different sexual

activities. J Sex Med. 2010 Apr; 7(4 Pt 1): 1336–61. doi: 10.1111/j.1743-6109.2009.01677.x. Epub 2010 Jan 15.

138. Costa RM, Brody S Female sexual function and heart rate variability. Appl Psychophysiol Biofeedback. 2015 Dec; 40(4): 377–8. doi: 10.1007/s10484-015-9306-9.

139. Komisaruk BR et al. Brain activation during vagino-cervical stimulation and orgasm in women with complete spinal cord injury: fMRI evidence of mediation by the vagus nerves. Brain Res 2004; 1024: 77–88.

140. Rowland DL. Neurobiology of sexual response in men and women. CNS Spectr. 2006 Aug; 11(8 Suppl 9): 6–12.

141. Udelson D. Biomechanics of male erectile function. J R Soc Interface. 2007 Dec 22; 4(17): 1031–47. Review.

142. Thich Nhat Hanh. Loveletter to the Earth. Parallax 2013

143. Rothenbacher D et al. Sexual Activity Patterns Before Myocardial Infarction and Risk of Subsequent Cardiovascular Adverse Events. J Am Coll Cardiol. 2015 Sep 29; 66(13): 1516–7. doi: 10.1016/j.jacc.2015.07.053.

144. Lange L et al. Love Death-A Retrospective and Prospective Follow Up Mortality Study Over 45 Years. J Sex Med. 2017 Oct; 14(10): 1226–1231. doi: 10.1016/j.jsxm.2017.08.007. Epub 2017 Sep 12.

145. Uddin SMI et al. Erectile Dysfunction as an Independent Predictor of Future Cardiovascular Events: The Multi-Ethnic Study of Atherosclerosis. Circulation. 2018 Jun 11. pii: CIRCULATIONAHA.118.033990. doi: 10.1161/CIRCULATIONAHA.118.033990.

146. Maseroli E et al. Cardiometabolic Risk and Female Sexuality-Part I. Risk Factors and Potential Pathophysiological Underpinnings for Female Vasculogenic Sexual Dysfunction Syndromes. Sex Med Rev. 2018 Oct; 6(4): 508–524. doi: 10.1016/j.sxmr.2018.02.009. Epub 2018 May 2.

147. Jovancevic N et al. Medium chain fatty acids modulate myocardial function via a cardiac odorant receptor. Basic Res Cardiol. 2017 Mar; 112(2): 13. doi: 10.1007/s00395-017–0600-y. Epub 2017 Jan 23.

148. Weiler J. Duftrezeptor im menschlichen Herzen. Unser Herz kann riechen – aber warum? https://www.laborpraxis.vogel.de/unser-herz-kann-riechen-aber-warum-a-580193/ [accessed 7.12.2018].

149. Ganesan AN et al. Long-term outcomes of catheter ablation of atrial fibrillation: a systematic review and meta-analysis. J Am Heart Assoc. 2013; 2(2): e004549.

150. Garg PK. Et al. Depressive Symptoms and Risk of Incident Atrial Fibrillation: The Multi-Ethnic Study of Atherosclerosis. Circulation. 2018; 137: AMP60

151. American Heart Association News. Depression could increase risk of serious heart rhythm condition. https://newsarchive.heart.org/depression-increase-risk-afib-serious-heart-rhythm-condition/ [accessed 7.12.2018].

152. Marinkovic S et al. Nature, life and mind. An essay on the essence. Folia Morphol (Warsz). 2015; 74(3): 273–82. doi: 10.5603/FM.2015.0042.

153. Paterson D, Noble D. Video Interviews. Cardiology 1: From early heart research to 21st century challenges.

Cardiology 2: The interdisciplinary nature of cardiology. Cardiology 3: Reflections on heart and voices from Oxford 2012. https://www.dpag.ox.ac.uk/research/paterson-group/media/video-interviews [accessed 7. 12. 2018].

154. Hawking S, Mlodinow L: Der große Entwurf- Eine neue Erklärung des Universums. 6 Aufl., Rowolth Verl. 2016.

155. Dürr HP. Fuß H. Am Anfang war der Quantengeist. P.M. Magazin 05/2007

156. Bojowald M: Zurück vor den Urknall: Die ganze Geschichte des Universums. 3. Aufl., Fischer Verl. 2010

157. Hawking S: Eine kurze Geschichte der Zeit. 10 Aufl., Rowolth Verl. 2011

158. Kaku M. Die Physik des Bewusstseins: Über die Zukunft des Geistes. 1 Aufl., Rowolth Verl. 2015

159. Keith MC, Bolli R. »String theory« of c-kit(pos) cardiac cells: a new paradigm regarding the nature of these cells that may reconcile apparently discrepant results. Circ Res. 2015 Mar 27; 116(7): 1216–30. doi: 10.1161/CIRCRESAHA.116.305557.

160. Dürr HP. Vom Greifbaren zum Unbegreiflichen. In: Aufgang. Jahrbuch für Denken, Dichten Musik. Bd 6 2009. Von der Wissenschaft zur Mystik. Jose Sanchez de Murillo, Martin Thurner (Hrsg.) Verlag W. Kohlhammer 2009

161. Wiens S. Heartbeat detection and the experience of emotions, Cognition and Emotion, 2000 14: 3, 417–427, DOI: 10.1080/026999300378905

162. Pollack RA et al. Impact of Bystander Automated External Defibrillator Use on Survival and Functional Outcomes in Shockable Observed Public Cardiac Arrests. Circulation, 2018; CIRCULATIONAHA.117.030700 DOI: 10.1161/CIRCULATIONAHA.117.030700

163. Terasawa Y. Interoceptive sensitivity predicts sensitivity to the emotions of others, Cognition and Emotion, 2014, 28:8, 1435–1448, DOI: 10.1080/02699931.2014.888988

164. Piech RM et al. People with higher interoceptive sensitivity are more altruistic, but improving interoception does not increase altruism. Sci Rep. 2017 Nov 15; 7(1): 15652. doi: 10.1038/s41598-017-14318-8.

165. Badoud D, Tsakiris M. From the body's viscera to the body's image: Is there a link between interoception and body image concerns? Neurosci Biobehav Rev. 2017 Jun; 77: 237–246. doi: 10.1016/j.neubiorev.2017.03.017. Epub 2017 Apr 1.

166. Garfinkel SN et al. Fear from the heart: sensitivity to fear stimuli depends on individual heartbeats. J Neurosci. 2014 May 7; 34(19): 6573–82. doi: 10.1523/JNEUROSCI.3507-13.2014.

167. Damasio A, Carvalho GB. The nature of feelings: evolutionary and neurobiological origins. Nat Rev Neurosci. 2013 Feb; 14(2): 143–52. doi: 10.1038/nrn3403.

168. Benarroch EE. HCN channels: function and clinical implications. 80(3):304–10. Neurology. 2013

169. Timofejeva I et al. Identification of a group's physiological synchronization with earth's magnetic Field. Int J

Environ Res Public Health (2017) 14(9):2-22. doi: 10. 3390/ ijerph14090998

170. Brizhik L et al. The role of electromagnetic potentials in the evolutionary dynamics of ecosystems. Ecol Modell 2009, 220(16): 1865-9. doi: 10.1016/j.ecolmodel.2009. 04.017

171. Hummel P. Physiknobelpreis für den Nachweis der Neutrinomasse https://www.spektrum.de/news/physik nobelpreis-fuer-den-nachweis-der-neutrinomasse/1369 644. 2015b [accessed 7.12.2018).

172. Hameroff S, Penrose R. Consciousness in the universe: a review of the 'Orch OR'theory. 11(1): 39–78. Phys Life Rev. 2014

173. Hameroff S. Quantum walks in brain microtubules–a biomolecular basis for quantum cognition? 6(1): 91–7. Top Cogn Sci. 2014

174. Dambeck H, Physik-Nobelpreis 2015 Jäger der Geisterteilchen. http://www.spiegel.de/wissenschaft/natur/phy sik-nobelpreis-2015-die-neutrino-jaeger-a-1056476.html [accessed 7.12.2018].

175. Steinhubl SR et al. Cardiovascular and nervous system changes during meditation. Front Hum Neurosci. 2015 Mar 18; 9: 145. doi: 10.3389/fnhum.2015.00145. eCollection 2015.

176. Levine GN et al. Meditation and Cardiovascular Risk Reduction: A Scientific Statement From the American Heart Association. J Am Heart Assoc. 2017 Sep 28; 6(10). pii: e002218. doi: 10.1161/JAHA.117.002218.

177. WHO Depression https://www.who.int/news-room/fact-sheets/detail/depression [accessed 7.12.2018].

178. Franz Werfel Die vierzig Tage des Musa Dagh Fischer 2011

179. Lisson M. Einst Herzchirurg, jetzt Busfahrer. Ärzte Zeitung, 01.11.2012 https://www.aerztezeitung.de/panorama/article/825594/lebenswandel-einst-herzchirurg-jetzt-busfahrer.html

180. Couto B et al. The man who feels two hearts: the different pathways of interoception. Soc Cogn Affect Neurosci. 2014 Sep; 9(9): 1253–60. doi: 10.1093/scan/nst108. Epub 2013 Jul 24.

181. Barsky AJ et al. Palpitations and cardiac awareness after heart transplantation. Psychosom Med. 1998 Sep-Oct; 60(5): 557–62.

182. Tretter F. et al: Memorandum »Reflexive Neurowissenschaft 2014. Online at: http://www.psychologie-heute.de/home/lesenswert/memorandum-reflexive-neurowissenschaft/ [accessed 7.12.2018].

183. Harari YN. Homo Deus: Eine Geschichte von Morgen. C.H. Beck 2017.

184. Esch T, Stefano GB. The neurobiology of pleasure, reward processes, addiction and their health implications. Neuro Endocrinol Lett. 2004 Aug; 25(4): 235–51

185. Alabdulgader A et al. Long Term Study of Heart Rate Variability Responses to Changes in the Solar and Geomagnetic Environment. Sci Rep. 2018 Feb 8; 8 (1): 2663. doi: 10.1038/s41598-018-20932-x.